消化器外科
SSI予防のための
周術期管理ガイドライン
2018

編集

日本外科感染症学会

消化器外科SSI予防のための周術期管理
ガイドライン作成委員会

協力

日本外科学会

日本消化器外科学会

日本肝胆膵外科学会

日本感染症学会

診断と治療社

作成組織

編集　日本外科感染症学会

消化器外科SSI予防のための周術期管理ガイドライン作成委員会

前ガイドライン委員会担当理事

平田公一　　JR札幌病院 顧問

ガイドライン委員会担当理事兼委員長

真弓俊彦　　産業医科大学医学部救急医学講座 教授

作成委員会委員長

大毛宏喜　　広島大学病院感染症科 教授

作成委員(50音順)

内野　基　　兵庫医科大学炎症性腸疾患学講座外科部門 准教授

北川雄一　　国立長寿医療研究センター医療安全推進部感染管理室 室長

小林昌宏　　北里大学薬学部 講師

小林　求　　岡山大学病院麻酔科蘇生科/周術期管理センター 講師

坂本史衣　　聖路加国際大学聖路加国際病院

QIセンター感染管理室 マネジャー

清水潤三　　大阪労災病院肝胆膵外科 部長

鈴木克典　　産業医科大学病院感染制御部 講師

土師誠二　　蘇生会総合病院 副院長/外科 部長

水口　徹　　札幌医科大学保健医療学部看護学科　外科学 教授

毛利靖彦　　三重県立総合医療センター外科 診療部長

山下千鶴　　藤田医科大学医学部麻酔・侵襲制御医学講座 准教授

吉田雅博　　国際医療福祉大学医学部消化器外科学講座 教授

文献検索担当

山口直比古　聖隷佐倉市民病院図書室／日本医学図書館協会

協力団体
(外部評価)　日本外科学会

日本消化器外科学会

日本肝胆膵外科学会

日本感染症学会

協力者
(外部評価)　中山健夫　　京都大学大学院医学研究科社会健康医学系専攻

健康管理学講座健康情報学分野 教授

序

　日本外科感染症学会が念願としていた「消化器外科 SSI 予防のための周術期管理ガイドライン 2018」を上梓することとなったことは，誠に喜ばしいかぎりであります．

　米国では，1999 年に米国疾病予防管理センター（CDC）がエビデンスに基づいたガイドラインを公開し，2017 年にこの改訂版も出されているほか，世界保健機関（WHO）や米国外科学会／米国外科感染症学会（ACS/SIS）からも，SSI ガイドラインが次々と提示され，日本の医療機関でもこれを順守する傾向にあった．しかし，米国のガイドライン，中でも WHO のガイドラインは発展途上国を念頭においた国際視野の観点から作られたものであり，日本の医療事情（SSI 発症後も外科医がその治療にあたる）の相違や人種，体格，手術手技そのものが相違することを考慮すると，日本独自の SSI 予防を含めた周術期管理のガイドラインの必要性に迫られていた．本学会が研究会から学会へと改組発展し，私が理事長に就任したときから，このガイドライン作成のための委員会を立ち上げ，初代担当理事に平田公一先生をお願いした経緯がある．さらに，本学会では，欧米のガイドラインに示された「予防的抗菌薬の適正使用」については，予防薬の選択，投与時期については問題ないが，投与期間については，日本の外科事情が前述の如く欧米と大きく異なることから，日本の現状にあった日本発のエビデンスの必要性を感じ，2003 年に RCT 委員会を立ち上げ，プロトコールを作成，2007 年には事務局を三重大学（楠教授）に設置，肝切，上部消化管，下部消化管の 3 領域に関する予防的抗菌薬投与期間に関する本邦独自の RCT に基づいたエビデンスを 2013 年に発表した．折しも，本学会では 2010 年より「外科周術期感染管理医認定制度」を設立し，2011 年にはその一期生が誕生した．本制度の永続性や認定医の質の進歩を保証するためには，認定医養成のための実践的な教育機会や，そのための「周術期管理テキスト」の上梓の必要があり，2012 年には，この認定医制度委員会が教育委員会，ガイドライン作成委員会との連携のもと，優れた認定医育成のための「周術期感染管理テキスト」を上梓した．このような経緯のなか，これら認定医が順守すべき本邦独自のガイドライン作成はいよいよ機が熟すこととなり，2016 年に産業医科大学の真弓教授を担当理事，委員長とするガイドライン作成ワーキンググループが結成され，今日に至った．

　本ガイドラインは，一般臨床医から，消化器外科治療に従事する医師，さらには感染対策チームのスタッフまで，SSI 予防にあたるすべての医療スタッフが対象であり，日本独自の医療事情を反映した本邦独自のエビデンスレベル，その推奨度も盛り込まれた実践的ガイドラインであると信じています．これまで，このガイドラインの作成にご尽力いただいた平田先生，真弓先生，大毛先生をはじめとする諸先生方に，心からの敬意と謝意を申し上げます．本ガイドラインが，医療の実践の場で多いに活用いただけることを念じています．

2018 年 10 月吉日

日本外科感染症学会 前理事長
炭山嘉伸

ガイドライン出版に寄せて

　このたび学会待望の本ガイドラインを発行するにあたり，前理事長の炭山嘉伸先生，前担当理事の平田紘一先生，現担当理事の真弓俊彦先生，作成委員長の大毛宏喜先生をはじめ，委員，執筆者の皆様に心より御礼申し上げます．

　さて，術後感染症は手術部位感染（surgical site infection: SSI）と遠隔部位感染（remote infection: RI）に大別されます．SSIはさらに切開創SSIと臓器/体腔SSIに分けられます．切開創SSIは鏡視下手術の増加により発症率が減少してきており，また近い将来に汚染度の高い開腹手術におけるNPWT（局所陰圧閉鎖療法）の予防的使用が認可されれば，さらに切開創SSIは減少するものと予想されます．そのような日本の医療事情も考慮した本ガイドラインは，今後長期にわたって日本の周術期管理に貢献できるものと期待しています．

　折しも，日本の医療費の増加を受けて，国は急性期病院の役割を明確に示してきています．具体的には，平均入院日数を短縮させ，重症度，医療・看護必要度を病棟ごとに定めており，その基準値は今後さらに厳しく設定されることと予想されます．そのため，術後合併症を減らし，入院期間を短縮させる周術期管理はますます重要な意味をもつことになります．また，手術患者の確保は急性期病院の体制維持と病院経営のうえで極めて重要なこととなり，われわれ外科医の活躍が病院の将来を左右するといっても過言ではありません．一方で，働き方改革が提唱され，われわれ外科医の労働時間が短縮されると，ますます術後合併症を減少させることが重要な意味をもつことは明らかです．

　本ガイドラインが手術患者さんはもちろんのこと，外科医の負担を軽減し，病院の利益と国益に貢献することを期待しております．

2018年10月吉日

日本外科感染症学会 理事長

草地信也

目次 Contents

作成組織 ……………………………………………………………………………………… ⅱ

序 ………………………………………………………………………………………………… ⅲ

ガイドライン出版に寄せて …………………………………………………………………… ⅳ

クリニカルクエスチョン（CQ）一覧 ………………………………………………………… ⅷ

序 章 ガイドラインの目的，使用法，作成方法

1	本ガイドラインの目的	002
2	対象利用者	002
3	対象疾患	002
4	本ガイドライン利用上の注意	002
5	本ガイドラインの作成経過	002
6	本ガイドラインの作成方法	003
7	公聴会（医療者からの情報収集）	005
8	普及のための工夫	006
9	改訂について	006
10	ガイドライン作成過程および作成内容の普遍性	006

第1章 SSIの定義，頻度，リスク因子

CQ1-1	SSIの定義は？	010
CQ1-2	消化器外科領域のSSIの発生頻度は？	012
CQ1-3	消化器外科領域手術におけるSSI発症のリスク因子は？	016
CQ1-4	SSI発症に伴う医療経済的影響は？	019
CQ1-5	SSI対策の費用対効果は？	021

第2章 SSIの診断基準，サーベイランス，分離菌

CQ2-1	SSIの診断基準にはどのようなものがあるか？	024
CQ2-2	SSIサーベイランスの有用性は？	028
CQ2-3	消化器外科術後SSI予防のための適切なサーベイランス方法は？	030
CQ2-4	消化器外科術後SSIの分離菌とその経年変化は？	032

第3章 術前処置

CQ3-1	術前の鼻腔黄色ブドウ球菌保菌者はSSI発生率が高いか？	036
CQ3-2	鼻腔黄色ブドウ球菌保菌患者に対する術前decolonizationはSSI予防に有用か？	039
CQ3-3	MRSA以外の多剤耐性菌保菌者では予防抗菌薬を変更するか？	044

ⅴ

CQ3-4	栄養状態不良の患者における術前栄養状態改善はSSI予防に有用か？	046
CQ3-5	栄養不良のない患者における術前免疫調整栄養管理はSSI予防に有用か？	050
CQ3-6	術前の禁煙はSSI予防に有用か？	053
CQ3-7	術前の禁酒はSSI予防に有用か？	057
CQ3-8	術前のステロイド，免疫調整薬の減量はSSI予防に有用か？	059
CQ3-9	腸管前処置はSSI予防に有用か？	063
CQ3-10	クロルヘキシジンのシャワーや入浴がSSIを予防するか？	067
CQ3-11	バリカン（クリッパー）除毛は剃毛よりもSSI予防に有用か？	069

第4章　予防抗菌薬投与

CQ4-1	予防抗菌薬の適応術式は？	074
CQ4-2	予防抗菌薬投与の適切なタイミングは？	078
CQ4-3	予防抗菌薬の術中再投与のタイミングは？	080
CQ4-4	予防抗菌薬の投与期間は？	082

第5章　術中処置

CQ5-1	スクラブ法とラビング法では，どちらがSSI予防に有用か？	088
CQ5-2	消化器外科手術の術野消毒では，どの消毒薬がSSI発生予防に有用か？	090
CQ5-3	粘着式ドレープはSSI予防に有用か？	093
CQ5-4	創縁保護器具はSSI予防に有用か？	095
CQ5-5	術中の手袋交換や二重手袋，術中再手洗いはSSI予防に有用か？	098
CQ5-6	術中の手術器具交換はSSI予防に有用か？	101
CQ5-7	抗菌吸収糸はSSI予防に有用か？	103
CQ5-8	創洗浄はSSI予防に有用か？	106
CQ5-9	閉創前の腹腔内洗浄はSSI予防に有用か？	110
CQ5-10	消化器手術後にドレーン留置することで，SSIは減少するか？	113
CQ5-10-1	胃癌手術後のドレーン留置はSSI予防に必要か？	115
CQ5-10-2	腹腔鏡下胆嚢摘出術後のドレーン留置はSSI予防に有用か？	119
CQ5-10-3	胆道再建のない肝切除術後にドレーン留置は必要か？	123
CQ5-10-4	膵頭十二指腸切除術後の腹腔内ドレーン留置はSSI予防に有用か？また，留置したドレーンは早く抜去するほうがSSI予防に有用か？	127
CQ5-10-5	虫垂切除後の腹腔内ドレーン留置はSSI予防に有用か？	131
CQ5-10-6	結腸・直腸癌手術後の腹腔内吻合や腹膜外吻合のドレーン留置はSSI予防に有用か？	134
CQ5-10-7	消化器外科手術後の皮下ドレーン留置はSSI予防に有用か？	138
CQ5-11	創閉鎖，縫合糸，生体接着剤	141

CQ5-11-1 消化器外科手術における一次切開創の創閉鎖での真皮縫合では，吸収糸のほうが非吸収糸よりもSSIを減らせるか？ ……………… 142

CQ5-11-2 消化器外科手術後の創閉鎖では，連続縫合と結節縫合でSSI発生率に差はあるか？ ……………………………… 145

CQ5-11-3 消化器外科手術の切開創閉鎖では，吸収糸による真皮縫合のほうがステープラーによる創閉鎖よりもSSIを減らせるか？ ……………… 148

CQ5-11-4 腹腔鏡下手術後のポート創閉鎖での生体接着剤使用は，縫合に比べてSSIを低下させるか？ ……………… 150

第6章 周術期管理

CQ6-1 周術期管理プログラムはSSI予防に有用か？ ……………… 154
CQ6-2 術直前の炭水化物負荷はSSI予防に有用か？ ……………… 157
CQ6-3 SSI予防に有用な周術期の血糖管理目標は？ ……………… 159
CQ6-4 周術期口腔機能管理（口腔ケア）はSSI予防に有用か？ ……………… 162
CQ6-5 術中の保温はSSI予防に有用か？ ……………… 164
CQ6-6 周術期の高濃度酸素投与はSSI予防に有用か？ ……………… 166
CQ6-7 早期経口摂取，早期経腸栄養はSSI予防に有用か？ ……………… 171

第7章 創傷管理

CQ7-1 消化器外科手術後の創保護材の使用によってSSIを予防できるか？ ……………… 174
CQ7-2 消化器外科手術創でのNPWTはSSI予防に有用か？ ……………… 177

略語一覧 ……………………………………………………………… 181
和文索引 ……………………………………………………………… 183
欧文索引 ……………………………………………………………… 185

クリニカルクエスチョン（CQ）一覧

CQ		推奨文	掲載頁
第1章　SSIの定義，頻度，リスク因子			
CQ 1-1	SSIの定義は？	SSIは「手術操作が及んだ部位に発生する感染」と定義され，発生した部位により切開創SSI，臓器/体腔SSIに大別される．	010
CQ 1-2	消化器外科領域のSSIの発生頻度は？	厚生労働省の院内感染対策サーベイランス事業によると，消化器外科領域のSSI発生率は9.6%である．食道手術のSSI発生率が最も高く，次いで直腸手術，肝胆膵手術である **B**．	012
CQ 1-3	消化器外科領域手術におけるSSI発症のリスク因子は？	消化器外科領域手術におけるSSIの危険因子は，ASA-PS 3以上，創分類（汚染および感染創），手術時間延長，糖尿病，高度肥満，低栄養，喫煙，術中輸血などがあげられる **B**．	016
CQ 1-4	SSI発症に伴う医療経済的影響は？	SSIは最も予防可能な医療関連感染症であるが，発症した場合には，医療費や入院日数が増加する **C**．	019
CQ 1-5	SSI対策の費用対効果は？	SSI対策によってSSI発生率の低下や費用軽減が示されているが，費用対効果について質の高いエビデンスはない **B**．	021
第2章　SSIの診断基準，サーベイランス，分離菌			
CQ 2-1	SSIの診断基準にはどのようなものがあるか？	日本で使用されているSSI診断基準はいずれも類似の内容で，どの診断基準を用いても問題ないと考えられる．基本的にはCDC/NHSNの診断基準に準拠していると考えられる．	024
CQ 2-2	SSIサーベイランスの有用性は？	サーベイランスによって消化器外科術後SSI発生率が低下した報告があり，真のSSI発生率を把握するためにサーベイランスが必要である **D, コンセンサス**．	028
CQ 2-3	消化器外科術後SSI予防のための適切なサーベイランス方法は？	退院後も含め術後30日はサーベイランスを行うことが必要である **C, コンセンサス**．細菌培養検査も併用し，感染対策チーム（ICT）で評価するサーベイランスが望ましい **D, コンセンサス**．	030
CQ 2-4	消化器外科術後SSIの分離菌とその経年変化は？	JANISやJHAISなどのサーベイランス事業において，最新の術式別等の詳細な分離菌の検出状況が報告されているので，それを参照するのがよい．	032
第3章　術前処置			
CQ 3-1	術前の鼻腔黄色ブドウ球菌保菌者はSSI発生率が高いか？	術前鼻腔黄色ブドウ球菌保菌者は，消化器外科領域でもSSI発生率は高い可能性がある **C**．	036
CQ 3-2	鼻腔黄色ブドウ球菌保菌患者に対する術前decolonizationはSSI予防に有用か？	鼻腔黄色ブドウ球菌保菌が明らかな場合には，術前decolonizationはSSI予防に有用である可能性がある **C, 2a**．ただし，保菌の有無が明らかでない全員に行うuniversal decolonizationは，ムピロシン耐性の問題もあり，推奨されない **B, 4**．患者背景や施設での検出状況，術式などを考慮し，術前の黄色ブドウ球菌保菌検査および陽性者へのdecolonizationを行うかどうかを決定する．	039
CQ 3-3	MRSA以外の多剤耐性菌保菌者では予防抗菌薬を変更するか？	有効な抗菌薬を予防的に使用することが望ましいと考えるが，それを支持する明確な根拠はない **D, 3**．	044

	CQ	推奨文	掲載頁
CQ 3-4	栄養状態不良の患者における術前栄養状態改善はSSI予防に有用か？	術前栄養不良のある消化器外科手術患者ではSSI発生率が高く，術前に栄養状態を改善することを推奨する **B, 2a**.	046
CQ 3-5	栄養不良のない患者における術前免疫調整栄養管理はSSI予防に有用か？	栄養不良のない消化器外科手術患者への，SSI予防を目的とした術前免疫調整栄養の有効性は明らかではない **B, 3**.	050
CQ 3-6	術前の禁煙はSSI予防に有用か？	術前喫煙はSSIの高リスク因子である **B**．術前の4週間の禁煙によってSSIを減少させる可能性がある **C, 2a**.	053
CQ 3-7	術前の禁酒はSSI予防に有用か？	術前飲酒はSSIのリスク因子である **C**．禁酒の有用性は明確には示されていないが，術前禁酒を推奨する **D, 2b**.	057
CQ 3-8	術前のステロイド，免疫調整薬の減量はSSI予防に有用か？	長期間あるいは高用量のステロイドはSSI発症のリスクとなり **C**，術前の免疫調整薬や生物学的製剤の投与はSSI発症のリスクとはならない **C**．しかし，いずれも減量によってSSIが低減するか検討した報告はなく，減量/休薬は原疾患によって検討する **D**.	059
CQ 3-9	腸管前処置はSSI予防に有用か？	術前機械的腸管処置のみではSSI予防効果は認められない **A** が，経口抗菌薬を加えた機械的腸管処置はSSI予防効果がある可能性があり，行うことが推奨される **B, 2a**．なお，SSI予防目的の経口抗菌薬には保険適用はない．	063
CQ 3-10	クロルヘキシジンのシャワーや入浴がSSIを予防するか？	全員に対する術前のクロルヘキシジンを用いたシャワー/入浴のみはSSIを予防する効果はない **B, 4**.	067
CQ 3-11	バリカン（クリッパー）除毛は剃毛よりもSSI予防に有用か？	剃毛はSSI発症率が高く，行わないことを推奨する **A, 5**．バリカン（クリッパー），除毛クリーム，除毛なしはSSI発生率に差がない **B**.	069
第4章　予防抗菌薬投与			
CQ 4-1	予防抗菌薬の適応術式は？	腹腔鏡下胆嚢摘出術 **A, 2a**，および鼠径ヘルニア根治術 **B, 2a** においても予防抗菌薬投与はSSI発症予防効果が期待できることから，消化器外科手術では予防抗菌薬投与は有用である．	074
CQ 4-2	予防抗菌薬投与の適切なタイミングは？	エビデンスは乏しいが，執刀前60分以内の投与が望ましい **D, 2b**.	078
CQ 4-3	予防抗菌薬の術中再投与のタイミングは？	予防抗菌薬の術中再投与がSSI発症率を低下させるという質の高い研究がないため，その有用性は定かではなく，また再投与の適切なタイミングを推奨する根拠もない **C**.	080
CQ 4-4	予防抗菌薬の投与期間は？	胃癌に対する待機胃切除術における予防抗菌薬の術前（3時間を超過した場合は術中追加も含む）のみの投与は，これに術後投与を加えた場合と比較してSSI発生率は増加しないため，術前（3時間を超過した場合は術中追加も含む）のみの投与を推奨する **B, 2a**．大腸癌に対する待機大腸切除術における予防抗菌薬の投与期間に関するエビデンスは乏しく，現時点では術前（3時間を超過した場合は術中追加も含む）のみの投与とこれに術後投与を加えた場合との有用性の相違は明らかではない **C, 3**.	082

ix

CQ		推奨文	掲載頁
第5章　術中処置			
CQ 5-1	スクラブ法とラビング法では，どちらがSSI予防に有用か？	スクラブ法とラビング法ではSSI予防において同等であり，いずれかを適切に行えばよい **A, 推奨なし**.	088
CQ 5-2	消化器外科手術の術野消毒では，どの消毒薬がSSI発生予防に有用か？	アルコール含有クロルヘキシジングルコン酸塩（クロルヘキシジン）の使用が推奨される **B, 2a**. ただし，日本で使用できるクロルヘキシジン濃度の違いや，アルコールを使用するため，熱傷，アレルギーなどに気をつける必要がある.	090
CQ 5-3	粘着式ドレープはSSI予防に有用か？	粘着式ドレープ使用による創感染予防効果は明らかでない **C, 3**.	093
CQ 5-4	創縁保護器具はSSI予防に有用か？	創縁保護器具，特にダブルリング創縁保護器具はSSI予防に有用である **A, 2a**.	095
CQ 5-5	術中の手袋交換や二重手袋，術中再手洗いはSSI予防に有用か？	二重手袋がSSI発生率低下に寄与する質の高いエビデンスがなく，消化器外科手術における有用性は明らかでない **D**. また，手袋交換のSSI予防効果は示されていない **C**. しかし，手袋破損は二重手袋内側で有意に少ない **A**. SSI発生率減少の有用性は明確でないが，手袋破損予防による職業感染減少の可能性は示され，安全性の観点から手袋二重装着が推奨される **A, 2b**. 術中の手袋交換，再手洗いについては言及できない.	098
CQ 5-6	術中の手術器具交換はSSI予防に有用か？	術中の手術器具交換がSSI予防に有用であることを検討した質の高いエビデンスはないが，汚染度が高い手術では閉創の際に清潔な手術器具を使用することが望ましい **D, 2b**.	101
CQ 5-7	抗菌吸収糸はSSI予防に有用か？	SSI予防の観点から消化器外科手術では抗菌吸収糸による閉腹が推奨される **B, 2a**.	103
CQ 5-8	創洗浄はSSI予防に有用か？	SSI予防の観点からは，創洗浄 **D, 2b**，できれば高圧洗浄 **C, 2a** を行うことを提案する．ポビドンヨード，抗菌薬含有洗浄や酸性水による洗浄は十分なエビデンスがなく，明確な推奨を提示できない **D, 3**.	106
CQ 5-9	閉創前の腹腔内洗浄はSSI予防に有用か？	限られた術式の小規模な研究しかなく，SSI予防としての閉創前の腹腔内洗浄の有用性は明らかではない **D, 3**.	110
CQ 5-10-1	胃癌手術後のドレーン留置はSSI予防に必要か？	胃癌手術後のドレーン留置はSSI予防効果を認めない．死亡率・合併症発生率も低いことから，ドレーン留置は必ずしも必要としない **B, 3**.	115
CQ 5-10-2	腹腔鏡下胆嚢摘出術後のドレーン留置はSSI予防に有用か？	腹腔鏡下胆嚢摘出術後にドレーンを留置しても，合併症発生率・SSI発生率・死亡率は留置しない場合と変わらない．手術時間はドレーン非留置で短縮された．したがって，ドレーン留置は必要としない **A, 4**.	119
CQ 5-10-3	胆道再建のない肝切除術後にドレーン留置は必要か？	胆道再建のない肝切除術後のドレーン留置に関しては，非留置においてSSI発生率と腹水漏出で減少傾向があり，入院日数も短縮傾向がある．したがって，非留置が望ましい **A, 4**.	123

CQ	推奨文	掲載頁
CQ 5-10-4 膵頭十二指腸切除術後の腹腔内ドレーン留置はSSI予防に有用か？ また，留置したドレーンは早く抜去するほうがSSI予防に有用か？	非留置ではSSI発生率が高くなる傾向を認め，死亡率の上昇により試験が中止された研究もあることから，ドレーン留置することを勧める B, 2b ．患者を選択したうえで早期に抜去することを勧める．	127
CQ 5-10-5 虫垂切除術後の腹腔内ドレーン留置はSSI予防に有用か？	虫垂切除術後のドレーン留置は，SSI予防としては留置しないほうがよい．ドレーン留置によって合併症の発生や死亡率も高くなる可能性があり，留置しないことを勧める B, 4 ．	131
CQ 5-10-6 結腸・直腸癌手術後の腹腔内吻合や腹膜外吻合のドレーン留置はSSI予防に有用か？	結腸手術では，SSI予防のためにドレーン留置を行わなくてもよい A, 4 ．直腸手術でも，ドレーン留置の有用性は定かではなく，非留置でもよいが，ドレーン留置によって重篤な合併症の予防につながる可能性を念頭におき留置してもよい A, 3 ．	134
CQ 5-10-7 消化器外科手術後の皮下ドレーン留置はSSI予防に有用か？	皮下ドレーン留置はSSI発生率を低下させる可能性はあるが，適応症例，方法，期間について今後検討する必要がある B, 3 ．	138
CQ 5-11-1 消化器外科手術における一次切開創の創閉鎖での真皮縫合では，吸収糸のほうが非吸収糸よりもSSIを減らせるか？	吸収糸による真皮縫合が推奨される A, 1 ．	142
CQ 5-11-2 消化器外科手術後の創閉鎖では，連続縫合と結節縫合でSSI発生率に差はあるか？	消化器外科手術後の真皮縫合では，結節縫合より連続縫合のほうが創哆開は少なく，創感染も少ない傾向にある．したがって，真皮縫合ではSSI予防のために結節縫合より連続縫合が推奨される B, 2a ． 筋膜縫合では，連続縫合，結節縫合のいずれの縫合法でもSSIやヘルニアの発生率の点からは差はみられず，どちらでも構わない B, 3 ．	145
CQ 5-11-3 消化器外科手術の切開創閉鎖では，吸収糸による真皮縫合のほうがステープラーによる創閉鎖よりもSSIを減らせるか？	消化器外科手術の創閉鎖では，ステープラーと比較し，吸収糸による真皮縫合はSSI予防には寄与しないが，整容性や患者満足度の観点からは推奨される B, 2b ．	148
CQ 5-11-4 腹腔鏡下手術後のポート創閉鎖での生体接着剤使用は，縫合に比べてSSIを低下させるか？	生体接着剤による創閉鎖はSSIや創哆開に関して縫合とほぼ同等である．整容性の改善や手術時間短縮の可能性はあり，腹腔鏡下手術後の創閉鎖に生体接着剤を使用してもよい C, 3 ．	150
第6章　周術期管理		
CQ 6-1 周術期管理プログラムはSSI予防に有用か？	周術期管理プログラムは消化器外科手術後のSSI予防に有用であり，入院日数の短縮や腸蠕動の早期回復の面からも推奨される A, 2a ．ただし，最も有効なプログラム項目は明らかでない．	154
CQ 6-2 術直前の炭水化物負荷はSSI予防に有用か？	術直前の炭水化物負荷は，単独では消化器外科手術後のSSI予防として有用性は認められない A, 3 ．	157

	CQ	推奨文	掲載頁
CQ 6-3	SSI予防に有用な周術期の血糖管理目標は？	消化器外科手術後の厳格な血糖管理は，糖尿病合併の有無にかかわらずSSI予防効果が示されており，150 mg/dL以下を目標に管理することが望ましい **B, 2b**．ただし，強化血糖管理は低血糖発生リスクを高めるため，注意が必要である．	159
CQ 6-4	周術期口腔機能管理（口腔ケア）はSSI予防に有用か？	周術期口腔機能管理（口腔ケア）による消化器外科手術後のSSI予防を検討した質の高いエビデンスはなく，現時点における評価は困難である **D**．ただし，肺炎予防効果の報告もあり，実施されている．	162
CQ 6-5	術中の保温はSSI予防に有用か？	術中の保温はSSI予防に有用であり，行うことが推奨される **B, 2a**．	164
CQ 6-6	周術期の高濃度酸素投与はSSI予防に有用か？	大腸手術において，術中および術後2〜6時間の高濃度酸素投与（F_iO_2 0.8）はSSI発生率を低下させる可能性がある **B, 3**．しかし，高濃度酸素には吸収性無気肺や酸素毒性などの問題もあり，また長時間手術における安全性も確立していないため，適応には慎重な判断が必要である．	166
CQ 6-7	早期経口摂取，早期経腸栄養はSSI予防に有用か？	早期経口摂取，早期経腸栄養は，SSI予防の観点からは有用性は示されていない **B**．ただし，入院日数短縮などの有用性は示されており，その実施を否定するものではない．	171
第7章　創傷管理			
CQ 7-1	消化器外科手術後の創保護材の使用によってSSIを予防できるか？	消化器外科手術後の比較的大きな切開創では，ガーゼで被覆するよりは，何らかの保護材を使用することが望ましい **B, 2b**．	174
CQ 7-2	消化器外科手術創におけるNPWTはSSI予防に有用か？	消化器外科手術の一次創閉鎖におけるNPWTは，切開創SSIを減らせる可能性があるが，適応やコストを考慮する必要がある **B, 3**．	177

序章

ガイドラインの
目的，使用法，
作成方法

1 本ガイドラインの目的

日本外科感染症学会では，手術部位感染症(SSI)の制御は重要なテーマの1つであり，学会主導で，SSI予防の抗菌薬の投与期間を定めるための3つの多施設ランダム化比較試験(RCT)（胃全摘術，肝切除術，大腸切除術)を行ってきた[1]．さらに，米国疾病予防管理センター(CDC)のSSI予防ガイドラインが改定され[2]，それ以外にも世界保健機構(WHO)，米国外科学会(ACS)/米国外科感染症学会(SIS)からSSIガイドラインなどの提示があった[3,4]．しかしながら，これらは国際的なものであったり，発展途上国を念頭に置いたもので，必ずしも日本の臨床現場に合致しない内容もある．

本ガイドラインは，日本の実状に合致したSSI予防のためのガイドラインを提示し，この内容が周知され，使用され，さらには，患者の予後が改善することが目的である．

2 対象利用者

本ガイドラインの対象利用者は，一般臨床医から消化器外科診療に従事する医師，さらには，感染制御チーム(ICT)のスタッフまで，SSI予防の診療にあたるすべての医療スタッフである．

3 対象疾患

本ガイドラインの対象疾患は，消化器外科手術すべてであるが，すでに感染が生じている腹膜炎手術などは対象とされない．

4 本ガイドライン利用上の注意

本ガイドラインはエビデンスに基づき記載しており，各医療行為のエビデンスを重視するとともに，日本の医療の現状を考慮し，推奨度を決定した．また，記載内容が多岐にわたるため，読者が利用しやすいように巻頭に目次とクリニカルクエスチョン(CQ)一覧，巻末に略語一覧と索引を設けた．

ガイドラインはあくまでも最も標準的な指針であり，本ガイドラインは実際の診療行為を決して強制するものではなく，施設の状況(人員，経験，機器等)や個々の患者の価値観や嗜好などの個別性を加味して最終的に対処法を決定すべきである．また，ガイドラインの記述の内容に関しては学会が責任を負うものとする．しかし，治療結果に対する責任は直接の治療担当者に帰属すべきものであり，学会は責任を負わない．なお，本文中の薬剤使用量などは成人を対象としたものである．

5 本ガイドラインの作成経過

2016年4月にガイドライン作成のための作成委員会(WG)が結成された．ガイドライン作成方法を学習し，クリニカルクエスチョン(CQ)を設定し，CQごとにkey wordを用いてPubMed，医中誌Webでkey wordを用いてシステマティックに文献検索を行った．GRADE(Grading of Recommendations Assessment, Development and Evaluation)システムの作成手法に則り，各CQで，アウトカムごとにエビデンスの強さを決定し，推奨度を検討し，ガイドライン案を作成した．2017年11月の日本外科感染症学会学術集会における公聴会でのご意見，ならびに，2018年6月にいただいたパブリックコメント，協力団体および作成協力者からの外部評価を参考に，2018年7月1日と8月3日にWGで

改定を加え，その内容を学会のホームページ（HP）に掲載するとともに，2018年11月に刊行した．

6 本ガイドラインの作成方法

1）企画（スコープ）作成

　ガイドライン作成委員会は，まず，SSIの臨床的な特徴と日本における医療背景（保険診療，医療施設の状況等）を考慮しながら，診療ガイドラインがカバーする内容を検討し，ガイドラインにおいて推奨診療を提示すべき重要な臨床課題を検討した．

　2016年4月，第1回ガイドライン委員会で作成基本方針と作成スケジュールの確認が行われ，ここでガイドラインはGRADEシステム[12-28]の考え方を取り入れて作成することとなった．同月からCQ作成が開始された．

2）クリニカルクエスチョン（CQ）作成と文献検索

　ガイドライン作成委員は，企画（スコープ）で決定された重要な臨床課題に基づき，PICO（P：patients, problem, population, I：interventions, C：comparisons, controls, comparators, O：outcomes）を構成要素としてCQを検討し，作成した．それぞれのCQからkey wordを抽出し，学術論文を収集した．データベースは，英文論文はPubMedを用い，日本語論文は医中誌Web版を用いた．検索語は，「手術部位感染」または「surgical site infection」を基本とし，CQごとにキーワードを追加して検索した（検索式と検索結果，ワークシートは日本外科感染症学会HPに掲載）．論文検索期間は，2000年1月〜2016年3月とし，この期間外でも引用が必要な論文は検索期間外論文として明記した．また，キーワードからの検索では候補論文としてあがらなかったにもかかわらず引用が必要な論文はハンドサーチ論文として取り扱った．

　収集した論文のうち，ヒトまたはhumanに対して行われた臨床研究を採用し，動物実験や遺伝子研究に関する論文は除外した．患者データに基づかない専門家個人の意見は参考にしたが，エビデンスとしては用いていない．

3）システマティックレビュー（SR）（エビデンス総体の評価）の方法

　エビデンス評価は以下の手順で行った．

　A　CQから益と害のアウトカム抽出

　CQに対する推奨文を作成するため，CQごとに「益」のアウトカムのみでなく「害」のアウトカムも含めて抽出し，各重要度を提示した．

　B　各論文の評価：構造化抄録の作成

　CQごとに検索された各論文を一次，二次選択を通じて選択し，研究デザイン分類[5]（**表Ⅰ**）を含め，論文情報を要約した．

　次に，個々のRCTや観察研究に対して，バイアスのリスク（論文としての偏り）を判定した（**表**

表Ⅰ　研究デザイン分類

CPG	clinical practice guideline：診療ガイドライン
SR	systematic review：システマティックレビュー
MA	meta-analysis：ランダム化比較試験（RCT）のメタアナリシス
RCT	randomized controlled trial：ランダム化比較試験
OBS	observational study, cohort study, case control study, cross sectional study：観察研究，コホート研究，症例対象研究，横断研究
CS	case series, case study：症例集積研究，症例報告
EO	expert opinion：専門家の意見

（文献5より改変）

Ⅱ).

C　推奨を支えるエビデンスの質の定義方法

CQ に対する推奨文を作成するため下記の作業を行った.

a　まず，上記 A で提示されたアウトカムごとに，B で評価された個々の論文を総合して評価・統合した「エビデンス総体(body of evidence)」として評価した(**表Ⅲ**，**表Ⅳ-A～D**). エビデンスの総体としての評価は，GRADE システム[5-28]の考え方を参考にして行った(**表Ⅲ**).

表Ⅱ　バイアスリスク評価項目

選択バイアス
　(1)ランダム系列生成
　　患者の割付がランダム化されているかについて，詳細に記載されているか
　(2)コンシールメント
　　患者を組み入れる担当者に，組み入れる患者の隠蔽化がなされているか(ランダム化の作業が，臨床現場から隔離され独立しているか，中央化されているか)

実行バイアス
　(3)盲検化
　　被験者は盲検化されているか，ケア供給者は盲検化されているか(患者にも医療者にも，どちらの群に割り付けられたかわからなくなっているか)

検出バイアス
　(4)盲検化
　　アウトカム評価者は盲検化されているか

症例減少バイアス
　(5)ITT 解析
　　ITT 解析の原則を掲げて，追跡からの脱落者に対してその原則を遵守しているか(脱落者，追跡不能者は，除外せずに「効果なし」または「無効」例として計算)
　(6)不完全アウトカムデータ
　　それぞれの主アウトカムに対するデータが完全に報告されているか(解析における採用および除外データを含めて)

その他のバイアス
　・選択的アウトカム報告：研究計画書に記載されているにもかかわらず，報告されていないアウトカムがないか
　・早期試験中止：利益があったとして試験を早期中止していないか
　・その他のバイアス

(文献 17 より改変)

表Ⅲ　アウトカムごと，研究デザインごとの蓄積された複数論文の総合評価

(1)初期評価：各研究デザイン群の評価
　　SR(システマティックレビュー)，MA(メタアナリシス)，RCT 群＝「初期評価 A」
　　OBS(観察研究)群＝「初期評価 C」
　　CS(症例集積，症例報告)群＝「初期評価 D」

(2)エビデンスレベルを下げる要因の有無の評価
　　研究の質にバイアスリスクがある(表Ⅱの結果)
　　結果に非一貫性がある：複数の論文間で結論が異なる
　　エビデンスの非直接性がある：論文内容と CQ 間でずれがある，または論文内容を，日本の臨床にそのまま適応できない(医療保険等)
　　データが不精確である：症例数が不十分，または予定例数に到達しない
　　出版バイアスの可能性が高い：都合のいい結果のみが報告されている

(3)エビデンスレベルを上げる要因の有無の評価
　　大きな効果があり，交絡因子がない：全例に大きな効果が期待される
　　用量－反応勾配がある：容量を増やせば，さらなる効果が期待できる可能性のある交絡因子が，真の効果をより弱めている
　総合評価：最終的なエビデンスの質「A，B，C，D」を評価判定した.

(文献 16 より改変)

b 次に，上記aの「アウトカムごとのエビデンス総体」を検討して，1つのCQに対する総括としてのエビデンスの質を決定し，表記した（**表Ⅳ**）.

また，論文では有用性が示されていても，保険適用外の場合には解説文のなかに明記した.

4）推奨の強さの決定

システマティックレビュー（SR）によって得られた結果をもとに，診断・治療の推奨文の案を作成した．推奨の強さを決めるためにコンセンサス会議を開催し，パブリックコメントを参照して再度検討を加え，最終的に決定した.

推奨の強さは，①エビデンスの確かさ，②患者の意向・希望，③益と害，④コスト評価，実行可能性の4項目を評価項目とした．コンセンサス形成方法は，Delphi法，nominal group technique（NGT）法に準じて投票を用い，70％以上の賛成をもって決定とした．1回目で結論が集約できないときには結果を公表し，日本の医療状況を加味した協議のうえ投票を繰り返した．作成委員会は，この集計結果を総合して評価し，**表Ⅴ**に示す推奨の強さを決定し，本文中の囲み内に明瞭に表記した.

推奨の強さの表記方法は，**表Ⅴ**のとおり表記した.

7 公聴会（医療者からの情報収集）

2017年11月の第30回日本外科感染症学会総会ならびに2018年6月に日本外科感染症学会HPにてガイドライン草案を提示し，臨床医からパブリックコメントを求め，また，日本外科学会，日本消化器外科学会，日本肝胆膵外科学会，日本感染症学会ならびに外部評価委員に，ガイドラインの評価をいただいた．これらの意見を参考に修正（修正内容は学会HPに掲載）が加えられ，刊行となった.

表Ⅳ エビデンスの質の強さ（エビデンスレベル）

A：質の高いエビデンス（High）
真の効果がその効果推定値に近似していると確信できる.

B：中程度の質のエビデンス（Moderate）
効果の推定値が中程度信頼できる.
真の効果は，効果の効果推定値におおよそ近いが，実質的に異なる可能性もある.

C：質の低いエビデンス（Low）
効果推定値に対する信頼は限定的である.
真の効果は，効果の推定値と，実質的に異なるかもしれない.

D：非常に質の低いエビデンス（Very Low）
効果推定値がほとんど信頼できない.
真の効果は，効果の推定値と実質的におおよそ異なりそうである.

（文献16より改変）

表Ⅴ 推奨の強さ（推奨度）

1：行うよう強く勧められる
2a：科学的根拠があり，行うよう勧められる
2b：科学的根拠はないが，行うよう勧められる
3：明確な推奨を提示できない（状況によって選択が異なりうる．どちらも推奨できる）
4：行わないよう勧められる
5：行わないよう強く勧められる
コンセンサス：自明の事実と考えられ，質の高い臨床研究を行うことが倫理的に不可能な介入.
なお，CQ内容や推奨内容に合わせて，適宜適切な表現となるよう工夫した.

8 普及のための工夫

1）詳細版

2019年4月から，日本外科感染症学会ならびにMindsのHPにおいて，ガイドライン全編とパブリックコメントへの返答，改変を公開する．

2）ダイジェスト版

株式会社診断と治療社より出版される予定である．

3）英語版

作成予定である．

9 改訂について

本ガイドラインは，日本外科感染症学会ガイドライン委員会を中心として，約4～5年後の改訂を予定している．本文内容について定期的に学会等で情報収集解析を行う．また，臨床医療の急激な変化や保険適用等にも対応し，適宜改訂作業を行う．

10 ガイドライン作成過程および作成内容の普遍性

1）利益相反（COI）

本ガイドライン委員会のすべての構成員は，診療ガイドライン作成作業に先立ち，利益相反（COI）の自己申告を行った．診療ガイドラインの内容に，学術的・経済的関連で偏りが生じる可能性を避けるため，推奨度決定のための投票ではCOIのある委員は投票を行わない努力がなされた．

2）経済的な独立性

本ガイドラインの作成および出版に要した費用は，すべて日本外科感染症学会から支払われたものであり，製薬会社等の他企業からの資金提供・寄付等は一切ない．また，日本外科感染症学会も推奨度の決定には関与していない．

引用文献

1) Takagane A, Mohri Y, Konishi T, et al：Randomized clinical trial of 24 versus 72 h antimicrobial prophylaxis in patients undergoing open total gastrectomy for gastric cancer. Br J Surg 2017；104：e158-e164. PMID：28121044

2) Berríos-Torres SI, Umscheid CA, Bratzler DW, et al：Centers for Disease Control and Prevention Guideline for the Prevention of Surgical Site Infection, 2017. JAMA Surg 2017；152：784-791. PMID：28467526

3) Ban KA, Minei JP, Laronga C, et al：American College of Surgeons and Surgical Infection Society：Surgical Site Infection Guidelines, 2016 Update. J Am Coll Surg 2017；224：59-74. PMID：27915053

4) World Health Organization：Global guidelines for the prevention of surgical site infection. Geneva：World Health Organization, 2016.

5) 小島原典子，中山健夫，森實敏夫，山口直人，吉田雅博（編）：Minds診療ガイドラン作成マニュアルVer.2.0. 日本医療機能評価機構EBM医療情報部，2016.
http://minds4.jcqhc.or.jp/minds/guideline/pdf/manual_all_2.0.pdf

6) 相原守夫，相原智之，福田眞作：診療ガイドラインのためのGRADEシステム．弘前：凸版メディア，2010.

7) Atkins D, Best D, Briss PA, et al：Grading quality of evidence and strength of recommendations. BMJ 2004；328：1490-1494. PMID：15205295

8) Guyatt GH, Oxman AD, Vist G, et al：GRADE：an emerging consensus on rating quality of evidence and strength of recommendations. BMJ 2008；336：924-926. PMID：18436948

9) Guyatt GH, Oxman AD, Kunz R, et al：What is "quality of evidence" and why is it important to clinicians? BMJ 2008；336：995-998．PMID：18456631

10) Schünemann HJ, Oxman AD, Brozek J, et al：Grading quality of evidence and strength of recommendations for diagnostic tests and strategies. BMJ 2008；336：1106-1110．PMID：18483053

11) Guyatt GH, Oxman AD, Kunz R, et al：Incorporating considerations of resources use into grading recommendations. BMJ 2008；336：1170-1173．PMID：18497416

12) Guyatt GH, Oxman AD, Kunz R, et al：Going from evidence to recommendations. BMJ 2008；336：1049-1051．PMID：18467413

13) Jaeschke R, Guyatt GH, Dellinger P, et al：Use of GRADE grid to reach decisions on clinical practice guidelines when consensus is elusive. BMJ 2008；337：a744．PMID：18669566

14) Guyatt G, Oxman AD, Akl E, et al：GRADE guidelines: 1. Introduction-GRADE evidence profiles and summary of findings tables. J Clin Epidemiol 2011；64：383-394．PMID：21195583

15) Guyatt GH, Oxman AD, Kunz R, et al：GRADE guidelines：2. Framing the question and deciding on important outcomes. J Clin Epidemiol 2011；64：395-400．PMID：21194891

16) Balshem H, Helfand M, Schünemann HJ, et al：GRADE guidelines：3. Rating the quality of evidence. J Clin Epidemiol 2011；64：401-406．PMID：21208779

17) Guyatt GH, Oxman AD, Vist G, et al：GRADE guidelines：4. Rating the quality of evidence--study limitation（risk of bias）. J Clin Epidemiol 2011；64：407-415．PMID：21247734

18) Guyatt GH, Oxman AD, Montori V, et al：GRADE guidelines: 5. Rating the quality of evidence--publication bias. J Clin Epidemiol 2011；64：1277-1282．PMID：21802904

19) Guyatt G, Oxman AD, Kunz R, et al：GRADE guidelines 6. Rating the quality of evidence--imprecision. J Clin Epidemiol 2011；64：1283-1293．PMID：21839614

20) Guyatt GH, Oxman AD, Kunz R, et al：GRADE guidelines：7. Rating the quality of evidence--inconsistency. J Clin Epidemiol 2011；64：1294-1302．PMID：21803546

21) Guyatt GH, Oxman AD, Kunz R, et al：The GRADE Working Group. GRADE guidelines：8. Rating the quality of evidence - indirectness. J Clin Epidemiol 2011；64：1303-1310．PMID：21802903

22) Guyatt GH, Oxman AD, Sultan S, et al：GRADE guidelines：9. Rating up the quality of evidence. J Clin Epidemiol 2011；64：1311-1316．PMID：21802902

23) Brunetti M, Shemilt I, Pregno S, et al：GRADE guidelines：10. Considering resource use and rating the quality of economic evidence. J Clin Epidemiol 2013；66：140-150．PMID：22863410

24) Guyatt G, Oxman AD, Sultan S, et al：GRADE guidelines：11. Making an overall rating of confidence in effect estimates for a single outcome and for all outcomes. J Clin Epidemiol 2013；66：151-157．PMID：22542023

25) Guyatt GH, Oxman AD, Santesso N, et al：GRADE guidelines 12. Preparing summary of findings tables-binary outcomes. J Clin Epidemiol 2013；66：158-172．PMID：22609141

26) Guyatt GH, Thorlund K, Oxman AD, et al：GRADE guidelines 13. Preparing summary of findings tables and evidence profiles-continuous outcomes. J Clin Epidemiol 2013；66：173-183. PMID：23116689

27) Andrews J, Guyatt G, Oxman AD, et al：GRADE guidelines: 14. Going from evidence to recommendations：the significance and presentation of recommendations. J Clin Epidemiol 2013；66：719-725．PMID：23312392

28) Andrews J, Schünemann HJ, Oxman AD, et al：GRADE guidelines：15. Going from evidence to recommendation-determinants of a recommendation's direction and strength. J Clin Epidemiol 2013；66：726-735．PMID：23570745

第 **1** 章

SSIの定義，
頻度，
リスク因子

CQ 1-1

SSIの定義は？

推奨

SSIは「手術操作が及んだ部位に発生する感染」と定義され，発生した部位により切開創SSI，臓器/体腔SSIに大別される．

手術部位感染（surgical site infection：SSI）は医療関連感染の一つであり[1,2]，SSIは米国疾病予防管理センター（CDC）により1988年に発表された"surgical wound infection"から改変された用語である[3]．SSIはサーベイランスを目的に定義されたものであり，SSI予防に関する様々な介入の有効性を論ずる場合，必ずしもサーベイランス上の定義に合致するSSIのみを対象としているわけではない．

解説

サーベイランスによりSSIリスクを減少させるとされている[4-6]が，有効なSSIサーベイランス実施のための重要事項の一つとしてSSIの定義が含まれる[5,6]．1988年に発表されたsurgical wound infectionでは[3]，切開創のみが対象となっていたが，1999年に発表されたガイドライン[2]では手術操作が及ぶ臓器/体腔に発生する感染も含まれることになった．すなわち，浅部（表層）切開創SSI，深部（深層）切開創SSI，臓器/体腔SSIに大別される（図1-1）[2]．また，SSIは人工物を使用しない手術では術後30日以内に発生，人工物を使用した手術では術後1年以内に発生したものと定義されていた[2]．しかし，近年のCDCサーベイランスの定義では[1]，手術手技分類に応じて術後30日以内または90日以内に発生したものをSSIとしている（表1-1）．

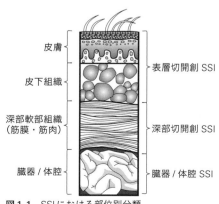

図1-1 SSIにおける部位別分類

（文献2より改変）

表1-1　消化器外科に関連した手術手技別SSIサーベイランス観察期間

術後30日
虫垂切除術
胆管，肝，膵手術
胆嚢手術
結腸手術
胃手術
肝移植手術
直腸手術
小腸手術
脾手術
術後90日
ヘルニア手術

（文献1より改変）

　近年，SSI予防ガイドラインが各種学会などから発表されている[7-11]が，SSIの定義は，CDCから発表がなされた以前のSSIの定義を用いており[3]，現時点ではこの定義を用いるのが適切であると考えられる．ただし，CDC 2017のSSI定義の改変に伴って今後日本での定義も改定される可能性がある．

引用文献

1) National Healthcare Safety Network, Centers for Disease Control and Prevention：Surgical Site Infection（SSI）Event. 2018.
https://www.cdc.gov/nhsn/pdfs/pscmanual/9pscssicurrent.pdf（2018年7月5日閲覧）

2) Mangram AJ, Horan TC, Pearson ML, et al：Guideline for prevention of surgical site infection, 1999. Centers for Disease Control and Prevention（CDC）Hospital Infection Control Practices Advisory Committee. Am J Infect Control 1999；27：97-132. PMID：10196487

3) Garner JS, Jarvis WR, Emori TG, et al：CDC definitions for nosocomial infections, 1988. Am J Infect Control 1988；16：128-140. PMID：2841893

4) Condon RE, Schulte WJ, Malangoni MA, et al：Effectiveness of a surgical wound surveillance program. Arch Surg 1983；118：303-307. PMID：6401991

5) Consensus paper on the surveillance of surgical wound infections. The Society for Hospital Epidemiology of America；The Association for Practitioners in Infection Control；The Centers for Disease Control；The Surgical Infection Society. Infect Control Hosp Epidemiol 1992；13：599-605. PMID：1334987

6) Haley RW, Culver DH, White JW, et al：The efficacy of infection surveillance and control programs in preventing nosocomial infections in US hospitals. Am J Epidemiol 1985；121：182-205. PubMed PMID：4014115

7) Allegranzi B, Bischoff P, de Jonge S, et al：New WHO recommendations on preoperative measures for surgical site infection prevention：an evidence-based global perspective. Lancet Infect Dis 2016；16：e276-e287. PMID：27816413

8) Allegranzi B, Zayed B, Bischoff P, et al：New WHO recommendations on intraoperative and postoperative measures for surgical site infection prevention：an evidence-based global perspective. Lancet Infect Dis 2016；16：e288-e303. PMID：27816414

9) Berríos-Torres SI, Umscheid CA, Bratzler DW, et al：Healthcare Infection Control Practices Advisory Committee. Centers for Disease Control and Prevention Guideline for the Prevention of Surgical Site Infection, 2017. JAMA Surg 2017；152：784-791. PMID：28467526

10) Ban KA, Minei JP, Laronga C, et al：American College of Surgeons and Surgical Infection Society：Surgical Site Infection Guidelines, 2016 Update. J Am Coll Surg 2017；224：59-74. PMID：27915053

11) National Collaborating Centre for Women's and Children's Health（UK）：Surgical Site Infection：Prevention and Treatment of Surgical Site Infection. London：RCOG Press；2008. PMID：21698848

CQ 1-1　011

CQ 1-2
消化器外科領域のSSIの発生頻度は？

推奨

厚生労働省の院内感染対策サーベイランス事業によると，消化器外科領域のSSI発生率は9.6％である．食道手術のSSI発生率が最も高く，次いで直腸手術，肝胆膵手術である B．

解説

手術部位感染(SSI)は医療関連感染症の一つに位置づけられている．また，SSIはあらゆる手術に起こりうる合併症である．手術手技別では，消化器外科領域が他の領域と比較してSSIの発生率は高い．また，SSI発生率はSSIの定義や対象，調査方法，手術術式によって大きな相違がある点に留意する．わが国における消化器外科領域のSSI発生率，欧米諸国のSSI発生率についてレビューする．

わが国におけるSSI

厚生労働省の院内感染対策サーベイランス事業によりSSIサーベイランスデータ[1]が2006年7月より集計されている．2007年より2016年までの消化器外科および他領域を含めたサーベイランス対象手術手技全体で1,487,378例が集計され，SSI発生率は約6％である[1,2]．年次推移をみると2012年以降は徐々に漸減し，2016年のSSI発生率は5％台となっている(図1-2)．

消化器外科領域に関連した術式は虫垂切除術，結腸手術，直腸手術，肝胆道膵手術，胆

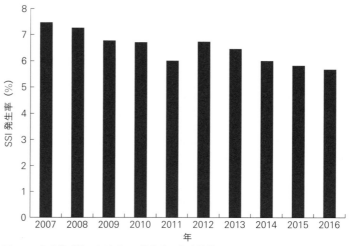

図1-2　全手術手技におけるSSI発生率の年次推移

（文献1より）

囊摘出術, 食道手術, ヘルニア手術, 脾臓手術, 小腸手術, 胃手術の10の術式のデータが集計されている. これらの10術式では2007年より2016年までに854,014例が集計され, SSI発生率は9.6％で, 全体平均(約6％)と比較して高頻度で, SSI発生例の88％を占め, 消化器外科手術がSSI発生例の多くを占めることが明らかとなった.

この10術式の各SSI発生率についてみると, 食道手術の発生率が19％と最も高く, 次いで直腸手術, 肝胆膵手術での発生率が高い(図1-3). ただし, 同じ術式に区分けされていても, たとえば肝胆膵手術のなかでも術式によってSSI発生率に大きな差が認められていることに留意する必要がある. 消化器外科手術10術式の年次推移についてみると, 漸減傾向であり, 2016年のSSI発生率は8.7％にまで減少している. 特に, 食道, 結腸, および直腸手術で減少傾向が顕著である(図1-4).

米国におけるSSI

米国疾病予防管理センター(CDC)の集計によると, 年間2,417,933件中, 20,196件のSSI発生がみられている[3]. 2006〜2008年までに実施された医療関連感染のサーベイランスによると157,000件のSSI部位が発生しており, 医療関連感染の第二位となっている[4]. また, 2008〜2014年までの主要10術式では17％の減少がみられ, 特に結腸手術での減少が著しいと報告されている[3]. 一方, NHSN(National Healthcare Safety Network)より発表された報告によると, 2006〜2008年までに実施された849,659件の手術のうち16,147件のSSIが発生し, 発生率は1.9％と報告されている[5]. さらに, 2009〜2011年までのサーベイランスデータ[6]では, 胆道手術で9.1％, 結腸手術で19.2％, ヘルニア手術で4.9％とされ, 2011年の症例のみでは[7], 結腸手術は約2.4％, 直腸手術は約2.1％のSSI発生率であった. このように, 同じ機関からの報告でも発生率に相違がある点にも留意されたい.

EU諸国におけるSSI

欧州疾病予防管理センター(ECDC)より2010〜2011年までのSSIサーベイランスの報告

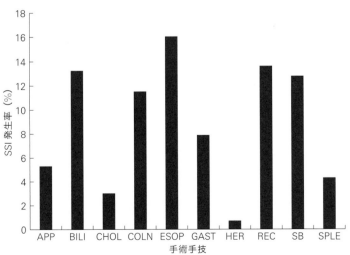

図1-3　消化器外科手術におけるSSI発生率
APP：虫垂切除術, BILI：胆道再建を伴わない肝切除術, 膵頭十二指腸切除術, その他の肝胆膵手術, CHOL：胆嚢手術, COLO：結腸手術, ESOP：食道手術, GAST：胃手術, HER：ヘルニア手術, REC：直腸手術, SB：小腸手術, SPLE：脾臓手術.

(文献1より)

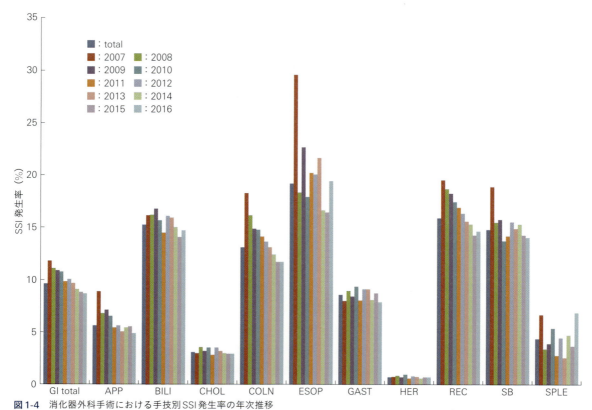

図 1-4 消化器外科手術における手技別SSI発生率の年次推移

GI total：消化器外科関連10術式，APP：虫垂切除術，BILI：胆道再建を伴わない肝切除術，膵頭十二指腸切除術，その他の肝胆膵手術，CHOL：胆嚢手術，COLO：結腸手術，ESOP：食道手術，GAST：胃手術，HER：ヘルニア手術，REC：直腸手術，SB：小腸手術，SPLE：脾臓手術．

（文献1より）

がなされている[8]．冠動脈バイパス術，胆嚢摘出術，結腸手術，帝王切開術，股関節手術，膝関節手術，椎間板手術の7術式のサーベイランスが行われ，SSI発生率で最も高いのは，結腸手術で9.5％と報告され，胆嚢摘出術は1.4％とされている．帝王切開，股関節，および椎間板手術は2008年のサーベイランスデータと比較して減少傾向であるのに対し，結腸手術および胆嚢摘出術は変化なしと報告されている．

引用文献

1) Ministry of Health, Labour and Welfare：Japan nosocomial infections surveillance. 2016. https://www.nihjanis.jp/english/about/index.html（2017年12月10日閲覧）

2) Morikane K, Konishi T, Harihara Y, et al：Implementation and establishment of nationwide surgical site infections surveillance in Japan. Am J Infect Control 2005；33：e175-e176．PMID：なし

3) National and state healthcare-associated infections progress report. Atlanta (GA)：National Center for Emerging and Zoonotic Infectious Diseases, Centers for Disease Control and Prevention；2016. http://www.cdc.gov/HAI/pdfs/progressreport/hai-progress-report.pdf（2017年12月10日閲覧）

4) Magill SS EJ, Bamberg W, Beldavs ZG, et al：Multistate point-prevalence survey of health care–associated infections. N Engl J Med 2014；370：1198-1208．PMID：24670166

5) Mu Y, Edwards JR, Horan TC, et al：Improving risk-adjusted measures of surgical site infection for the national healthcare safety network. Infect Control Hosp Epidemiol 2011；32：970-986．PMID：21931247

6) Saeed MJ, Dubberke ER, Fraser VJ, et al：Procedure-specific surgical site infection incidence varies widely within certain National Healthcare Safety Network surgery groups. Am J Infect Control 2015；43：617-623．PMID：25818024

7) Malpiedi PJ, Peterson KD, Soe MM, et al：2011 National and state healthcare-associated infections standardized infection ratio report；using data reported to the National Healthcare Safety Network as of September 4, 2012. https://stacks.cdc.gov/view/cdc/13156（2017年12月10日閲覧）

8) ECDC SURVEILLANCE REPORT：Surveillance of surgical site infections in Europe 2010–2011. Stockholm：European Centre for Disease Prevention and Control, 2013. http://ecdc.europa.eu/en/publications/Publications/SSI-in-europe-2010-2011.pdf（2017年12月10日閲覧）

CQ 1-3

消化器外科領域手術における SSI 発症のリスク因子は？

推奨

消化器外科領域手術におけるSSIの危険因子は，ASA-PS 3以上，創分類（汚染および感染創），手術時間延長，糖尿病，高度肥満，低栄養，喫煙，術中輸血などがあげられる **B**.

解説

多くの因子が創傷治癒および術後感染症に影響を与える[1]. これらの因子は，宿主に関連した危険因子（内因性因子）と手技に関連した危険因子（外因性因子）に大別される. 術後感染発生危険因子に関して多くの報告があるが，年齢，性別などの制御不能な因子もあれば，栄養状態，喫煙，適正抗菌薬使用，術中手技などの制御可能な因子がある.

手術部位感染(SSI)発生危険因子として広く知られているものとして，NNIS (National Nosocomial Infection Surveillance) リスクインデックス[11]として用いられる米国麻酔学会(ASA)の術前状態分類(ASA-PS)，手術時間，創分類がある. すべての術式を含めたSSI危険因子に関するシステマティックレビュー(SR)によれば，高BMI，NNISリスクインデックス（創汚染度，手術時間延長），糖尿病がSSI危険因子と報告されている[2]. さらに，イタリアのSSIサーベイランスでは，手術時間延長，ASA-PS 3以上，術前入院期間2日以上がSSI危険因子であるとされている[3].

わが国のサーベイランスデータを集計したSSI危険因子に関する報告[10]によると，虫垂および小腸手術を除いたすべての術式において術中輸血がSSI危険因子として抽出されている（表1-2）. また，糖尿病は胃手術および結腸手術でSSI危険因子，ステロイド使用は胆嚢手術および結腸手術でSSI危険因子としてあげられている.

結腸手術における詳細な検討では，人工肛門造設，緊急手術，および他領域手術手技の合併手術がSSI危険因子と報告されている[11]. 一方，直腸手術では人工肛門造設および緊急手術がSSI危険因子と報告されている[11]. さらに，胃手術では，胃全摘術，遠位側胃切除術，それら以外の胃手術に分けて検討した報告があり，各術式で与える影響は異なるものの，年齢および緊急手術がSSI危険因子であるとされている[12]. 肝胆膵手術における院内感染対策サーベイランス(JANIS)データの検討[13]では，膵頭十二指腸切除術，胆道再建を伴わない肝切除術，その他の肝胆膵手術ではSSI発生率が異なり，これらの手技を個々に分析する必要性を強調している. この報告によると，年齢，創分類および手術時間は各術式で危険因子であるが，ASA-PSは胆道再建を伴わない肝切除術以外でSSI危険因子とされている.

消化器外科領域手術におけるSSIの危険因子を検討した7報[4-10]を用いてわれわれが行ったメタアナリシスでは（表1-3），SSIの危険因子として，ASA-PS 3以上，創分類（汚染およ

表1-2　手術手技別のSSI危険因子

		APP (n=2074) OR	95% CI	P value	BILI (n=2048) OR	95% CI	P value	CHOL (n=3460) OR	95% CI	P value	COLO (n=7273) OR	95% CI	P value
術中輸血	あり	1.77	0.42-7.52	0.437	2.03	1.46-2.84	<0.001	1.96	1.03-3.72	0.041	1.44	1.20-1.73	<0.001
糖尿病治療薬使用	あり	1.15	0.41-3.21	0.794	0.64	0.46-0.89	0.008	1.25	0.73-2.11	0.416	1.23	1.02-1.49	0.028
ステロイド使用	あり	1.4	0.47-4.19	0.549	1.2	0.80-1.79	0.375	2.83	1.44-5.57	0.003	1.27	1.01-1.61	0.04
免疫抑制剤使用	あり				2.92	0.47-18.04	0.248	5.47	0.50-60.09	0.165	0.55	0.27-1.14	0.106
手術時間(時)	平均(SD)	1.72	1.33-2.22	<0.001	1.23	1.16-1.30	<0.001	1.32	1.13-1.54	<0.001	1.18	1.12-1.24	<0.001
創分類	3, 4	3.19	2.01-5.04	<0.001	3.11	1.40-6.92	0.005	2.39	1.39-4.10	0.002	2.39	1.91-3.01	<0.001
ASA-PS	3〜5	0.85	0.30-2.39	0.759	0.7	0.46-1.08	0.104	0.76	0.43-1.37	0.364	1.2	0.99-1.45	0.068
緊急手術	はい	1.2	0.60-2.40	0.607	2.55	1.00-6.49	0.05	0.65	0.34-1.23	0.184	1.21	0.96-1.51	0.105
腹腔鏡下手術	はい	0.68	0.41-1.14	0.144	0.59	0.35-0.99	0.046	0.31	0.20-0.48	<0.001	0.46	0.38-0.56	<0.001
人工肛門	あり										1.14	0.91-1.41	0.249
性別	女性	0.87	0.56-1.35	0.531	0.96	0.71-1.30	0.79	0.62	0.40-0.95	0.029	0.93	0.80-1.08	0.315
入院時年齢		1.01	1.00-1.02	0.018	1	0.99-1.02	0.618	1.04	1.02-1.05	<0.001	1	0.99-1.01	0.81

		ESOP (n=482) OR	95% CI	P value	GAST (n=4748) OR	95% CI	P value	REC (n=2762) OR	95% CI	P value	SB (n=1202) OR	95% CI	P value
術中輸血	あり	2.16	1.19-3.91	0.011	2.24	1.69-2.97	<0.001	1.55	1.16-2.08	0.003	1.16	0.76-1.78	0.498
糖尿病治療薬使用	あり	0.92	0.50-1.69	0.778	1.7	1.28-2.25	<0.001	1.25	0.93-1.67	0.137	1.13	0.72-1.78	0.59
ステロイド使用	あり	1.38	0.69-2.78	0.36	1.24	0.82-1.87	0.31	1.08	0.71-1.64	0.728	1.31	0.80-2.14	0.282
免疫抑制剤使用	あり				1.95	0.38-9.92	0.423	4.06	0.65-25.42	0.134	1.38	0.42-4.50	0.598
手術時間(時)	平均(SD)	1.22	1.07-1.38	0.002	1.29	1.19-1.39	<0.001	1.18	1.11-1.26	<0.001	1.41	1.24-1.61	<0.001
創分類	3, 4	6.47	1.01-41.55	0.049	2.14	1.22-3.75	0.008	1.83	1.20-2.77	0.005	2.11	1.41-3.16	<0.001
ASA-PS	3〜5	0.48	0.17-1.35	0.164	0.81	0.58-1.15	0.242	1.09	0.79-1.52	0.601	1.45	0.98-2.16	0.066
緊急手術	はい	3.89	0.56-27.07	0.17	2.47	1.51-4.05	<0.001	1.87	1.21-2.89	0.005	1.18	0.79-1.78	0.415
腹腔鏡下手術	はい	1.53	0.66-3.58	0.321	0.51	0.37-0.70	<0.001	0.65	0.48-0.87	0.004	0.39	0.17-0.88	0.024
人工肛門	あり							1.42	1.09-1.85	0.01	0.78	0.39-1.55	0.478
性別	女性	0.83	0.41-1.68	0.599	0.61	0.46-0.81	<0.001	0.69	0.54-0.88	0.002	0.9	0.63-1.28	0.556
入院時年齢		1.01	0.98-1.04	0.41	1.02	1.01-1.03	0.004	1	0.99-1.01	0.404	1	0.99-1.01	0.655

APP：虫垂切除術, BILI：胆道再建を伴わない肝切除術, 膵頭十二指腸切除術, その他の肝胆膵手術, CHOL：胆嚢手術, COLO：結腸手術, ESOP：食道手術, GAST：胃手術, REC：直腸手術, SB：小腸手術.

(文献10より)

表1-3　消化器外科領域におけるSSI危険因子

a　ASA

Study	ASA≧3 SSI(+)	ASA≧3 Total	ASA≦2 SSI(+)	ASA≦2 Total	Weight	Odds Ratio M-H, Fixed, 95% CI
Watanabe ら (2008)[6]	33	164	113	775	5.80%	1.48[0.96-2.27]
de Oliveira ら (2006)[5]	16	56	133	553	3.20%	1.26[0.69-2.33]
Isik ら (2015)[9]	75	1295	117	3395	11.30%	1.72[1.28-2.32]
Imai ら (2008)[7]	14	69	248	1570	3.10%	1.36[0.74-2.48]
Fukuda (2016)[10]	496	3472	1835	23707	74.50%	1.99[1.79-2.21]
Castro (2011)[8]	2	26	48	178	2.10%	0.23[0.05-0.99]
Total (95% CI)		5082		30178	100.00%	1.85[1.68-2.03]
Total events	636		2494			

Heterogeneity：Chi²=13.30, df=5(P=0.02)；I²=62%
Test for overall effect：Z=12.68(P<0.00001)

b　BMI

Study	BMI≧30 SSI(+)	BMI≧30 Total	BMI≦30 SSI(+)	BMI≦30 Total	Weight	Odds Ratio M-H, Fixed, 95% CI
Pessaux ら (2003)[4]	24	409	167	4309	34.70%	1.55[1.00-2.40]
de Oliveira ら (2006)[5]	60	123	89	486	23.40%	4.25[2.79-6.48]
Isik ら (2015)[9]	18	461	174	4228	41.90%	0.95[0.58-1.55]
Total (95% CI)		993		9023	100.00%	1.93[1.51-2.46]
Total events	102		430			

Heterogeneity：Chi²=22.37, df=2(P<0.0001)；I²=91%
Test for overall effect：Z=5.31(P<0.00001)

c　糖尿病

Study	糖尿病あり SSI(+)	糖尿病あり Total	糖尿病なし SSI(+)	糖尿病なし Total	Weight	Odds Ratio M-H, Fixed, 95% CI
Pessaux ら (2003)[4]	11	166	180	4552	1.90%	1.72[0.92-3.23]
Imai ら (2008)[7]	28	138	234	1537	5.00%	1.42[0.92-2.20]
Watanabe ら (2008)[6]	16	113	129	828	4.30%	0.89[0.51-1.57]
Isik ら (2015)[9]	25	351	167	4339	3.80%	1.92[1.24-2.96]
Fukuda (2016)[10]	619	4272	1712	19777	84.90%	1.79[1.62-1.97]
Total (95% CI)		5040		31033	100.00%	1.73[1.58-1.90]
Total events	699		2422			

Heterogeneity：Chi²=6.75, df=4(P=0.15)；I²=41%
Test for overall effect：Z=11.79(P<0.00001)

d　喫煙歴

Study	喫煙歴あり SSI(+)	喫煙歴あり Total	喫煙歴なし SSI(+)	喫煙歴なし Total	Weight	Odds Ratio M-H, Fixed, 95% CI
Watanabe ら (2008)[6]	28	135	74	573	21.10%	1.76[1.09-2.86]
Isik ら (2015)[9]	78	1794	114	2896	78.90%	1.11[0.83-1.49]
Total (95% CI)		1929		3469	100.00%	1.25[0.97-1.60]
Total events	106		188			

Heterogeneity：Chi²=2.60, df=1(P=0.11)；I²=61%
Test for overall effect：Z=1.72(P=0.08)

e　腹腔鏡下手術

Study	腹腔鏡下手術 SSI(+)	腹腔鏡下手術 Total	開腹手術 SSI(+)	開腹手術 Total	Weight	Odds Ratio M-H, Fixed, 95% CI
de Oliveira ら (2006)[5]	11	93	138	516	2.50%	0.37[0.19-0.71]
Watanabe ら (2008)[6]	13	106	133	836	1.80%	0.74[0.40-1.36]
Imai ら (2008)[7]	65	449	197	1226	6.00%	0.88[0.65-1.20]
Fukuda (2016)[10]	497	9300	1834	14749	89.70%	0.40[0.36-0.44]
Total (95% CI)		9948		17327	100.00%	0.43[0.39-0.48]
Total events	586		2302			

Heterogeneity：Chi²=27.06, df=3(P<0.00001)；I²=89%
Test for overall effect：Z=17.33(P<0.00001)

f　創分類

Study	創分類 3 or 4 SSI(+)	創分類 3 or 4 Total	創分類 1 or 2 SSI(+)	創分類 1 or 2 Total	Weight	Odds Ratio M-H, Fixed, 95% CI
Pessaux ら (2003)[4]	117	1670	74	3048	10.40%	3.03[2.25-4.08]
de Oliveira ら (2006)[5]	31	104	118	505	6.00%	1.39[0.87-2.22]
Imai ら (2008)[7]	8	32	254	1641	1.60%	1.82[0.81-4.10]
Watanabe ら (2008)[6]	50	129	96	812	3.40%	4.72[3.12-7.14]
Castro (2011)[8]	43	140	7	70	3.90%	3.99[1.69-9.42]
Isik ら (2015)[9]	105	1920	87	2770	14.40%	1.78[1.33-2.39]
Fukuda (2016)[10]	474	2376	1857	21673	62.80%	2.66[2.38-2.97]
Total (95% CI)		6371		30519	100.00%	2.57[2.34-2.82]
Total events	828		2493			

Heterogeneity：Chi²=24.19, df=6(P=0.0005)；I²=75%
Test for overall effect：Z=19.94(P<0.00001)

g 手術時間

Study	手術時間延長(+) SSI(+)	Total	手術時間延長(−) SSI(+)	Total	Weight	Odds Ratio M-H, Fixed, 95 % CI
Pessaux ら (2003)[4]	98	1062	93	3656	26.70 %	3.89[2.91–5.22]
de Oliveira ら (2006)[5]	87	253	62	356	23.70 %	2.49[1.70–3.62]
Isik ら (2015)[9]	110	2134	82	2556	49.60 %	1.64[1.22–2.20]
Total (95 % CI)		3449		6568	100.00 %	2.44[2.03–2.93]
Total events	295		237			

Heterogeneity：Chi^2=16.94, df=2(P=0.0002)；I^2=88 %
Test for overall effect：Z=9.58(P<0.00001)

h 術中輸血

Study	術中輸血あり SSI(+)	Total	術中輸血なし SSI(+)	Total	Weight	Odds Ratio M-H, Fixed, 95 % CI
Fukuda(2016)[10]	718	3670	1613	20379	94.70 %	2.83[2.57–3.12]
Isik ら (2015)[9]	38	378	154	4312	5.30 %	3.02[2.08–4.38]
Total (95 % CI)		4048		24691	100.00 %	2.84[2.59–3.12]
Total events	756		1767			

Heterogeneity：Chi^2=0.11, df=1(P=0.74)；I^2=0 %
Test for overall effect：Z=21.97(P<0.00001)

び感染創），手術時間延長，糖尿病，肥満（BMI 30 以上），術中輸血があげられ，腹腔鏡手術は，SSI 発生を軽減する因子であった．

しかし，リスク評価によって得られる情報に基づいた介入によって手術成績の改善を評価した報告はほとんどなく，リスク評価の有用性に関しては今後検討を行う必要がある．

future research questions

・SSI 危険因子の評価に基づく介入による SSI 発生率の減少効果などの検討が必要である

引用文献

1) Buggy D：Can anaesthetic management influence surgical wound healing? Lancet 2000；356：355-357．PMID：10972364

2) Korol E, Johnston K, Waser N, et al：A systematic review of risk factors associated with surgical site infections among surgical patients. PLoS One 2013；8：e83743．PMID：24367612

3) Marchi M, Pan A, Gagliotti C, et al：The Italian national surgical site infection surveillance programme and its positive impact, 2009 to 2011. Euro Surveill 2014；19：pii：20815．PMID：24906378

4) Pessaux P, Msika S, Atalla D, et al：Risk factors for postoperative infectious complications in noncolorectal abdominal surgery：a multivariate analysis based on a prospective multicenter study of 4718 patients. Arch Surg 2003；138：314-324．PMID：12611581

5) de Oliveira AC, Ciosak SI, Ferraz EM, et al：Surgical site infection in patients submitted to digestive surgery：risk prediction and the NNIS risk index. Am J Infect Control 2006；34：201-207．PMID：16679177

6) Watanabe A, Kohnoe S, Shimabukuro R, et al：Risk factors associated with surgical site infection in upper and lower gastrointestinal surgery. Surg Today 2008；38：404–412．PMID：18560962

7) Imai E, Ueda M, Kanao K, et al：Surgical site infection risk factors identified by multivariate analysis for patient undergoing laparoscopic, open colon, and gastric surgery. Am J Infect Control 2008；36：727-731．PMID：18834730

8) Castro Pde T, Carvalho AL, Peres SV, et al：Surgical-site infection risk in oncologic digestive surgery. Braz J Infect Dis 2011；15：109-115．PMID：21503395

9) Isik O, Kaya E, Dundar EZ, et al：Surgical Site Infection：Re-assessment of the Risk Factors. Chirurgia 2015；110：457-461．PMID：26531790

10) Fukuda H：Patient-related risk factors for surgical site infection following eight types of gastrointestinal surgery. J Hosp Infect 2016；93：347-354．PMID：27209057

11) Culver DH, Horan TC, Gaynes RP, et al：Surgical wound infection rates by wound class, operative procedure, and patient risk index. National Nosocomial Infections Surveillance System. Am J Med 1991；91：152S-157S．PMID：1656747

CQ 1-4

SSI 発症に伴う医療経済的影響は？

推奨

SSIは最も予防可能な医療関連感染症であるが，発症した場合には，医療費や入院日数が増加する **C**.

解説

2016年の世界保健機関（WHO）の手術部位感染（SSI）防止のためのガイドラインでは，SSIは，手術を行った場合には潜在的な合併症の一つであること，SSIは最も予防可能な医療関連感染症であることが述べられている[1,2]．そこで，SSIが発症すれば必要となる追加の医療費についての検討を検索したところ，その費用は多額であることが判明した[2-11]．

日本外科感染症学会主導の後ろ向き研究では，SSIが腹部手術または心臓手術後の2006～2008年までの入院期間および費用に及ぼす影響も評価している．全体でSSI発症により，術後平均入院期間は20.7日延長し，平均医療保険の支出は8,791ドル増大させていた[15]．日本における直腸癌手術後の多施設共同研究で入院期間と医療費に及ぼす影響を検討した研究では，SSIが発生すると手術後の平均入院期間は17.8（95％CI 11.9-23.5）日延長し，手術後の平均医療費はSSI群では非SSI群と比較し5,938（95％CI 3,610-8,367）ドル増加した．SSIに伴う費用は，入院費用カテゴリーのなかで最大で，追加費用の53％を占めた．また，入院期間と医療費はSSIの深さに応じて増加した（表層切開創SSIでは4.4日入院期間延長，608ドルの追加費用．深部切開創SSIでは39.2日入院期間延長，14,448ドルの追加費用）．メチシリン耐性黄色ブドウ球菌（MRSA）に起因するSSIでは入院期間を19.3日延長し，追加費用は7,015ドルであった[16]．

引用文献

1) Haley RA, Culver DH, White JW, et al：The efficacy of infection surveillance and control programs in preventing nosocomial infections in US hospitals. Am J Epidemiol 1985；121：182-205. PMID：4014115.

2) Harbarth S, Sax H, Gastmeier P：The preventable proportion of nosocomial infections：an overview of published reports. J Hosp Infect 2003；54：258-266. PMID：12919755

3) Allegranzi B, Bagheri Nejad S, et al：Burden of endemic health-care-associated infection in developing countries：systematic review and meta-analysis. Lancet 2011；377：228-241. PMID：21146207

4) World Health Organization：Report on the burden of endemic health care- associated infection worldwide. A systematic review of the literature. Geneva：World Health Organization, 2011.
http://apps.who.int/iris/bitstream/10665/80135/1/9789241501507_eng.pdf（2016年8月10日閲覧）

5) National and state healthcare-associated infections progress report. Atlanta（GA）：National Center for Emerging and Zoonotic Infectious Diseases, Centers for Disease Control and Prevention, 2016
http://www.cdc.gov/HAI/pdfs/progress- report/hai-progress-report.pdf（2016年8月10日閲覧）

6) ECDC SURVEILLANCE REPORT：Surveillance of surgical site infections in Europe 2010–2011. Stockholm：European Centre for Disease Prevention and Control, 2013.
http://ecdc.europa.eu/en/publications/Publications/SSI-in-europe-2010-2011.pdf（2016年8月10日閲覧）

7) English national point prevalence survey on healthcare associated infections and antimicrobial use, 2011. Preliminary data. London：Health Protection Agency, 2012.

8) Surveillance of surgical site infections in NHS hospitals in England（2012/13）. London：Public Health England, 2013.

9) Worth LJ, Bull AL, Spelman T, et al：Diminishing surgical site infections in Australia：time trends in infection rates, pathogens and antimicrobial resistance using a comprehensive Victorian surveillance program, 2002-2013. Infect Control Hosp Epidemiol 2015；36：409-416. PMID：25782895

10) Leaper DJ, van Goor H, Reilly J, et al：Surgical site infection - a European perspective of incidence and economic burden. Int Wound J 2004；1：247-273. PMID：16722874

11) Humphreys H：Preventing surgical site infection. Where now? J Hosp Infect 2009；73：316-322. PMID：19700219

12) Ministry of Health, Labour and Welfare：Japan nosocomial infections surveillance. 2016.
https://www.nih- janis.jp/english/about/index.html（2016年8月10日閲覧）

13) Morikane K, Konishi T, Harihara Y, et al：Implementation and establishment of nationwide surgical site infections surveillance in Japan. Am J Infect Control 2005；33：e175-e176. PMID：なし

14) Morikane K, Honda H, Yamagishi T, et al：Factors associated with surgical site infection in colorectal surgery：the Japan nosocomial infections surveillance. Infect Control Hosp Epidemiol 2014；35：660-666. PMID：24799642

15) Kusachi S, Kashimura N, Konishi T, et al：Length of stay and cost for surgical site infection after abdominal and cardiac surgery in Japanese hospitals: multi-center surveillance. Surg Infect（Larchmt）2012；13：257-265. PMID：22871224

16) Kashimura N, Kusachi S, Konishi T, et al：Impact of surgical site infection after colorectal surgery on hospital stay and medical expenditure in Japan. Surg Today 2012；42：639-645. PMID：22286573

CQ 1-5

SSI 対策の費用対効果は？

推奨

SSI対策によってSSI発生率の低下や費用軽減が示されているが，費用対効果について質の高いエビデンスはない **B**.

解説

2016年の世界保健機関（WHO）の手術部位感染（SSI）防止のためのガイドラインでは，SSIは最も予防可能な医療関連感染症で，SSIが発症すると費用負担が増大するものの，対策をとれば費用を低減させることができると述べられている．しかし，費用対効果についての検討では，質の高いエビデンスがないとされている．SSI予防の費用対効果についてのその後の文献をわれわれが検索したところ，コクランレビューにあるが[1]，このなかでも，費用対効果についての質の高いエビデンスはないと結論されている．

消化器外科領域における費用対効果の検討では，2013年から，胃腸手術を受けた811例の患者を対象とした前向き研究で，SSIを低減するためのプロトコールを用いてSSIの発生率とSSIが発生した場合に必要となる費用について検討している[2]．1患者あたり，プロトコール開始前の83.09ドルを開始後43.85ドルに低減した．このプロトコールを適用すると，SSI発生率は4.9％から3.4％に低下し，費用負担が166,280ドル（1感染あたり20,785ドル）と低減したと報告している．

また，英国の1つの専門施設で腹腔鏡下結腸直腸手術の気腹に，室温の非加湿の二酸化炭素を用いた対照群（$n=123$）と加温加湿の二酸化炭素を用いた介入群（$n=123$）で後方視的に比較した検討では，介入によりSSIの発生率を66％低下させて，1患者あたり155ポンドの費用を節約したという報告もあった[3]．

一方，種々の手術の，10のランダム化比較試験（RCT）と4つの準RCTの6,466人を対象としたシステマティックレビュー（SR）のなかで，局所抗菌薬を追加投与した群と局所抗菌薬を投与しなかった群でのSSIの発生について検討したところ，局所抗菌薬を追加した場合に，局所消毒のみの場合に比較してリスク比（RR）0.61（95％CI 0.42-0.87）でSSIを低下させることが報告されている[4]．しかし，アレルギー性接触性皮膚炎などのリスクもあり，抗菌薬の局所投与が有効であるかは明らかではない．また，ドレッシング材がSSIに対して有効であるかなどの検討はなされているものの[5]，コストについて検討した質の高い検討はない．

しかし，上記以外にも対策をすれば，SSIの発生や費用負担が低減したという報告は多くなされてはいるが，費用対効果，すなわち，感染予防策にかけた費用に対してSSI対策がどの程度奏効するかなどといった検討は十分にはなされていない．

future research questions

・SSI対策の費用対効果に関する質の高い研究が必要である

引用文献

1) Liu Z, Dumville JC, Norman G, et al：Intraoperative interventions for preventing surgical site infection：an overview of Cochrane Reviews. Cochrane Database Syst Rev 2018；2：CD012653．PMID：29406579

2) Rosemurgy A, Whitaker J, Luberice K, et al：A Cost-Benefit Analysis of Reducing Surgical Site Infections. Am Surg 2018；84：254-261．PMID：29580355

3) Mason SE, Kinross JM, Hendricks J, et al：Postoperative hypothermia and surgical site infection following peritoneal insufflation with warm, humidified carbon dioxide during laparoscopic colorectal surgery：a cohort study with cost-effectiveness analysis. Surg Endosc 2017；31：1923-1929．PMID：27734204

4) Heal CF, Banks JL, Lepper PD, et al：Topical antibiotics for preventing surgical site infection in wounds healing by primary intention. Cochrane Database Syst Rev 2016；11：CD011426．PMID：27819748

5) Dumville JC, Gray TA, Walter CJ, et al：Dressings for the prevention of surgical site infection. Cochrane Database Syst Rev 2016；12：CD003091．PMID：27996083

第**2**章

SSIの診断基準，サーベイランス，分離菌

CQ 2-1

SSIの診断基準にはどのようなものがあるか？

推奨

日本で使用されているSSI診断基準はいずれも類似の内容で，どの診断基準を用いても問題はないと考えられる．基本的にはCDC/NHSNの診断基準に準拠していると考えられる．

解説　　手術部位感染(SSI)の診断基準は，各種ガイドラインやサーベイランス実施マニュアルに記載されている．SSIという概念自体，サーベイランスを目的として開発されたものであり，米国疾病予防管理センター(CDC)のNNIS/NHSN(National Nosocomial Infections Surveillance/National Healthcare Safety Network)の基準をもとに[1,3]，各サーベイランス機関が改変し使用している．わが国でも以下のようないくつかの基準が用いられており，若干異なっているものの大きな相違はない．

Japan Nosocomial Infection Surveillance(JANIS)

SSIの判定基準として，以下のように記載されている[2]．この診断基準は，以前のCDC/NHSN基準[3]に準拠している．

1　表層切開創SSI

1)定義

表層切開創SSIは，以下のA，B，Cの3つの基準をすべて満たさなければならない．

A　感染が，手術後30日以内に起こる．

B　切開創の皮膚と皮下組織のみに及んでいる．

C　以下の少なくとも1つにあてはまる．

a　表層切開創から膿性排液がある．

b　表層切開創から無菌的に採取した液体または組織から病原体が分離される．

c　表層切開創が手術医によって意図的に開放され，かつ培養陽性または培養されていない．なおかつ，以下の感染の徴候や症状の少なくとも1つに該当する．疼痛，圧痛，限局性腫脹，発赤，熱感．培養陰性の場合はこの基準を満たさない．

d　手術医または主治医による表層切開創SSIの診断．

2　深部切開創SSI

1)定義

深部切開創SSIは，以下のA，B，Cの3つ基準をすべて満たさなければならない．

A　埋入物を置いていない場合は術後30日以内に，埋入物を置いた場合は術後1年以内に感染が発生し，感染が手術手技に関連していると思われる．

B 感染が切開創の深部軟部組織(筋膜と筋層)に及んでいる.

C 以下の少なくとも1つにあてはまる.

  a 手術部位の臓器/体腔部分からではなく,深部切開創から排膿がある.

  b 深部切開創が自然に離開した場合,あるいは手術医によって意図的に開放されかつ切開創の培養が陽性,または培養がされてない.なおかつ,以下の感染の徴候や症状のうち少なくとも一つに該当する.発熱(>38℃),限局した疼痛もしくは圧痛.培養陰性の場合はこの基準を満たさない.

  c 深部切開創に及ぶ膿瘍または他の感染の証拠が,直接的検索,再手術中,組織病理学的,放射線学的の検査によって発見される.

  d 手術医または主治医による深部切開創SSIの診断.

3 臓器/体腔SSI

1)定義

臓器/体腔SSIは,手術手技中に開放されあるいは操作された,皮膚切開創・筋膜・筋層を除く身体のどの部分にも及ぶ.特定部位は,感染部位をさらに識別するために臓器/体腔に割り当てられる.

臓器/体腔SSIは,以下のA,B,Cの3つの基準をすべて満たさなければならない.

A 埋入物を置いていない場合は術後30日以内に,埋入物を置いた場合は術後1年以内に感染が発生し,感染が手術手技に関連していると思われる.

B 感染は,手術手技中に開放されあるいは操作された身体のいずれかの部分に及ぶ(切開創,筋膜または筋層を除く).

C 以下の少なくとも1つにあてはまる.

  a 刺創を通じて臓器/体腔に留置されているドレーンから膿性排液がある.

  b 臓器/体腔から無菌的に採取した液体または組織検体から病原体が分離される.

  c 臓器/体腔に及ぶ膿瘍または他の感染の証拠が,直接的検索,再手術中,組織病理学的,放射線学的の検査によって発見される.

  d 手術医または主治医による臓器/体腔SSIの診断.

院内感染対策サーベイランス(JHAIS)

JHAISにおける診断基準[4]も,訳文が若干異なるが,JANIS同様に以前のCDC/NHSN基準[3]に準拠している.

国立大学附属病院感染対策協議会の定義・診断基準[5]

若干表現が異なっているが,JANIS同様に以前のCDC/NHSN基準[3]に準拠しており,内容に大きな違いはない.

*

海外の診断基準としては,CDC/NHSN,欧州疾病予防管理センター(ECDC),世界保健機関(WHO)など様々な基準がある.

CDC/NHSN[1]

この旧基準は,多くの日本の診断基準が参考にしているものである[3](**表2-1**).

2017年版の変更点としては,術後のSSI判定可能期間が手術手技分類によって30日または90日となったことであり(**表1-1**),消化器外科領域で90日間のサーベイランス期間が

表2-1 Surgical Site Infection Criteria

Criterion Surgical Site Infection (SSI)

Superficial incisional SSI
Must meet the following criteria：
Date of event for infection occurs within 30 days after any NHSN operative procedure (where day 1=the procedure date)
    AND
involves only skin and subcutaneous tissue of the incision
    AND
patient has at least one of the following：
a. purulent drainage from the superficial incision.
b. organisms identified from an aseptically-obtained specimen from the superficial incision or subcutaneous tissue by a culture or non-culture based microbiologic testing method which is performed for purposes of clinical diagnosis or treatment (for example, not Active Surveillance Culture/Testing (ASC/AST)).
c. superficial incision that is deliberately opened by a surgeon, attending physician** or other designee and culture or non-culture based testing is not performed.
    AND
patient has at least one of the following signs or symptoms：pain or tenderness；localized swelling；erythema；or heat.
d. diagnosis of a superficial incisional SSI by the surgeon or attending physician** or other designee.

www.cdc.gov/nhsn/xls/icd10-pcs-pcm-nhsn-opc.xlsx
www.cdc.gov/nhsn/xls/cpt-pcm-nhsn.xlsx
** The term attending physician for the purposes of application of the NHSN SSI criteria may be interpreted to mean the surgeon(s), infectious disease, other physician on the case, emergency physician or physician's designee (nurse practitioner or physician's assistant).

Comments
There are two specific types of superficial incisional SSIs:
1. Superficial Incisional Primary (SIP) – a superficial incisional SSI that is identified in the primary incision in a patient that has had an operation with one or more incisions (for example, C-section incision or chest incision for CBGB)
2. Superficial Incisional Secondary (SIS) – a superficial incisional SSI that is identified in the secondary incision in a patient that has had an operation with more than one incision (for example, donor site incision for CBGB)

Reporting Instructions for Superficial SSI
The following do not qualify as criteria for meeting the NHSN definition of superficial SSI:
· Diagnosis/treatment of cellulitis (redness/warmth/swelling), by itself, does not meet criterion "d" for superficial incisional SSI. Conversely, an incision that is draining or that has organisms identified by culture or non-culture based testing is not considered a cellulitis.
· A stitch abscess alone (minimal inflammation and discharge confined to the points of suture penetration).
· A localized stab wound or pin site infection- Such an infection might be considered either a skin (SKIN) or soft tissue (ST) infection, depending on its depth, but not an SSI
Note：A laparoscopic trocar site for an NHSN operative procedure is not considered a stab wound.
· Circumcision is not an NHSN operative procedure. An infected circumcision site in newborns is classified as CIRC and is not an SSI
· An infected burn wound is classified as BURN and is not an SSI.

Deep incisional SSI
Must meet the following criteria:
The date of event for infection occurs within 30 or 90 days after the NHSN operative procedure (where day 1=the procedure date) according to the list in Table 2
    AND
involves deep soft tissues of the incision (for example, fascial and muscle layers)
    AND
patient has at least one of the following:
a. purulent drainage from the deep incision.
b. a deep incision that spontaneously dehisces, or is deliberately opened or aspirated by a surgeon, attending physician** or other designee
    AND
organism is identified by a culture or non-culture based microbiologic testing method which is performed for purposes of clinical diagnosis or treatment (for example, not Active Surveillance Culture/Testing (ASC/AST) or culture or non-culture based microbiologic testing method is not performed
    AND
patient has at least one of the following signs or symptoms：fever
(>38°C)；localized pain or tenderness. A culture or non-culture based test that has a negative finding does not meet this criterion.
c. an abscess or other evidence of infection involving the deep incision that is detected on gross anatomical or histopathologic exam, or imaging test.

** The term attending physician for the purposes of application of the NHSN SSI criteria may be interpreted to mean the surgeon(s), infectious disease, other physician on the case, emergency physician or physician's designee (nurse practitioner or physician's assistant).

Comments
There are two specific types of deep incisional SSIs:
1. Deep Incisional Primary (DIP) – a deep incisional SSI that is identified in a primary incision in a patient that has had an operation with one or more incisions (for example, C-section incision or chest incision for CBGB)
2. Deep Incisional Secondary (DIS) – a deep incisional SSI that is identified in the secondary incision in a patient that has had an operation with more than

Organ/Space SSI
Must meet the following criteria:
Date of event for infection occurs within 30 or 90 days after the NHSN operative procedure (where day 1=the procedure date) according to the list in Table 2
    AND
infection involves any part of the body deeper than the fascial/muscle layers, that is opened or manipulated during the operative procedure
    AND
patient has at least one of the following:
a. purulent drainage from a drain that is placed into the organ/space (for example, closed suction drainage system, open drain, T-tube drain, CT guided drainage)
b. organisms are identified from fluid or tissue in the organ/space by a culture or non-culture based microbiologic testing method which is performed for purposes of clinical diagnosis or treatment (for example, not Active Surveillance Culture/Testing (ASC/AST)).
c. an abscess or other evidence of infection involving the organ/space that is detected on gross anatomical or histopathologic exam, or imaging test evidence suggestive of infection.
    AND
meets at least one criterion for a specific organ/space infection site listed in Table 3. These criteria are found in the Surveillance Definitions for Specific Types of Infections chapter.

求められているのはヘルニア手術のみで，他の手技では30日間のサーベイランスが求められている．また，深部切開創SSIや臓器/体腔SSIにおいて以前採用されていた「d手術医または主治医による臓器/体腔SSIの診断」が除外されていることが主な変更点である．

欧州のECDC[6]

内容は，以前のCDC/NHSN基準[3]に類似している．

＊

このように，各国で様々な診断基準が使用されているものの，いずれの診断基準の内容も大きな違いはない．先に述べたとおり，各診断基準の優位性を比較した研究もない．消化器外科SSIの診断に，どの診断基準を使っても問題ない．また，多くの診断基準が参考としているCDC/NHSNの診断基準が2017年に変更されたことから[1]，今後，他の診断基準も変更される可能性が高い．SSIの診断あるいはサーベイランスの実施にあたっては，最新の診断基準を確認しておく必要がある．

引用文献

1) National Healthcare Safety Network, Centers for Disease Control and Prevention：Surgical site infection（SSI）event. 2018.
https://www.cdc.gov/nhsn/pdfs/pscmanual/9pscssicurrent.pdf（2018年8月6日閲覧）

2) 院内感染対策サーベイランス手術部位感染(SSI)部門：手術部位感染判定基準.
https://janis.mhlw.go.jp/section/standard/standard_ssi_ver1.2_20150707.pdf（2018年8月6日閲覧）

3) Horan TC, Andrus M, Dudeck MA：CDC/NHSN surveillance definition of health care-associated infection and criteria for specific types of infections in the acute care setting. Am J Infect Control 2008；36：309-332．PMID：18538699

4) 日本環境感染学会JHAIS委員会：手術部位感染サーベイランスマニュアルVer.1.0．2017.
http://www.kankyokansen.org/uploads/uploads/files/jsipc/jhais_SSI-manual.pdf（2018年8月6日閲覧）

5) 国立大学附属病院感染対策協議会サーベイランス作業部会：2011年国立大学病院統一サーベイランスーSSIサーベイランスプロトコール．2011.
http://kansen.med.nagoya-u.ac.jp/general/survei2/2011/2011SSI-protocol.pdf（2018年8月6日閲覧）

6) European Centre for Disease Prevention and Control：Surveillance of surgical site infections in European hospitals – HAISSI protocol. Version 1.02. Stockholm：ECDC, 2012.
https://ecdc.europa.eu/sites/portal/files/media/en/publications/Publications/120215_TED_SSI_protocol.pdf（2018年8月6日閲覧）

CQ 2-2

SSI サーベイランスの有用性は？

推 奨

サーベイランスによって消化器外科術後SSI発生率が低下した報告があり，真のSSI発生率を把握するためにサーベイランスが必要である D, コンセンサス．

解 説

　手術部位感染(SSI)サーベイランスは，現在多くの施設で行われている．サーベイランス実施によってSSI発生率が改善するという報告は，1980年代に行われている[1,2]．今回の検討範囲内で，サーベイランスによってSSI発生率が低下するという介入研究はないが，サーベイランス実施前と後での，SSI発生率を観察した研究[3]と，サーベイランスに加えドレーンの留置抑制の介入によりSSI発生率が低下したとする報告[4]，サーベイランスの実施に加えいくつかのインターベンションを行った報告[5]，サーベイランスの実施に加え，抗菌薬の術中追加投与や腹腔洗浄，腹壁洗浄，手袋交換，ドレープの追加などを行った報告[6]を認める．しかし，これらの報告は，サーベイランス単独でのSSI発生抑制効果を示しているとは言い難い．一方，SSIサーベイランスの実施には一定の費用がかかるが，これにかかるコストをアウトカムとした研究はない．SSI発生による費用増加とサーベイランスを含む介入の費用を比較した報告もない．したがって，サーベイランスの実施が，単独で有用であるあるいは費用対効果に優れているかは明らかではないが，SSIサーベイランスが一般化している現在においては，その実施そのものを問題にするよりは，適切なサーベイランス方法を検討するのが現実的であると思われる．

エビデンス総体

　PubMedおよび医中誌の検索およびハンドサーチで15報の論文を確認した．SSI発生率をアウトカムとした論文は，サーベイランス実施前1年間と実施後1年間を比較した1報[3]と，サーベイランスを含む介入で，SSI発生率が経時的に低下したとする報告[4-6]を認めるのみである．これらの研究はいずれもサーベイランス単独の有用性を評価した研究ではなく，バンドルのなかにサーベイランスを取り入れたことでSSI発生率が低下したとする報告である．サーベイランスにかかる費用をアウトカムとした報告はない．

future research questions

・サーベイランスにかかる費用も含めたサーベイランス単独介入による費用対効果の検証が必要である

引用文献

1) Cruse PJ, Ford R：The epidemiology of wound infection. A 10-years prospective study of 62,939 wounds. Surg Clin North Am 1980；60：27-40．PMID：7361226

2) Condon RE, Schulte WJ, Malangoni MA, et al：Effectiveness of surgical wound surveillance program. Arch Surg 1983；118：303-307．PMID：6401991

3) Kaya E, Yetim I, Dervisoglu A, et al：Risk factors for and effect of a one-year surveillance program on surgical site infection at a university hospital in Turkey. Surg Infect (Larchmt) 2006；7：519-526．PMID：17233569

4) 清水潤三，宮本敦史，梅下浩司，ほか：大阪大学消化器外科関連施設における多施設共同手術部位感染サーベイランスと手術部位感染減少に向けた取り組み．日外感染会誌 2013；10：53-58．医中誌ID：2013195868

5) Morikane K, Nishioka M, Tanimura H, et al：Using surveillance data to direct infection control efforts to reduce surgical-site infections following clean abdominal operations in Japan. Infect Control Hosp Epidemiol 2002；23：404-406．PMID：12138982

6) 森兼啓太：外科手術部位感染サーベイランスによる治療の質改善．環境感染 2004；19：297-300．医中誌ID：2004234129

CQ 2-3

消化器外科術後 SSI 予防のための適切なサーベイランス方法は？

推 奨

退院後も含め術後30日はサーベイランスを行うことが必要である C, コンセンサス ．細菌培養検査も併用し，感染対策チーム（ICT）で評価するサーベイランスが望ましい D, コンセンサス ．

解 説　　実際に手術部位感染（SSI）サーベイランスを行うにあたり「何を調べるべきか」については，サーベイランスのプログラムによって異なる．サーベイランスに用いる手技を増やすことや，外科医以外が行うことを推奨する報告もある[1,2]．サーベイランス手法で注目されているのは，サーベイランスを実施する期間である．わが国とは医療環境や保健制度が異なるため一概に比較はできないが，入院期間のみのサーベイランスより術後30日間のサーベイランスのほうがSSI発生を正しく診断できるとされている[2-4]．実際，院内感染対策サーベイランス（JANIS）のSSI部門の判定は，埋入物を置いていない場合は術後30日以内，埋入物を置いた場合は術後1年以内の感染を対象としている．1年間のサーベイランスを行った報告では，SSI診断率が向上したとしている[2]．米国疾病予防管理センター（CDC）のNational Healthcare Safety Network（NHSN）サーベイランス診断基準は2017年に改訂され[6]，サーベイランス期間を術式により定義している．消化器外科領域で90日間のサーベイランスが求められているのは，ヘルニア手術のみで，他は30日間のサーベイランスでよいとされた．

エビデンス総体　　PubMedと医中誌の検索およびハンドサーチで，12件の論文を確認した．このうち，SSI発生率をアウトカムとして，サーベイランスの内容について記載された論文は2件[1,2]であった．サーベイランスを30日以上行うことに関する報告は3件確認された[2-4]（**表2-2**）．これらとは別に，1年間のSSIサーベイランス導入で，SSI発生率が低下したという報告もある[5]．SSI発生を正しく診断するためには，少なくとも，退院後を含め，術後30日間のサーベイランスが必要と考えられる[2-4]．

表2-2 サーベイランス方法の違いによるSSI発生率への影響

アウトカム	研究デザイン/研究数	バイアスリスク*	非一貫性*	不精確*	非直接性*	その他（出版バイアスなど）*	上昇要因（観察研究）*	対照群分母	対照群分子	(%)	介入群分母	介入群分子	(%)	効果指標（種類）	効果指標統合値	信頼区間	エビデンスの強さ**	重要性***	コメント
SSI発生率	CS/3	-1	0	0	0	0	0	11557	368	3.18	11557	650	5.62	RR	1.766	1.558-2.002	中(B)	9	

引用文献

1) Young H, Reese SM, Knepper B, et al：Impact of surveillance technique on reported rates of surgical site infection. Infect Control Hosp Epidemiol 2015；36：594-596．PMID：25662107

2) Rosenthal R, Weber WP, Marti WR, et al：Surveillance of surgical site infections by surgeons: biased underreporting or useful epidemiological data? J Hosp Infect 2010；75：178-182．PMID：20227139

3) de Oliveira AC, Carvalho DV：Evaluation of underreported surgical site infection evidenced by post-discharge surveillance. Rev Lat Am Enfermagem 2007；15：992-997．PMID：18157453

4) Petrosillo N, Drapeau CM, Nicastri E, et al：Surgical site infections in Italian Hospitals: a prospective multicenter study. BMC Infect Dis 2008；8：34．PMID：18328101

5) Kaya E, Yetim I, Dervisoglu A, et al：Risk factors for and effect of a one-year surveillance program on surgical site infection at a university hospital in Turkey. Surg Infect (Larchmt) 2006；7：519-526．PMID：17233569

6) National Healthcare Safety Network, Centers for Disease Control and Prevention：Surgical site infection（SSI）event. 2018.
https://www.cdc.gov/nhsn/pdfs/pscmanual/9pscssicurrent.pdf（2018年8月6日閲覧）

CQ 2-4

消化器外科術後 SSI の分離菌とその経年変化は？

推奨

JANIS や JHAIS などのサーベイランス事業において、最新の術式別等の詳細な分離菌の検出状況が報告されているので、それを参照するのがよい。

解説　品川らは、1982〜2011年までの外科感染症分離菌の上位3菌種は、①*Enterococcus faecalis*、②*Staphylococcus aureus*、③*Pseudomonas aeruginosa* の順であると報告し、そのなかでの術野感染（創感染＋腹腔内膿瘍）の上位菌の推移について、1982〜1986年は、①*Enterococcus faecalis*、②*Pseudomonas aeruginosa*、1987〜1991年は、①*Pseudomonas aeruginosa*、②*Staphylococcus aureus*、1992〜1996年、1997〜2001年、2002〜2006年の3期間はいずれも①*Enterococcus faecalis*、②*Staphylococcus aureus* と報告している[1]。また、品川らは、創感染からの分離菌の上位菌の推移について、1982〜1987年および1988〜1993年は、①*Staphylococcus* 属、②*Enterococcus* 属、③*Pseudomonas aeruginosa*、1994〜1999年は、①*Staphylococcus* 属、②*Enterococcus* 属、③*Bacteroides* 属、2000〜2005年は、①*Enterococcus* 属、②*Bacteroides* 属、③*Staphylococcus* 属、2006〜2010年は、①*Enterococcus* 属、②*Bacteroides* 属、③グラム陽性嫌気性菌と報告している[2]。

　Takesue らは、2010年の日本化学療法学会と日本感染症学会の全国調査における創感染分離菌を報告しており、切開創手術部位感染（SSI）の原因菌上位を①*Enterobacteriaceae*、②*Staphylococcus aureus*、③*Pseudomonas aeruginosa*、臓器/体腔SSIの原因菌上位を①*Enterobacteriaceae*、②*Enterococcus faecalis*、③*Bacteroides fragilis* 群の順であったと報告している[3]。また、Takesue らによる日本化学療法学会、日本感染症学会および日本臨床微生物学会のサーベイランスデータに基づく2010年、2014〜2015年のSSI分離菌の調査では、大腸菌や肺炎桿菌からの基質特異性拡張型βラクタマーゼ（ESBL）産生菌やカルバペネマーゼ産生腸内細菌科細菌（CPE）を除くカルバペネム耐性腸内細菌科細菌（CRE）の分離率が上昇している一方でメチシリン耐性黄色ブドウ球菌（MRSA）の割合は減少していると報告している[4]。

　これらの論文報告とは別に、各サーベイランス機関から、SSI分離菌が年報として報告されている。院内感染対策サーベイランス（JANIS）におけるサーベイランス[4]では、全手術におけるSSI分離菌を、表層・深部切開創SSIと臓器/体腔SSIに分けて報告しているが、2016年1月1日〜2016年6月30日、2015年1月1日〜2015年12月31日、および2014年1月1日〜2014年12月31日における上位3菌種は、**表2-3**に示すとおりで、大きな経時的変化は認められなかった。

表2-3 JANISによるサーベイランスにおけるSSI分離菌の上位3菌種の推移

		1	2	3
2016/1/1〜6/30	表層・深部	*Enterococcus faecalis*	*Staphylococcus aureus*	*Pseudomonas aeruginosa*
	臓器/体腔	*Enterococcus faecalis*	*Escherichia coli*	*Enterococcus faecium*
2015/1/1〜12/31	表層・深部	*Enterococcus faecalis*	*Staphylococcus aureus*	*Pseudomonas aeruginosa*
	臓器/体腔	*Enterococcus faecalis*	*Escherichia coli*	*Pseudomonas aeruginosa*
2014/1/1〜12/31	表層・深部	*Enterococcus faecalis*	*Staphylococcus aureus*	*Pseudomonas aeruginosa*
	臓器/体腔	*Enterococcus faecalis*	*Escherichia coli*	*Enterobacter cloacae*

表2-4 JHAISによるサーベイランスにおけるSSI分離菌の上位3菌種

	1	2	3
2012/1/1〜2016/12/31（全手術）	*Enterococcus faecalis*	*Pseudomonas aeruginosa*	*Enterobacter cloacae*
2016/1/1〜2016/12/31（全手術）	*Enterococcus faecalis*	*Pseudomonas aeruginosa*	*Enterobacter cloacae*

　JHAISにおけるサーベイランスの結果では[5,6]，全手術におけるSSI分離菌上位3菌種は，2012年1月1日〜2016年12月31日，2016年1月1日〜2016年12月31日ともに，① *Enterococcus faecalis*，② *Pseudomonas aeruginosa*，③ *Enterobacter cloacae* の順であった（**表2-4**）．

　それぞれのサーベイランス事業において，ホームページ[5,6]などで最新の術式別等の詳細な分離菌の結果が報告されているので，それを参照するのがよいと考えられる．

引用文献

1) 品川長夫，岩崎充博：外科感染症分離菌とその薬剤感受性―1982〜2011年度の分離菌のまとめ．Jpn J Antibiot 2015；68：151-187．医中誌ID：2016061679

2) 品川長夫，谷口正哲，平田公一，ほか：外科感染症分離菌とその薬剤感受性―2010年度分離菌を中心に．Jpn J Antibiot 2014；67：293-334.

3) Takesue Y, Watanabe A, Hanaki H, et al：Nationwide surveillance of antimicrobial susceptibility patterns of pathogens isolated from surgical site infections（SSI）in Japan. J Infect Chemother 2012；18：816-826．PMID：23143280

4) Takesue Y, Kusachi S, Mikamo H, et al：Antimicrobial susceptibility of pathogens isolated from surgical site infections in Japan: Comparison of data from nationwide surveillance studies conducted in 2010 and 2014-2015. J Infect Chemother 2017；23：339-348．PMID：28391954

5) 院内感染対策サーベイランス：JANISについて．
https://janis.mhlw.go.jp/about/index.html（2018年8月6日閲覧）

6) 日本環境感染学会JHAIS委員会：手術部位感染サーベイランス部門．
http://www.kankyokansen.org/modules/iinkai/index.php?content_id=5（2018年8月6日閲覧）

7) 佐和章弘，森兼啓太，針原　康，ほか：JHAIS委員会・SSIサーベイランスの全国集計結果（No.18）の報告．日本環境感染学会誌 2017；32：291-301．医中誌ID：2017406041

第3章

術前処置

CQ 3-1

術前の鼻腔黄色ブドウ球菌保菌者は SSI 発生率が高いか？

推 奨

術前鼻腔黄色ブドウ球菌保菌者は，消化器外科領域でも SSI 発生率は高い可能性がある C ．

解 説　　黄色ブドウ球菌は，世界中の病院における主要な医療関連病原体である．これらの感染は術後創傷感染，院内肺炎，カテーテル関連感染症などを発症し，入院期間の延長や死亡率の増加と関連することが報告されている[1]．この傾向は，特に黄色ブドウ球菌のメチシリン耐性化の進行とともに増加してきている．

　黄色ブドウ球菌のコントロールは，伝統的に患者間の交差感染予防に焦点が当てられてきた．しかし近年，黄色ブドウ球菌による医療関連感染の多くは，患者自身の保菌から内因性に発症するという報告もみられるようになった[2,3]．2016年の世界保健機関（WHO）の手術部位感染（SSI）防止のためのガイドライン[4]では，人工関節手術や心・胸部手術領域においては，黄色ブドウ球菌の保菌とSSI発生に強いエビデンスが存在し，保菌者に対するdecolonizationが強く推奨されている．しかしながら，消化器外科領域において術前の鼻腔黄色ブドウ球菌保菌が術後のSSI発生率の増加に寄与しているかどうかについては明らかでない．そこで，消化器外科領域における鼻腔黄色ブドウ球菌保菌のSSI発生への寄与の有無を検証するために本クリニカルクエスチョン（CQ）を取り上げた．

　当初はCQを「術前の鼻腔黄色ブドウ球菌保菌検査はSSI予防に有用か？」と設定し，PubMed，医中誌およびハンドサーチを用いて検索を行ったが，PICOに設定したキーワードである保菌検査施行（I），保菌検査非施行（C）でSSI発生率の比較を行った文献は検出されなかった．

　そこでCQを「術前の鼻腔黄色ブドウ球菌保菌者はSSI発生率が高いか？」に変更し，鼻腔黄色ブドウ球菌保菌あり（I），保菌なし（C）で再度検索を行った．最終的に，ランダム化比較試験（RCT）は抽出されず，後ろ向き観察研究（OBS）6報[5-10]および前向きOBS1報[11]を抽出し，メタアナリシスを行った．ただし「P」として，消化器外科領域のみを対象とした報告は1報[6]だけであり，消化器外科手術患者を含み，その割合が明らかなものが2報[5,10]，残り4報は消化器外科手術患者を含むもののその割合は明らかでなかった．さらに「I」については，Perlら[11]は黄色ブドウ球菌を対象としていたが，他の6報[5-10]はメチシリン耐性黄色ブドウ球菌（MRSA）に限定されていた．アウトカムとしては，SSI発生率増加，生存率低下，入院期間延長，費用の4項目を取り上げた．SSI発生率は7報で，入院期間は1報で検討されていたが，生存率および費用について検討した報告はなかった．

以上の解析により、「消化器外科領域においても、術前鼻腔黄色ブドウ球菌の保菌者はSSI発症率が高い」という結果を導いた。ただし、すべてがOBSであり、消化器外科手術以外の患者も含んでおり、オッズ比（OR）は8.72と非常に高いものの、**エビデンスレベルC**とした。

本CQのlimitationとしては、ここで取り上げた7報はいずれも消化器外科領域患者を含んでいるが、消化器外科領域患者のみを対象とした報告は1報のみであり、残り6報は消化器外科領域患者を含むものの、その割合は様々であるか明らかでなかった。そのため、消化器外科領域のみの結果を正確に反映していない可能性がある。また、7報中6報がMRSA保菌を対象としたものであり、メチシリン感受性黄色ブドウ球菌（MSSA）保菌によってもSSI発生率が増加するかどうかについては根拠は十分ではない。しかしながら、臨床的には黄色ブドウ球菌のなかでもMRSAが重要であるため、本結果は臨床的には問題はないと考える。

さらに、消化器外科領域自体に広範な手術を含み、侵襲度も様々である。侵襲度の少ない手術における保菌検査の費用対効果は非常に低いことが推察される。消化器外科領域患者のなかで保菌検査を行う患者群は、術式や患者背景、MRSA保菌リスク、施設の検出状況などを考慮して、各施設で決定されるべきである。

また、保菌検査法に関して、近年、欧米からはポリメラーゼ連鎖反応（PCR）法の有用性の報告が散見されている[12]。PCR法は数時間以内に検出可能であるため、速やかに保菌者への介入が可能となる利点を有している。しかし、わが国では保険適用はなく、1検体あたり約3,000円と高価であるため、現時点で推奨を提示することは困難である。

エビデンスのまとめ

術前の鼻腔黄色ブドウ球菌保菌者におけるSSI発生に与える影響を**表3-1**に示す。本解析では、OBS7報[5-11]が抽出された。Ramirezら[6]の報告は消化器外科領域患者のみを対象としていたが、残り6報は消化器外科領域患者を含むものの、他領域の患者も含んでいた。SSI発生率は、OR 9.0（95 %CI 5.09-15.91）と黄色ブドウ球菌保菌者で有意に高い結果であった（**表3-2**）。しかし、$I^2 = 46$ %と非一貫性が認められた。一方、術後入院期間はRamirezら[6]の報告においてのみ検討されており、mean difference（MD）3.7（95 %CI 0.63-6.77）と黄色ブドウ球菌保菌者で有意に長かった。

本解析で重要なアウトカムはSSI発生率であり、上記の結果から、術前鼻腔黄色ブドウ球菌保菌者は消化器外科領域でもSSI発生率は高い可能性があると判断した（**エビデンスレベルC**）。

表3-1 術前鼻腔黄色ブドウ球菌保菌の有無によるSSI発生率と術後入院期間への影響

エビデンス総体

アウトカム	研究デザイン／研究数	バイアスリスク*	非一貫性*	不精確*	非直接性*	その他（出版バイアスなど）*	上昇要因（観察研究）*	対照群分母	対照群分子	（%）	介入群分母	介入群分子	（%）	効果指標（種類）	効果指標統合値	信頼区間	エビデンスの強さ**	重要性***	コメント
								リスク人数（アウトカム率）											
SSI発生率	OBS/7	-1	0	0	-1	-1	+1	22278	67	0.3	1882	61	3.2	OR	9	5.09–15.91	弱(C)	8	
術後入院期間	OBS/1	0		-1	0	-1	0	897	8.8 ± 9.4		73	12.5 ± 13.1		MD	3.7	0.63–6.77	弱(C)	7	

CQ 3-1　037

表3-2 術前鼻腔黄色ブドウ球菌保菌の有無によるSSI発生率への影響（forest plot）

Study or Subgroup	SA保菌あり Events	SA保菌あり Total	SA保菌なし Events	SA保菌なし Total	Weight	Odds Ratio M-H, Random, 95 % CI
Perl ら (2002)[11]	26	439	20	1455	25.1 %	4.52 [2.50–8.17]
Parvez ら (2010)[8]	14	581	8	4794	19.1 %	14.77 [6.17–35.36]
Gupta ら (2011)[9]	3	279	6	3959	11.3 %	7.16 [1.78–28.79]
Manunga ら (2012)[7]	2	48	0	991	3.2 %	106.61 [5.05–2252.46]
Ramirez ら (2013)[6]	7	73	7	1064	15.5 %	16.02 [5.46–47.01]
Kalra ら (2013)[5]	8	431	19	9432	19.9 %	9.37 [4.08–21.53]
Matsubara ら (2014)[10]	1	31	7	583	5.9 %	2.74 [0.33–23.02]
Total (95 % CI)		1882		22278	100.0 %	9.00 [5.09–15.91]
Total events	61		67			

Heterogeneity : Tau^2=0.24 ; Chi^2=11.19, df=6 (P=0.08) ; I^2=46 %
Test for overall effect : Z=7.56 (P＜0.00001)

SA : *Staphylococcus aureus*

future research questions

・消化器外科領域のみを対象とした術前黄色ブドウ球菌保菌者とSSI発生率の関連を検討する必要がある

引用文献

1) Allareddy V, Das A, Lee MK, et al : Prevalence, predictors, and outcomes of methicillin-resistant Staphylococcus aureus infections in patients undergoing major surgical procedures in the United States : a population-based study. Am J Surg 2015 ; 210 : 59-67. PMID : 25701891

2) Von Eiff C, Becker K, Machka K, et al : Nasal carriage as a source of Staphylococcus aureus bacteremia. New Engl J Med 2001 ; 344 : 11-16. PMID : 11336954

3) Wertheim HF, Vos C, Ott A, e al : Risk and outcome of nosocomial Staphylococcus aureus bacteremia in nasal carriers versus non-carriers. Lancet 2004 ; 364 : 703-705. PMID : 15325835

4) World Health Organization : Global guidelines on the prevention of surgical site infection. World Health Organization, 2016.
http://www.who.int/gpsc/ssi-prevention-guidelines/en/（2018年8月7日閲覧）

5) Kalra L, Camacho F, Whitener CJ, et al : Risk of methicillin-resistant Staphylococcus aureus surgical site infection in patients with nasal MRSA colonization. Am J Infect Control 2013 ; 41 : 1253-1257. PMID : 23973424

6) Ramirez MC, Marchessault M, Govednik-Horny C, et al : The impact of MRSA colonization on surgical site infection following major gastrointestinal surgery. J Gastrointest Surg 2013 ; 17 : 144-152. PMID : 22948833

7) Manunga J Jr, Olak J, Rivera C, et al. Prevalence of methicillin-resistant Staphylococcus aureus in elective surgical patients at a public teaching hospital : an analysis of 1039 patients. Am Surg 2012 ; 78 : 1096-1099. PMID : 23025949

8) Parvez N, Jinadatha C, Fader R, et al : Universal MRSA nasal surveillance : characterization of outcomes at a tertiary care center and implications for infection control. South Med J 2010 ; 103 : 1084-1091. PMID : 20926991

9) Gupta K, Strymish J, Abi-Haidar Y, et al : Preoperative nasal methicillin-resistant Staphylococcus aureus status, surgical prophylaxis, and risk-adjusted postoperative outcomes in veterans. Infect Control Hosp Epidemiol 2011 ; 32 : 791-796. PMID : 21768763

10) Matsubara Y, Uchiyama H, Higashi T, et al : Nasal MRSA screening for surgical patients : predictive value for postoperative infections caused by MRSA. Surg Today 2014 ; 44 : 1018-1025. PMID : 23824338

11) Perl TM, Cullen JJ, Wenzel RP, et al : Intranasal mupirocin to prevent postoperative Staphylococcus aureus infections. N Engl J Med 2002 ; 346 : 1871-1877. PMID : 12063371

12) Paule SM, Pasquariello AC, Hacek DM, et al : Direct detection of Staphylococcus aureus from adult and neonate nasal swab specimens using real-time polymerase chain reaction. J Mol Diag 2004 ; 6 : 191-196. PMID : 15269294

CQ 3-2

鼻腔黄色ブドウ球菌保菌患者に対する術前 decolonization は SSI 予防に有用か？

推奨

鼻腔黄色ブドウ球菌保菌が明らかな場合には，術前decolonizationはSSI予防に有用である可能性がある `C, 2a`．ただし，保菌の有無が明らかでない全員に行うuniversal decolonizationは，ムピロシン耐性の問題もあり，推奨されない `B, 4`．患者背景や施設での検出状況，術式などを考慮し，術前の黄色ブドウ球菌保菌検査および陽性者へのdecolonizationを行うかどうかを決定する．

解 説

　2016年の世界保健機関（WHO）の手術部位感染（SSI）防止のためのガイドラインでは，心臓血管外科および整形外科手術を受ける患者が鼻腔黄色ブドウ球菌を保菌している場合には，クロルヘキシジンボディウォッシュとの組み合わせの有無にかかわらず，ムピロシン軟膏の周術期の鼻内除菌を行うべきことが強く推奨されている[1]．しかしながら，他の領域の手術に対しては条件付きの推奨となっている．消化器外科領域において，鼻腔黄色ブドウ球菌保菌者に対する除菌を行うことの有用性を検証するために本クリニカルクエスチョン（CQ）を取り上げた．

　PubMedおよび医中誌を用いて検索を行った結果，最終的にランダム化比較試験（RCT）3報[2-4]，前向きコホート研究1報[5]，historical control study 1報[6]を抽出し，メタアナリシスを行った．Suzukiらのuniversal decolonizationのRCT[4]，Takahashiらの前向きコホート研究[5]，Yanoらのhistorical control study[6]は消化器外科患者のみを対象としていたが，Bodeら[2]の報告では消化器外科領域患者は5.3 %，Perlら[3]の報告では外科患者が6割と，消化器外科領域以外の患者も含まれていた．

　メタアナリシスにあたっては，黄色ブドウ球菌保菌者に対するdecolonizationの効果と，消化器外科手術患者全体に対するuniversal decolonizationの効果に分けて行った．消化器外科手術患者における鼻腔黄色ブドウ球菌保菌者に対しては，術前にdecolonizationを行うことによりSSI発生率の低下，入院期間の短縮が認められ有用である可能性が示された．

　一方，消化器外科手術患者において保菌検査を行わずに全員にdecolonizationを行うuniversal decolonizationによるSSI発生率の低下は，観察研究（OBS）では認められたものの，RCTでは認められなかった．また，decolonizationの害として，ムピロシンの使用による耐性化の問題および費用を考慮した．ムピロシン耐性化に関しては，Bodeら[2]はムピロシン耐性株の半数はムピロシンを使用していない人であったと報告したが，他の多くの報告[7,8]では，ムピロシン使用量や使用法がムピロシン耐性化に関与しているとの結果であった．費用に関しては，心臓外科および整形外科領域の患者を対象とした報告では，保菌者

への除菌を行うためには鼻腔黄色ブドウ球菌保菌のスクリーニングが必要となり，スクリーニング＋保菌者への除菌は，universal decolonizationよりも費用は高くなるが，スクリーニングも除菌も行わずにSSI発生者の治療を行うよりは安価であったと報告されている[9]．ただし，これらの報告はいずれも消化器外科領域の患者を対象としたデータではないが，消化器外科領域においても当てはまると類推した．

以上の益と害のバランスより，保菌者への除菌は費用が多少高くなるものの，益が害を上まわる可能性があると判断した．一方，**CQ 3-1**のOBSでは鼻腔黄色ブドウ球菌の保菌者はおおよそ5〜10％であり，全員へのuniversal decolonizationは耐性化の懸念のほうが益よりも大きいと判断した．さらに，患者によってはムピロシンの鼻腔への塗布を好まない可能性はあると思われるが，現在ではムピロシン軟膏が無色に変更されているため，そのデメリットは小さいと考える．

以上の点を総合的に加味し，消化器外科領域の患者においては，鼻腔黄色ブドウ球菌保菌者に対する術前decolonizationはSSI発生率の低下に有用である可能性があるが，保菌検査を行わずに全員にdecolonizationを行うのは，ムピロシン耐性化の懸念があり推奨されない（**推奨度4**），とした．

しかしながら，本推奨においてはいくつか注意すべき点がある．第一には，消化器外科領域の患者全員に保菌検査を行うべきかどうかという点である．本検討で取り上げた研究には，対象となる消化器外科領域の患者の詳細に関する記載はなかった．消化器外科領域は広範であり，侵襲度も様々である．侵襲度の少ない手術における保菌検査およびdecolonizationの費用対効果は非常に低いと推察される．スクリーニングを行うかどうかは，術式や患者背景，メチシリン耐性黄色ブドウ球菌（MRSA）保菌リスク，個々の施設での黄色ブドウ球菌の検出状況などを考慮して決定することが望まれる．第二には，decolonizationに用いる薬剤についてである．鼻腔MRSA保菌患者の51％の皮膚検体，45％の環境検体からMRSAが検出されるとの報告[10]や，鼻のみのスクリーニングでは65〜75％の保菌者が検出されるにすぎないとの報告[11]もあり，鼻腔ムピロシン軟膏のみでなく，クロルヘキシジンシャワーを併用したほうが効果は高いと考えられる．しかしながら，わが国ではクロルヘキシジンシャワーは保険適用となっておらず，アナフィラキシーを発症する危険性もあるため[12]，その使用については患者に十分な説明を行うなどの留意が必要である．第三には，現在わが国でムピロシンによる術前decolonizationが行われているのはMRSAのみを対象としている施設が大多数と考える．メチシリン感受性黄色ブドウ球菌（MSSA）に対しても同様に術前decolonizationが推奨されるかどうかに関するデータはない．今後，MSSAに対するdecolonizationの効果に関するデータの収集および検討が望まれる．

また，術前鼻腔MRSA保菌患者に対する術前バンコマイシン（VCM）予防投与については，心臓手術や人工関節置換術においては術前decolonizationとの併用で有用性が報告されている[13]．しかしながら，消化器外科領域においては質の高い報告は認められていない．消化器外科領域における術前VCM予防投与の有用性についても，今後の検討が望まれる．

エビデンスのまとめ

本メタアナリシスは，消化器外科領域の患者における黄色ブドウ球菌保菌者に対するdecolonizationの効果と，消化器外科手術患者全体に対するuniversal decolonizationの効果に分けて行った．

まず，鼻腔黄色ブドウ球菌保菌者に対するdecolonizationの効果を**表3-3**に示す．本解析

ではRCTとしてBodeら[2]，Perlら[3]の2報が抽出された．ただし，2報とも消化器外科領域以外の患者も含み，Bodeらの報告では消化管外科領域の患者は約5％，Perlらの報告では消化器外科手術患者に相当すると思われる準清潔手術患者は約20％にすぎなかった．また，除菌法については，Perlら[3]はムピロシン軟膏のみ，Bodeら[2]はムピロシン軟膏とクロルヘキシジンシャワーの併用と報告によって様々であった．また，前向きコホート研究1報[5]は消化器外科領域の患者のみを対象としており，保菌者に対してムピロシン軟膏とクロルヘキシジンシャワーを行い，コントロール群として非保菌者とのSSI発生率を比較したものであった．SSI発生率は，RCTでは，リスク比（RR）0.45（95％CI 0.23-0.88）とdecolonization施行群で有意に低下していた（表3-4）．一方，前向きコホート研究では，オッズ比（OR）0.799（95％CI 0.19-3.44）と，保菌者に対してdecolonizationを施行することにより，非保菌者と同等のSSI発生率であった．

また，死亡率はRCT2報で検討され[2,3]，RR 0.79（95％CI 0.44-1.42）と有意差を認めなかった（表3-5）．さらに，入院期間はBodeら[2]の1報のみであり，$P = 0.04$とdecolonization施行群で有意に入院期間が短かった．以上より，消化器外科手術患者において，鼻腔黄色ブドウ球菌保菌者に対するdecolonizationはSSI発生率を低下させる可能性があるかもしれない．しかし，RCTが2報しかなく対象症例が少ないこと，対象症例のうち消化器外科領域の患者の割合も小さく，正確なデータではないこと，$I^2 = 54％$と非一貫性が認められることから，**エビデンスレベルC**と判断した．

次に，スクリーニングを行わずに全員に除菌を行うuniversal decolonizationの有効性を示す（表3-6）．本検討にはRCT2報（Perlら[3]，Suzukiら[4]）およびhistorical control study1報（Yanoら[6]）を用いた．SuzukiらおよびYanoらの報告は消化器外科手術患者のみを対象としていたが，Perlらの報告は消化器外科手術患者以外も含まれていた．SSI発生率は，RCT2報の解析ではRR 0.82（95％CI 0.48-1.40）と有意差を認めなかった（表3-7）．しかし，そのうち

第3章 術前処置

表3-3 消化器外科領域の鼻腔黄色ブドウ球菌保菌者におけるdecolonizationによる影響

エビデンス総体

アウトカム	研究デザイン/研究数	バイアスリスク*	非一貫性*	不精確*	非直接性*	その他（出版バイアスなど）*	上昇要因（観察研究）*	対照群分母	対照群分子	(%)	介入群分母	介入群分子	(%)	効果指標（種類）	効果指標統合値	信頼区間	エビデンスの強さ***	重要性***	コメント
SSI発生率	RCT/2	0	-1	-2	-1	0	0	806	55		873	27		RR	0.45	0.23–0.88		7	
SSI発生率	OBS/1	-1		-2	-1	-1	0	613	31	5.1	49	2	4.9	OR	0.8	0.19–3.44		7	保菌者と非保菌者
死亡率	RCT/2	0	0	-2	-1	0	0	814	115	14.1	885	104	11.8	RR	0.79	0.44–1.42		9	
入院期間	RCT/1	0			0	-1	0	367	median 10	IQR (7–14)	441	median 9	IQR (7.5–12)	P	0.041			7	

IQR：interquartile range（四分位範囲）

表3-4 消化器外科領域の鼻腔黄色ブドウ球菌保菌者におけるdecolonizationの有無によるSSI発生率への影響（RCT）（forest plot）

Study or Subgroup	decolonizationあり		decolonizationなし		Weight	Risk Ratio M-H, Random, 95％CI	Risk Ratio M-H, Random, 95％CI
	Events	Total	Events	Total			
Bodeら (2010)[2]	11	441	29	367	47.4%	0.32 [0.16–0.62]	
Perlら (2002)[3]	16	432	26	439	52.6%	0.63 [0.34–1.15]	
Total (95％CI)		873		806	100.0%	0.45 [0.23–0.88]	
Total events	27		55				

Heterogeneity：Tau^2=0.13；Chi^2=2.16, df=1（P=0.14）；I^2=54%
Test for overall effect：Z=2.32（P=0.02）

CQ 3-2　041

表3-5 消化器外科領域の鼻腔黄色ブドウ球菌保菌者におけるdecolonizationの有無によるSSI発生率への影響（RCT）（forest plot）

Study or Subgroup	decolonizationあり Events	Total	decolonizationなし Events	Total	Weight	Risk Ratio M-H, Random, 95 % CI
Bode ら (2010)[2]	7	441	12	367	27.2 %	0.49 [0.19–1.22]
Perl ら (2002)[3]	97	444	103	447	72.8 %	0.95 [0.74–1.21]
Total (95 % CI)		885		814	100.0 %	0.79 [0.44–1.42]
Total events	104		115			

Heterogeneity：Tau²=0.11, Chi²=1.90, df=1 (P=0.17)；I²=47 %
Test for overall effect：Z=0.79 (P=0.43)

表3-6 消化器外科領域における universal decolonization によるSSI発生率への影響

エビデンス総体

アウトカム	研究デザイン/研究数	バイアスリスク*	非一貫性*	不精確*	非直接性*	その他(出版バイアスなど)*	上昇要因(観察研究)*	対照群分母	対照群分子	(%)	介入群分母	介入群分子	(%)	効果指標(種類)	効果指標統合値	信頼区間	エビデンスの強さ***	重要性***	コメント
SSI発生率	RCT/2	0	0	0	-1	0		2096	55	2.6	2085	47	2.3	RR	0.82	0.48–1.40		7	
SSI発生率	OBS/1	-1		-2	-1	0	0	128	15	1.2	141	1	0.7	OR	0.05	0.01–0.41		7	

表3-7 消化器外科領域における universal decolonization によるSSI発生率への影響（RCT）（forest plot）

Study or Subgroup	decolonizationあり Events	Total	decolonizationなし Events	Total	Weight	Risk Ratio M-H, Random, 95 % CI
Bode ら (2010)[2]	4	193	9	202	18.6 %	0.47 [0.15–1.49]
Suzuki ら (2003)[4]	43	1892	46	1894	81.4 %	0.94 [0.62–1.41]
Total (95 % CI)		2085		2096	100.0 %	0.82 [0.48–1.40]
Total events	47		55			

Heterogeneity：Tau²=0.05, Chi²=1.24, df=1 (P=0.27)；I²=19%
Test for overall effect：Z=0.72 (P=0.47)

消化器外科手術患者のみを対象としたSuzuki[4]らの報告は，アウトカムが黄色ブドウ球菌感染症の検討であったこと，Perl[3]らの報告は対象症例数が約4,000例と多いものの，消化器外科手術患者の割合が少ないなどの考慮すべき点があった．一方，historical control studyではOR 0.05（95 %CI 0.01-0.41）とuniversal decolonization群で有意なSSI低下を認めた．しかしながら，universal decolonizationによるムピロシンの耐性化の可能性との害を考慮し，スクリーニングを行わずに全員に除菌を行う universal decolonization は推奨されない（**推奨度4**）とした．

future research questions

- 消化器外科手術患者において鼻腔黄色ブドウ球菌保菌スクリーニングおよび陽性者へのdecolonizationが推奨される術式に関する検討が必要である
- 消化器外科手術患者において鼻腔MSSA保菌者へのdecolonizationの効果に関する検討が必要である
- 術前鼻腔MRSA保菌者に対する周術期予防投与としてのVCMの有用性に関する検討が必要である

引用文献

1) World Health Organization：Global guidelines on the prevention of surgical site infection. World Health Organization, 2016.
http://www.who.int/gpsc/ssi-prevention-guidelines/en/（2018年8月7日閲覧）

2) Bode LG, Kluytmans JA, Wertheim HF, et al：Preventing surgical-site infections in nasal carriers of Staphylococcus aureus. N Engl J Med 2010；362：9-17. PMID：20054045

3) Perl TM, Cullen JJ, Wenzel RP, et al：Intranasal mupirocin to prevent postoperative Staphylococcus aureus infections. N Engl J Med 2002；346：1871-1877. PMID：12063371

4) Suzuki Y, Kamigaki T, Fujino Y, et al：Randomized clinical trial of preoperative intranasal mupirocin to reduce surgical-site infection after digestive surgery. Br J Surg 2003；90：1072-1075. PMID：12945073

5) Takahashi Y, Takesue Y, Uchino M, et al：Value of pre- and postoperative methicillin-resistant Staphylococcus aureus screening in patients undergoing gastroenterological surgery. J Hosp Infect 2014；87：92-97. PMID：24836292

6) Yano M, Doki Y, Inoue M, et al：Preoperative intranasal mupirocin ointment significantly reduces postoperative infection with Staphylococcus aureus in patients undergoing upper gastrointestinal surgery. Surg Today 2000；30：16-21. PMID：10648077

7) Vivoni AM, Santos KR, de-Oliveira MP, et al：Mupirocin for controlling methisillin-resistant Staphylococcus aureus：lessons from a decade of use at a university hospital. Infect Control Hosp Epidemiol 2005；26：662-667. PMID：16092750

8) Talon D, Marion C, Thouverez M, et al：Mupirocin resistance is not an inevitable consequence of mupirocin use. J Hosp Infect 2011；79：366-367. PMID：21968283

9) Wassenberg MW, deWit GA, Bonten MJ：Cost-effectiveness of preoperative screening and eradiation of Staphylococcus aureus carriage. PLoS One 2011；6：e14815. PMID：21637333

10) Chang S, Sethi AK, Stiefel U, et al：Occurrence of skin and environmental contamination with methicillin-resistant Staphylococcus aureus before results of polymerase chain reaction at hospital admission become available. Infect Control Hosp Epidemiol 2010；31：607-612. PMID：20397963

11) Hetem DJ, Bootsma MC, Bonten MJ：Prevention of Surgical Site Infections：Decontamination with mupirocin based on preoperative screening for Staphylococcus aureus carriers or universal decontamination? Clin Inrect Dis 2016；62：631-636. PMID：26658054

12) 高橋敦子，小林寛伊，大久保　憲：クロルヘキシジングルコン酸塩によるアナフィラキシー反応．医療関連感染 2009；2：18-19. 医中誌2009280997

13) Schweizer M, Perencevich E, McDanel J, et al：Effectiveness of a bundled intervention of decolonization and prophylaxis to decrease Gram positive surgical site infections after cardiac or orthopedic surgery：systematic review and meta-analysis. BMJ 2013；346：f2743. PMID：23766464

CQ 3-3

MRSA 以外の多剤耐性菌保菌者では予防抗菌薬を変更するか？

推奨

有効な抗菌薬を予防的に使用することが望ましいと考えるが，それを支持する明確な根拠はない D, 3 .

解 説

　　多剤耐性菌の蔓延は世界的な問題となりつつある．2011年のWorld Health Dayにおいて，世界保健機関（WHO）は薬剤耐性を重要なテーマとして取り上げ，2013年の先進国首脳会議でも，薬剤耐性は先進国が国家的に取り組まなければならない問題の一つとしてあげられた．わが国においてもメチシリン耐性黄色ブドウ球菌（MRSA）のみならず，基質特異性拡張型βラクタマーゼ（ESBL）産生菌やカルバペネム耐性腸内細菌科細菌（CRE）などの多剤耐性菌の検出増加やアウトブレイクが報告されてきている．また，消化器外科手術で手術部位感染（SSI）を発症すると，入院期間の延長や費用の増大などの悪いアウトカムにつながり，さらに，多剤耐性菌によるSSIを発症すると患者の予後は非常に不良となることが推察される．したがって，多剤耐性菌を保菌しているかどうかのスクリーニングを行うのか，また保菌者に対する予防抗菌薬を感受性があるものに変更するのかについては大きな問題であり，本クリニカルクエスチョン（CQ）で取り上げた．

　　PubMedおよび医中誌において，「多剤耐性菌」または「ESBL産生菌」または"CRE"，および"SSI"で文献検索を行った．しかし，SSI予防のために多剤耐性菌に適応した予防抗菌薬に変更した場合と，通常の予防抗菌薬を比較した文献は見つけられなかった．さらに，多剤耐性菌に対する日常的な術前スクリーニングの有無の有用性を検討した研究も抽出できなかった．そのため，本CQに対する推奨は提示できなかった．

　　しかし，消化管の準清潔手術後に発症するSSIの原因菌は患者の消化管に存在する腸内細菌科の菌が最も多く[1]，周術期予防抗菌薬として手術部位に存在する菌に感受性のない抗菌薬を用いることでSSIが増加すると考えられる．そのため，多剤耐性菌を腸管に保菌している患者に対する予防抗菌薬は，感受性のあるものを用いることが望ましいと考えられる．一方で，スクリーニングを行わずに全員に多剤耐性菌に感受性のある広域抗菌薬を用いることは，様々な耐性菌の出現をさらに増加させる可能性があるため，慎まなければならない．したがって，術前に糞便のスクリーニングを行い，多剤耐性菌を保菌している患者に対してのみ，それらに感受性をもつ広域抗菌薬を周術期予防抗菌薬として投与するのがよいと考えられる．しかし現在，術前の糞便スクリーニングは保険適用がなく，ESBL選択培地は約100円，CRE選択培地は約200円のコストが必要となる．保菌率が低い医療機関では，スクリーニング実施による費用対効果は低くなると思われる．どのような

患者群に対してスクリーニングを行うべきか，また多剤耐性菌保菌者のうち，どのような術式に対して感受性のある抗菌薬を用いればよいかについては現在データがなく，今後の検討が必要である．

　現在，消化器外科領域の患者で問題となる主な多剤耐性菌はESBL産生菌とCREである．それぞれについて以下に概要を述べる．

　腸内細菌科の菌で最も多く遭遇する多剤耐性菌はESBL産生菌である．ESBL産生菌は，本来ペニシリン系抗菌薬の分解が可能なクラスA-βラクタマーゼの遺伝子変異により，ペニシリン系のみならず，広範囲のセファロスポリン系抗菌薬も分解できるようになったものである．ESBL産生菌は主に*Klebsiella pneumoniae*，*Escherichia coli*が中心であり，わが国では2000年以降に分離率が急増している．なかでもESBL産生大腸菌が最も顕著で，2015年の院内感染対策サーベイランス（JANIS）検査部門の公開データでは，ESBL産生株に相当すると思われるセフォタキシム耐性大腸菌の検出率は25％と報告されている．ESBL産生菌出現の危険因子は免疫抑制薬の投与と，最近3か月以内の抗菌薬投与という報告もある[2]．ESBL産生菌に対して感受性をもつ抗菌薬はカルバペネムが主なものである．

　一方，CREは菌種として*Klebsiella pneumoniae*が主であり，*Escherichia coli*がそれに続く．わが国での出現率は0.1～0.2％[3]と諸外国に比して少ないものの，大規模なアウトブレイクも散見されており，国内でも大きな問題となってきている．そのため，2014年9月以降にCRE感染症と診断された患者については，五類感染症の全数報告対象疾患として保健所への届出が義務づけられている．

　CREの判定基準は，イミペネムの最小発育阻止濃度（MIC）≧2 μg/mLかつセフメタゾールのMIC≧64 μg/mL，またはメロペネムのMIC≧2 μg/mLとなっている．CREは，KPC（*Klebsiella pneumoniae* carbapenemase）型やIMP（imipenemase）型などカルバペネマーゼを産生するカルバペネマーゼ産生腸内細菌科細菌（CPE）と，カルバペネマーゼを産生しないnon-CPEに分類される．CREに対するSSI予防抗菌薬としては，その術式で通常使用される予防抗菌薬に加えて，感受性結果に基づいて併用を検討する．

引用文献

1) Managram AJ, Horan CT, Pearson LM, et al：Guideline for prevention of surgical site infection, 1999. Hospital Infection Control Practices Advisory Committee. Infect Control Hosp Epidemiol 20；1999：250-278．PMID：10219875

2) Pfeffer I, Zemel M, Kariv Y, et al：Prevalence and risk factors for carriage of extended-spectrum β-lactamase-producing Enterobacteriaceae among patients prior to bowel surgery. Diagn Microbiol Infect Dis. 2016；85：377-380．PMID：27133560

3) 院内感染対策サーベイランス：検査部門JANIS（一般向け）期報・年報：病床数別公開情報．https://janis.mhlw.go.jp/report/kensa.html（2018年8月7日閲覧）

CQ 3-4

栄養状態不良の患者における術前栄養状態改善はSSI予防に有用か？

推奨

術前栄養不良のある消化器外科手術患者ではSSI発生率が高く，術前に栄養状態を改善することを推奨する B, 2a.

解 説　　栄養状態は免疫系に大きな影響を与えることが知られており，栄養失調は，回復の遅延，感染症罹患率と死亡率の上昇，入院期間の延長，医療費の増加，早期再入院率の上昇などに関与することが報告されている[1]．2006年の欧州臨床栄養代謝学会（ESPEN）の経腸栄養ガイドラインにおいても，術前2週間前より以前に栄養評価を実施し，栄養不良患者に対しては術前7〜14日間の栄養介入を行うことが推奨されている[2]．術前栄養介入の適応としては，6か月以内に10〜15％以上の体重減少，BMI＜18.5 kg/m^2，主観的包括的評価（SGA）がグレードC（高度栄養障害），血清アルブミン値＜3.0 g/dLのいずれかを満たすものとされている．また，高齢化が進むわが国で急速に問題となってきたサルコペニアにおいても，術後合併症発生率や手術死亡率の増加に関連していることが報告[3]されており，栄養療法の重要性が注目されている[4]．消化器外科手術患者における栄養不良状態の改善と手術部位感染（SSI）発生の関係を明らかにするために本クリニカルクエスチョン（CQ）に取り上げた．

　　本CQの検討にあたっては，①術前栄養不良の患者では術後SSI発症率が高いか，②術前栄養不良の患者に術前栄養改善を行うと術後SSI発症率が低下するかの2点に分けて評価を行った．術前栄養不良の有無によるSSI発生率では，PubMedおよび医中誌の検索により，後ろ向き観察研究（OBS）が6報抽出された[5-10]．術前栄養不良患者への術前栄養改善の有無では，ランダム化比較試験（RCT）2報[11,12]，後ろ向き（OBS）1報[6]が抽出された．栄養障害の指標としては，予後栄養指数〔prognostic nutritional index（PNI）＝ 10×血清アルブミン値（g/dL）＋ 0.005×末梢血総リンパ球数（個/L）〕≦40[5,10]，血清アルブミン値＜3.0 g/dL[7,9]，プレアルブミン＜22 mg/dL[8]，体重減少[11,12]と様々であった．また，栄養介入の方法として，Bragaら[11]，Fujitaniら[12]は経口の免疫調整栄養を用いたが，Fukudaら[6]は経口摂取，経腸/経静脈栄養の合計カロリーを用いた．栄養管理期間としては，Bragaら[11]は7日間投与，Fujitaniら[12]は5日間投与としたが，Fukudaら[6]は適切な栄養管理期間についても検討し，術前10日以上の栄養管理で10日未満よりも有意にSSIが減少することを報告した．

　　上記8報よりメタアナリシスを行った結果，消化器外科手術患者において，術前栄養不良は術後SSI発生率を上昇させ，術前の十分な栄養改善はSSI発生率低下，入院日数短縮につながり有用であるとした．ただし，栄養改善の効果については，小規模なRCTが2報

とOBSが1報しかなく対象症例数も少ないこと，栄養改善の介入方法が各報告により様々で明確な方法を提示できないことより，**エビデンスレベルB**とした．

また，本介入を受ける際の害としては，術前10日間以上の栄養管理により手術時期が多少遅くなる場合もあり，長すぎる栄養管理は害になる可能性もある．しかし，経口投与であれば自宅での投与が可能であることから害は小さく，益が害を上まわると思われる．コストについては栄養剤の購入費用が発生するが，安価であり問題は小さいと思われる．これらを加味して**推奨度2a**とした．栄養障害の適切な指標や適切な栄養介入の方法については，今後のさらなる検討が期待される．

エビデンスのまとめ

術前栄養障害の有無による術後SSI発生率への影響を**表3-8**に示す．本解析には後ろ向きOBS 6報（Sagawaら[5]，Fukudaら[6]，猪狩ら[7]，櫻井ら[8]，高木ら[9]，玉川ら[10]）が抽出された．すべてわが国からの報告で，対象疾患は多くが胃癌または直腸癌といった消化管悪性腫瘍手術であった．

メタアナリシスでは，SSI発生率はオッズ比（OR）3.48（95％CI 2.57-4.71）であり，栄養不良患者におけるSSI発生率は有意に上昇していた（**表3-9**）．OBSではあるが，すべての報

表3-8 術前栄養不良患者におけるSSI発生率

エビデンス総体

アウトカム	研究デザイン/研究数	バイアスリスク	非一貫性	不精確	非直接性	その他（出版バイアスなど）	上昇要因（観察研究）	対照群分母	対照群分子	（%）	介入群分母	介入群分子	（%）	効果指標（種類）	効果指標統合値	信頼区間	エビデンスの強さ	重要性	コメント
SSI発生率	OBS/6	-1	0	0	-1	-1	+1	1274	134	10.5	355	108	30.4	OR	3.43	2.53-4.65	中(B)	7	

表3-9 術前栄養不良患者におけるSSI発生率（forest plot）

Study or Subgroup	術前栄養不良あり Events	術前栄養不良あり Total	術前栄養不良なし Events	術前栄養不良なし Total	Weight	Odds Ratio M-H, Fixed, 95% CI
Fukudaら (2015)[6]	54	152	91	648	57.5%	3.37 [2.26–5.03]
猪狩ら (2012)[7]	27	86	13	79	16.3%	2.32 [1.10–4.91]
Sagawaら (2015)[5]	6	20	7	83	6.1%	4.65 [1.36–15.93]
櫻井ら (2007)[8]	7	25	2	35	3.3%	6.42 [1.20–34.19]
高木ら (2007)[9]	10	61	16	381	12.9%	4.47 [1.93–10.39]
玉川ら (2006)[10]	4	11	5	48	3.9%	4.91 [1.06–22.89]
Total (95% CI)		355		1274	100.0%	3.48 [2.57–4.71]
Total events	108		134			

Heterogeneity：$Tau^2=0.00$；$Chi^2=2.41$, df=5（$P=0.79$）；$I^2=0\%$
Test for overall effect：$Z=8.07$（$P<0.00001$）

表3-10 術前栄養不良患者における術前栄養改善によるSSI発生率低減効果

エビデンス総体

アウトカム	研究デザイン/研究数	バイアスリスク	非一貫性	不精確	非直接性	その他（出版バイアスなど）	上昇要因（観察研究）	対照群分母	対照群分子	（%）	介入群分母	介入群分子	（%）	効果指標（種類）	効果指標統合値	信頼区間	エビデンスの強さ	重要性	コメント
SSI発生率	RCT/2	0	0	0	-1	0		63	23	36.5	121	23	19	RR	0.56	0.37-0.84	中(B)	7	
SSI発生率	OBS/1	-1		0	0	-1	0	99	45	45.4	53	9	17	OR	0.25	0.11-0.56	弱(C)	7	
術後入院日数	RCT/1	0	0	0	-1	0		50	15.3±4.1		50	13.2±2.5		MD	-2.1	-3.43-0.77	中(B)	8	

表3-11 術前栄養不良患者における術前栄養改善によるSSI発生率低減効果（RCT）（forest plot）

Study or Subgroup	術前栄養改善あり		術前栄養改善なし		Weight	Odds Ratio M-H, Fixed, 95% CI	Odds Ratio M-H, Fixed, 95% CI
	Events	Total	Events	Total			
Braga ら (2002)[11]	13	100	12	50	33.8%	0.54 [0.27-1.10]	
Fujitani ら (2012)[12]	10	21	11	13	66.2%	0.56 [0.34-0.93]	
Total (95% CI)		121		63	100.0%	0.56 [0.37-0.84]	
Total events	23		23				

Heterogeneity：Tau^2=0.00; Chi^2=0.01, df=1(P=0.93); I^2=0%
Test for overall effect：Z=2.80(P=0.005)

告で栄養不良患者においてSSI発生率が有意に高いこと，ORが高く，95％CIは小さいことから，**エビデンスレベルB**とした．

次に，術前栄養不良患者における術前栄養改善によるSSI発生率に対する影響を**表3-10**に示す．本解析では，RCT 2報（Braga ら[11]，Fujitani ら[12]），後ろ向きOBS 1報（Fukuda ら[6]）が抽出された．介入に用いられた栄養は，RCT 2報[11,12]では経口免疫調整栄養が，Fukudaら[6]のOBSでは経口摂取，経腸/経静脈栄養の合計カロリーが用いられていた．アウトカムとして，SSI発生率，生存率，入院期間，コストを検討した．

メタアナリシスでは，SSI発生率はRCT 2報[11,12]，OBS 1報[6]で検討されていた．RCTでのリスク比（RR）は0.56（95％CI 0.37-0.84）（**表3-11**），OBSでのORは0.5（95％CI 0.11-0.56）であり，栄養不良患者への術前栄養改善はSSI発生率を有意に低下させた．また，術後入院期間に関してはBraga ら[11]のRCT 1報のみでの検討であるが，mean difference（MD）−2.1（95％CI −3.43-−0.77）と，術前栄養介入により有意に短縮するとの結果であった．生存率，費用を検討した報告はなかった．

以上の解析結果から，消化器外科手術患者において，術前栄養改善はSSI発生率低下，入院期間短縮につながり，有用であると判断した．ただし，RCTの症例数が少ないこと，栄養介入の方法が様々で明確な方法を提示できないことから，**推奨度2a**とした．

引用文献

1) 日本静脈経腸栄養学会（編）：日本静脈経腸栄養ガイドライン（第3版）．照林社，2013．http://minds4.jcqhc.or.jp/minds/PEN/Parenteral_and_Enteral_Nutrition.pdf（2018年8月7日閲覧）

2) Weimann A, Braga M, Harsanyi L, et al：ESPEN guidelines on enteral nutrition：Surgery including organ transplantation. Clin Nutr 2006；25：224-244．PMID：16698152

3) Levolger S, van Vugt JLA, deBruin RWF, et al：Systematic review of sarcopenia in patients operated on for gastrointestinal and hepatopancreatobiliary malignancies. Br J Surg 2015；102：1448-1458．PMID：26375617

4) Okumura S, Kaido T, Hamaguchi Y, et al：Impact of preoperative quantity and quality of skeletal muscle on outcomes after resection of extrahepatic biliary malignancies. Surgery 2016；159 821-833．PMID：27083482

5) Sagawa M, Yoshimatsu K, Yokomizo H, et al：Immuno-nutritional factors affecting the incidence of surgical site infection (SSI) after rectal cancer surgery. Gan To Kagaku Ryoho 2015；42：1243-1245．PMID：26489560

6) Fukuda Y, Yamamoto K, Hirao M, et al．Prevalence of malnutrition among gastric cancer patients undergoing gastrectomy and optimal preoperative nutritional support for preventing surgical site infections. Ann Surg Oncol 2015；22：S778-S785．PMID：26286199．

7) 猪狩公宏，落合高徳：80歳以上高齢者の消化器外科緊急手術における手術部位感染（SSI）の発生要因に関する検討．日腹救急医会誌 2012；32：725-730．医中誌：2012283662

8) 櫻井 丈，榎本武治，片山真史，ほか：胃癌術前の栄養指標は術後手術部位感染（SSI）発生予測に有用である．外科 2007；69：956-960．医中誌：2008003676

9) 高木尚之，土屋 誉，本多 博，ほか：当院外科におけるSSIの検討．日臨外会誌 2007；68：527-534．医中

誌：2007294937

10）玉川　洋, 高橋　誠, 湯川寛夫, ほか：高齢者胃癌症例の術後合併症の検討. 日臨外会誌 2006；67：1186-1192. 医中誌：2006269047

11）Braga M, Gianotti L, Nespoli L, et al：Nutritional approach in malnourished surgical patients：a prospective randomized study. Arch Surg 2002；137：174-180. PMID：11822956

12）Fujitani K, Tsujinaka T, Fujita J, et al：Prospective randomized trial of preoperative enteral immunonutrition followed by elective total gastrectomy for gastric cancer. Br J Surg 2012；99：621-629. PMID：22367794

CQ 3-5

栄養不良のない患者における術前免疫調整栄養管理は SSI 予防に有用か？

推奨

栄養不良のない消化器外科手術患者への，SSI 予防を目的とした術前免疫調整栄養の有効性は明らかではない B, 3 .

解説

アルギニン，ω-3系多価不飽和脂肪酸，核酸を豊富に含む免疫調整栄養は，生体防御能を高め，術前の使用により栄養管理の強化，免疫機能の強化，炎症反応の抑制および消化管機能の維持が達成できるといわれている．日本静脈経腸栄養学会による静脈経腸栄養ガイドライン（第3版）においても，術前の免疫賦活経腸栄養剤投与は，感染性合併症を有意に減少させるとして推奨されている[1]．また，2016年の世界保健機関（WHO）の手術部位感染（SSI）防止のためのガイドラインでは，体重不足のある大手術を受ける患者に対しては，経口または経腸で免疫調整栄養の投与を考慮することが提案されている[2]．しかしながら，栄養不良のない消化器外科手術患者に対する免疫調整栄養のSSI予防効果について検討された報告はない．また，欧州臨床栄養代謝学会（ESPEN）の経腸栄養ガイドラインにおける術前栄養介入では，栄養不良のない患者での一律の術前栄養介入は適応がない[3]．そこで，本ガイドラインでは，栄養不良のない患者に対する術前免疫調整栄養のSSI予防効果について確認するため，本クリニカルクエスチョン（CQ）に取り上げた．

PubMedおよび医中誌を用いて検索を行った結果，最終的にランダム化比較試験（RCT）3報（Giannottiら[4]，Fujitaniら[5]，Aidaら[6]）と前向き割り付け研究1報（Horieら[7]）が抽出された．対象患者は，胃癌[4]，大腸癌[7]，膵頭十二指腸切除[6]，消化管悪性疾患[5]と様々であったが，いずれも侵襲の大きな消化管手術患者であった．免疫調整栄養としては全例でImpact®が用いられていた．しかし，Impact®の投与量および投与期間については，2報では1日1Lを5日間[4,5]，1報では1日750 mLを5日間[7]，通常の食事に追加したが，1報では1日1,000 kcalを5日間摂取する代わりに通常の食事を1,000 kcal減量しており[6]，様々であった．

これらの文献のメタアナリシスにより，栄養不良のない消化器外科手術患者において，術前免疫調整栄養摂取によるSSI発生率低減，入院期間短縮および生存率向上は明らかとはいえないと判断した．また，報告により結論が異なるため，**エビデンスレベルB**とした．しかし，各報告で用いられた免疫調整栄養の量について統一性がないうえに，4報のうち3報では，通常の食事に免疫調整栄養を660～880 kcal追加投与していた．投与総カロリー過多であったと考えられ，さらに免疫調整栄養の投与量としては1日1,200～1,500 mLを術前5～7日間，あるいは総投与カロリーの少なくとも50～60 ％を投与することが推奨されており[8]，研究デザインが適切ではなかった可能性もある．

さらに，本介入の害は，栄養不良のない多数の消化器外科手術患者に対して免疫調整栄養を投与することにより，余分なコストが発生する点である．患者一人ひとりのコストは高価ではないが，わが国の医療全体で考えると，決して無視することはできない．以上の検討により，栄養不良のない消化器外科手術患者に対する術前免疫調整栄養の投与によるSSI予防効果は明らかとはいえず，**推奨度3**とした．

エビデンスのまとめ

栄養不良のない消化器外科手術患者における術前免疫調整栄養投与による効果の検討において，アウトカムとして，SSI発生率，生存率，入院期間，コストを検討した．エビデンス総体を**表3-12**に示す．SSI発生率はRCT 3報[4-6]，前向き割り付け研究1報[7]で検討されていた（**表3-13**）．リスク比（RR）0.63（95％CI 0.31-1.27）であり，術前免疫調整栄養による有意なSSI発生率の低減は認められなかった．また，I^2が62％と非一貫性が高い結果であったが，免疫調整栄養の投与プロトコールの違いとSSI発生率の関連性は明らかではなかった．

入院期間については，RCT 2報[4,5]および前向き割り付け研究1報[7]で検討されていた．結果が平均と標準偏差で記載されていたGianottiら[4]，Horieら[7]の2報でのmean difference（MD）は−2.14（95％CI −3.62−−0.66）と有意差を認めた（**表3-14**）が，中央値および範囲で表記されたFujitaniら[5]の報告では$P=0.395$であり，術前免疫調整栄養投与による入院期間短縮効果は明らかとはいえなかった．

生存率はRCT 3報[4-6]で検討された（**表3-15**）．両群ともに死亡数は1人ずつと極めて少数であり，生存率のRR 1.0（95％CI 0.98-1.02）と有意差を認めなかった．生存率を検討するにはサンプルサイズと発生率が小さく，本結果のエビデンスは非常に弱いと判断した．また，コストを検討した研究はなかった．

表3-12 栄養不良のない消化器外科手術患者における術前免疫調整栄養投与による影響

エビデンス総体

アウトカム	研究デザイン数/研究数	バイアスリスク*	非一貫性*	不精確*	非直接性*	その他（出版バイアスなど）*	上昇要因（観察研究）*	対照群分母	対照群分子	(%)	介入群分母	介入群分子	(%)	効果指標（種類）	効果指標統合値	信頼区間	エビデンスの強さ**	重要性***	コメント
SSI発生率	RCT/3, 準RCT/1	0	−1	−1	0	0		259	53	20.5	259	35	13.5	RR	0.63	0.31−1.27	中(B)	9	
入院期間	RCT/1, 準RCT/1	−1	−1	−1	0	0		136			135			MD	−2.14	−3.62−−0.66	中(B)	8	
入院期間	RCT/1	0	−1		0	0		111			120			P	0.395			8	中央値(範囲)で表記
生存率	RCT/3	0	0	−2	0	0		225	224	99.6	226	225	99.6	RR	1	0.98−1.02	非常に弱(D)	9	

表3-13 栄養不良のない消化器外科手術患者における術前免疫調整栄養投与によるSSI発生率への影響（forest plot）

Study or Subgroup	術前免疫調整栄養あり Events	Total	術前免疫調整栄養なし Events	Total	Weight	Risk Ratio M-H, Random, 95% CI
Aida ら (2014)[6]	7	25	15	25	31.1%	0.47 [0.23-0.94]
Fujitani ら (2012)[5]	17	99	12	98	31.7%	1.40 [0.71-2.78]
Gianotti ら (2002)[4]	11	102	21	102	31.9%	0.52 [0.27-1.03]
Horie ら (2006)[7]	0	33	5	34	5.4%	0.09 [0.01-1.63]
Total (95% CI)		259		259	100.0%	0.63 [0.31-1.27]
Total events	35		53			

Heterogeneity：Tau²=0.29, Chi²=7.83, df=3(P=0.05)；I²=62%
Test for overall effect：Z=1.29(P=0.20)

Risk Ratio M-H, Random, 95% CI

0.01　0.1　1　10　100
術前免疫調整栄養あり　　術前免疫調整栄養なし

CQ 3-5　　051

表3-14 栄養不良のない消化器外科手術患者における術前免疫調整栄養投与による入院期間への影響（forest plot）

Study or Subgroup	術前免疫調整栄養あり Mean SD Total	術前免疫調整栄養なし Mean SD Total	Weight	Mean Difference IV, Random, 95% CI
Gianotti ら (2002)[4]	11.6　4.7　102	14　7.7　102	71.1%	−2.40 [−4.15– −0.65]
Horie ら (2006)[7]	12.5　3.8　33	14　7.2　34	28.9%	−1.50 [−4.25–1.25]
Total (95% CI)	135	136	100.0%	−2.14 [−3.62– −0.66]

Heterogeneity：$Tau^2=0.00$；$Chi^2=0.29$, df=1（$P=0.59$）；$I^2=0\%$
Test for overall effect：$Z=2.84（P=0.004）$

表3-15 栄養不良のない消化器外科手術患者における術前免疫調整栄養投与による生存率への影響（forest plot）

Study or Subgroup	術前免疫調整栄養あり Events Total	術前免疫調整栄養なし Events Total	Weight	Risk Ratio M-H, Random, 95% CI
Aida ら (2014)[6]	25　25	25　25	4.2%	1.00 [0.93–1.08]
Fujitani ら (2012)[5]	99　99	98　98	62.9%	1.00 [0.98–1.02]
Gianotti ら (2002)[4]	101　102	101　102	32.9%	1.00 [0.97–1.03]
Total (95% CI)	226	225	100.0%	1.00 [0.98–1.02]
Total events	225	224		

Heterogeneity：$Tau^2=0.00$；$Chi^2=0.00$, df=2（$P=1.00$）；$I^2=0\%$
Test for overall effect：$Z=0.00（P=1.00）$

以上の結果より，栄養不良のない消化器外科手術患者における術前の免疫調整栄養投与は，SSI発生率，入院期間ともに明らかな改善はみられず，有用とはいえないと判断した．また，重要なアウトカムであるSSI発生率の非一貫性が高いことから，**エビデンスレベルB**とした．

引用文献

1) 日本静脈経腸栄養学会（編）：日本静脈経腸栄養ガイドライン（第3版）．照林社，2013．
http://minds4.jcqhc.or.jp/minds/PEN/Parenteral_and_Enteral_Nutrition.pdf（2018年8月7日閲覧）

2) World Health Organization：Global guidelines on the prevention of surgical site infection. World Health Organization, 2016．
http://www.who.int/gpsc/ssi-prevention-guidelines/en/（2018年8月7日閲覧）

3) Weimann A, Braga M, Harsanyi L, et al：ESPEN guidelines on enteral nutrition：Surgery including organ transplantation. Clin Nutr 2006；25：224-244．PMID：16698152

4) Gianotti L, Braga M, Nespoli L, et al：A randomized controlled trial of preoperative oral supplementation with a specialized diet in patients with gastrointestinal cancer. Gastroenterology 2002；122：1763-1770．PMID：12055582

5) Fujitani K, Tsujinaka T, Fujita J, et al：Prospective randomized trial of preoperative enteral immunonutrition followed by elective total gastrectomy for gastric cancer. Br J Surg 2012；99：621-629．PMID：22367794

6) Aida T, Furukawa K, Suzuki D, et al．Preoperative immunonutrition decreases postoperative complications by modulating prostaglandin E2 production and T-cell differentiation in patients undergoing pancreatoduodenectomy. Surgery 2014；155：124-133．PMID：24589090

7) Horie H, Okada M, Kojima M, et al. Favorable effects of preoperative enteral immunonutrition on a surgical site infection in patients with colorectal cancer without malnutrition. Surg Today 2006；36：1063-1068．PMID：17123134

8) Consensus recommendations from the US summit on immune-enhancing enteral therapy. JPEN J Parenter Enteral Nutr 2001；25：S61-S63．PMID：11288926

CQ 3-6

術前の禁煙は SSI 予防に有用か？

推奨

術前喫煙はSSIの高リスク因子である **B** ．術前の4週間の禁煙によってSSIを減少させる可能性がある **C, 2a** ．

解説

　喫煙はタバコ煙に含まれる一酸化炭素（CO），一酸化窒素（NO），ニコチンやタールなどの成分により，気道分泌量の増加，気管支収縮，気道の繊毛運動の抑制などが引き起こされる．その結果，喀痰量が多くなり，種々の周術期合併症が増加し，術後の回復が遅延するといわれている．消化器外科手術においても喫煙による周術期合併症の増加は重要な問題と考えられ，本クリニカルクエスチョン（CQ）に取り上げた．

　PubMedおよび医中誌を用いて検索を行い，ハンドサーチも加えた結果，術前の喫煙に関するランダム化比較試験（RCT）1報[1]と，前向きコホート研究13報[2-14]，症例集積17報[15-32]を抽出し，メタアナリシスを行った．喫煙者に対して術前禁煙の有無による検討を行っていたのはRCT 1報[1]のみであり，前向きコホート研究および症例集積については，喫煙者と非喫煙者での手術部位感染（SSI）発生率を比較したものであった．そのため，「術前喫煙患者はSSIのリスクが高いか？」と，「喫煙患者における術前禁煙はSSIリスクを減少させるか？」に分けて解析を行った．

　術前の喫煙患者と非喫煙患者でSSI発生率を比較したメタアナリシス[2-32]では，術前の喫煙はオッズ比（OR）1.79（95 %CI 1.59-1.94）と有意にSSI発生リスクとなっていた．

　喫煙者に対する術前禁煙の有無でSSI発生率を比較したRCTでは，リスク比（RR）0.48（95 %CI 0.2-1.16）と低減される傾向にはあったものの，有意差は認められなかった．しかしRCTは1報のみしかなく，対象症例数が非常に少ないことがlimitationと考えられる．現在，日本麻酔科学会からも「喫煙が周術期の全身管理に影響を与え，予後に影響することは広く知られている．呼吸器合併症の減少効果から考えると，より長期の術前からの禁煙が望ましいのは明らかである」との周術期禁煙ガイドライン[33]が提唱されており，術前禁煙はSSIを低減させる可能性がある（**エビデンスレベルC，推奨度2a**）とした．

　禁煙期間については，ここで取り上げたLindströmらの報告[1]では28日間で比較していた．禁煙期間の違いによるSSI発生率低減効果の違いについて検討できなかったため，推奨される禁煙期間は明確ではない．しかし，先述の周術期禁煙ガイドラインの追補版[34]においては，「禁煙後2～3日で酸素需給は改善する．禁煙後3週間で，術後の総合併症発生が減少する．禁煙後4週間以上で術後呼吸器合併症の頻度が低下するが，より長い禁煙期間ではより効果が高い．したがって，術前4週間以上前からの禁煙介入が理想である」と

されているため，本ガイドラインにおいても術前4週間を推奨することとした．

　なお，近年普及してきた新型タバコについて，現在わが国で入手可能な非燃焼・加熱式タバコ（iQOS®，glo™など）中に含まれるニコチンや揮発性有機化合物，多環芳香族炭化水素などの有害物質は従来のタバコ相当量を含有していることが報告されている[35]．現状では従来のタバコよりも健康に与える影響が少ないという科学的根拠はなく，従来のタバコと同様に周術期の使用を控えるよう指導すべきと考えられる．

エビデンスのまとめ

　本メタアナリシスでは，術前の喫煙の有無によるSSI発生率の検討と，喫煙者における術前禁煙の有無によるSSI発生率の低減の検討に分けて解析を行った．

　術前の喫煙の有無によるSSI発生率の解析のエビデンス総体を**表3-16**に示す．本解析では，前向きコホート研究2報，観察研究（OBS）2報が抽出された（**表3-17**）．SSI発生率はOR1.48（95％CI 1.23-1.77）であり，術前の喫煙はSSI発生リスクを有意に上昇させていた．観察研究の結果であるが，信頼区間が狭く，非一貫性も認められないことから，**エビデンスレベルB**とした．

　次に，喫煙患者に対する術前禁煙に関するRCTのエビデンス総体を**表3-18**に示す．本解析ではLindstromら[1]のRCTが抽出された．SSI発生率は，RR 0.48（95％CI 0.2-1.16）と，有意差は認められないものの，術前禁煙のSSI低減の傾向にあった．得られた結果は非常に小規模のRCT 1報のみであり，**エビデンスレベルC**とした．

表3-16 消化器疾患における術前喫煙の有無によるSSI発生率への影響

エビデンス総体

アウトカム	研究デザイン/研究数	バイアスリスク*	非一貫性*	不精確*	非直接性*	その他（出版バイアスなど）*	上昇要因（観察研究）*	対照群分母	対照群分子	(%)	介入群分母	介入群分子	(%)	効果指標（種類）	効果指標統合値	信頼区間	エビデンスの強さ**	重要性***	コメント
SSI発生率	OBS/4	-1	0	0	0	0	0	313	4024	7.8	245	2462	10	OR	1.48	1.23-1.77	中(B)		

表3-17 消化器疾患における術前喫煙の有無によるSSI発生率への影響（forest plot）

Study or Subgroup	喫煙患者 Events	喫煙患者 Total	非喫煙患者 Events	非喫煙患者 Total	Weight	Odds Ratio M-H, Fixed, 95％CI
Sørensen ら (2005)[3]	202	2194	189	3061	76.7％	1.54 [1.25-1.89]
Artioukh ら (2007)[22]	5	20	5	18	2.1％	0.87 [0.20-3.68]
Watanabe ら (2008)[10]	34	185	111	747	19.3％	1.29 [0.84-1.97]
Turunen ら (2010)[29]	4	63	8	198	1.9％	1.61 [0.47-5.54]
Total (95％CI)		2462		4024	100.0％	1.48 [1.23-1.77]
Total events	245		313			

Heterogeneity：Chi²=1.10, df=3(P=0.78)；I²=0%
Test for overall effect：Z=4.23(P<0.0001)

表3-18 喫煙患者における術前禁煙の有無によるSSI発生率への影響

エビデンス総体

アウトカム	研究デザイン/研究数	バイアスリスク*	非一貫性*	不精確*	非直接性*	その他（出版バイアスなど）*	上昇要因（観察研究）*	対照群分母	対照群分子	(%)	介入群分母	介入群分子	(%)	効果指標（種類）	効果指標統合値	信頼区間	エビデンスの強さ**	重要性***	コメント
SSI発生率	RCT/1	0	0	0	-1	0	0	54	14	26	48	6	13	RR	0.48	0.2-1.16	弱(C)		

054

引用文献

1) Lindström D, Sadr Azodi O, Wladis A, et al：Effects of a perioperative smoking cessation intervention on postoperative complications：a randomized trial. Ann Surg 2008；248：739-745. PMID：18948800

2) Sørensen LT, Hørby J, Friis E, et al：Smoking as a risk factor for wound healing and infection in breast cancer surgery. Eur J Surg Oncol 2002；28：815-820. PMID：12477471

3) Sørensen LT, Hemmingsen U, Kallehave F, et al：Risk factors for tissue and wound complications in gastrointestinal surgery. Ann Surg 2005；241：654-658. PMID：15798468

4) Goodwin SJ, McCarthy CM, Pusic AL, et al：Complications in smokers after postmastectomy tissue expander/implant breast reconstruction. Ann Plast Surg 2005；55：16-19. PMID：15985785

5) Finan KR, Vick CC, Kiefe CI, et al：Predictors of wound infection in ventral hernia repair. Am J Surg 2005；190：676-681. PMID：16226938

6) Bartsch RH, Weiss G, Kästenbauer T, et al：Crucial aspects of smoking in wound healing after breast reduction surgery. J Plast Reconstr Aesthet Surg 2007；60：1045-1049. PMID：17662466

7) Araco F, Gravante G, Sorge R, et al：Risk evaluation of smoking and age on the occurrence of postoperative erosions after transvaginal mesh repair for pelvic organ prolapses. Int Urogynecol J Pelvic Floor Dysfunct 2008；19：473-479. PMID：17925992

8) Gravante G, Araco A, Sorge R, et al：Postoperative wound infections after breast reductions：the role of smoking and the amount of tissue removed. Aesthetic Plast Surg 2008；32：25-31. PMID：17985175

9) Araco A, Gravante G, Sorge R, et al：Wound infections in aesthetic abdominoplasties：the role of smoking. Plast Reconstr Surg 2008；121：305e-310e. PMID：18453943

10) Watanabe A, Kohnoe S, Shimabukuro R, et al：Risk factors associated with surgical site infection in upper and lower gastrointestinal surgery. Surg Today 2008；38：404-412. PMID：18560962

11) Serena-Gómez E, Passeri LA：Complications of mandible fractures related to substance abuse. J Oral Maxillofac Surg 2008；66：2028-2034. PMID：18848098

12) Dixon AJ, Dixon MP, Dixon JB, et al：Prospective study of skin surgery in smokers vs. nonsmokers. Br J Dermatol 2009；160：365-367. PMID：18945312

13) Ogihara H, Takeuchi K, Majima Y：Risk factors of postoperative infection in head and neck surgery. Auris Nasus Larynx 2009；36：457-460. PMID：19111412

14) Dahl RM, Wetterslev J, Jorgensen LN, et al：The association of perioperative dexamethasone, smoking and alcohol abuse with wound complications after laparotomy. Acta Anaesthesiol Scand 2014；58：352-361. PMID：24471786

15) Manassa EH, Hertl CH, Olbrisch RR：Wound healing problems in smokers and nonsmokers after 132 abdominoplasties. Plast Reconstr Surg 2003；111：2082-2087. PMID：12711974

16) Padubidri AN, Yetman R, Browne E, et al：Complications of postmastectomy breast reconstructions in smokers, ex-smokers, and nonsmokers. Plast Reconstr Surg 2001；107：342-349. PMID：11214048

17) Møller AM, Pedersen T, Villebro N, et al：Effect of smoking on early complications after elective orthopaedic surgery. J Bone Joint Surg Br 2003；85：178-181. PMID：12678348

18) Bruggeman NB, Turner NS, Dahm DL, et al：Wound complications after open Achilles tendon repair：an analysis of risk factors. Clin Orthop Relat Res 2004；427：63-66. PMID：15552138

19) Crabtree TD, Codd JE, Fraser VJ, et al：Multivariate analysis of risk factors for deep and superficial sternal infection after coronary artery bypass grafting at a tertiary care medical center. Semin Thorac Cardiovasc Surg 2004；16：53-61. PMID：15366688

20) Johnston P, Gurusamy KS, Parker MJ：Smoking and hip fracture；a study of 3617 cases. Injury 2006；37：152-156. PMID：16243328

21) Chan LK, Withey S, Butler PE：Smoking and wound healing problems in reduction mammaplasty：is the introduction of urine nicotine testing justified? Ann Plast Surg 2006；56：111-115. PMID：16432315

22) Artioukh DY, Smith RA, Gokul K：Risk factors for impaired healing of the perineal wound after abdominoperineal resection of rectum for carcinoma. Colorectal Dis 2007；9：362-367. PMID：17432991

23) Bikhchandani J, Varma SK, Henderson HP：Is it justified to refuse breast reduction to smokers? J Plast Reconstr Aesthet Surg 2007；60：1050-1054. PMID：17512812

24) Al-Khayat H, Al-Khayat H, Sadeq A, et al：Risk factors for wound complication in pilonidal sinus procedures. J Am Coll Surg 2007；205：439-444. PMID：17765160

25) Gravante G, Araco A, Sorge R, et al：Wound infections in body contouring mastopexy with breast reduction after laparoscopic adjustable gastric bandings：the role of smoking. Obes Surg 2008；18：721-727. PMID：

18365296

26) Mjøen G, Øyen O, Holdaas H, et al：Morbidity and mortality in 1022 consecutive living donor nephrectomies：benefits of a living donor registry. Transplantation 2009；88：1273-1279．PMID：19996926

27) Araco F, Gravante G, Sorge R, et al：The influence of BMI, smoking, and age on vaginal erosions after synthetic mesh repair of pelvic organ prolapses. A multicenter study. Acta Obstet Gynecol Scand 2009；88：772-780．PMID：19452293

28) Schimmel JJ, Horsting PP, de Kleuver M, et al：Risk factors for deep surgical site infections after spinal fusion. Eur Spine J 2010；19：1711-1719．PMID：20445999

29) Turunen P, Wikström H, Carpelan-Holmström M, et al：Smoking increases the incidence of complicated diverticular disease of the sigmoid colon. Scand J Surg 2010；99：14-17．PMID：20501352

30) Karakida K1, Aoki T, Ota Y, Yamazaki H, et al：Analysis of risk factors for surgical-site infections in 276 oral cancer surgeries with microvascular free-flap reconstructions at a single university hospital. J Infect Chemother 2010；16：334-339．PMID：20809241

31) Lee DH, Kim SY, Nam SY, et al：Risk factors of surgical site infection in patients undergoing major oncological surgery for head and neck cancer. Oral Oncol 2011；47：528-531．PMID：21543250

32) Rodriguez-Argueta OF, Figueiredo R, Valmaseda-Castellon E, et al：Postoperàtive complications in smoking patients treated with implants：a retrospective study. J Oral Maxillofac Surg 2011；69：2152-2157．PMID：21676513

33) 日本麻酔科学会：周術期禁煙ガイドライン．2015．
http://www.anesth.or.jp/guide/pdf/20150409-1guidelin.pdf（2018年8月3日閲覧）

34) 日本麻酔科学会：周術期禁煙ガイドライン追補版．2017．
http://www.anesth.or.jp/guide/pdf/20180403-guideline.pdf（2018年8月3日閲覧）

35) Bekki K, Inaba Y, Uchiyama S, et al：Comparison of Chemicals in Mainstream Smoke in Heat-not-burn Tobacco and Combustion Cigarettes. J UOEH 2017；39：201-207．PMID：28904270

CQ 3-7

術前の禁酒は SSI 予防に有用か？

推奨

術前飲酒はSSIのリスク因子である **C** ．禁酒の有用性は明確には示されていないが，術前禁酒を推奨する **D, 2b** ．

解説

　術前禁酒と手術部位感染（SSI）予防の関連について検討するにあたり，術前飲酒がSSI発生のリスクになるかどうかと，飲酒者の術前禁酒がSSI予防に有用かの2点に分けて検討した．PubMedおよび医中誌を用いて検索を行い，ハンドサーチも加えた結果，術前飲酒とSSI発生率に関しては前向きコホート研究5報[1-5]，症例集積2報[6,7]を抽出し，術前禁酒とSSI発生率の低減に関してはランダム化比較試験（RCT）を1報[8]検出し，それぞれにメタアナリシスを行った．

　術前飲酒の有無は1日4杯以上と4杯未満で分けられていたが，飲酒量の違いによるSSI発生率に関しては，7報のメタアナリシスによりオッズ比（OR）1.43（95％CI 1.10-1.85）であり，大量飲酒は有意にSSI発生のリスクとなっていた．また，飲酒者における術前禁酒のRCTでは，リスク比（RR）0.972（95％CI 0.70-1.35）と，術前禁酒によるSSI低減効果は認められなかった．しかし，非常に小規模のRCT 1報のみの解析であったため，**エビデンスレベルD**とした．

エビデンスのまとめ

　本メタアナリシスでは，術前飲酒の有無によるSSI発生率の検討と，飲酒者における術前禁酒の有無によるSSI発生率の低減の検討に分けて解析を行った．

　術前飲酒の有無によるSSI発生率については，介入群を非飲酒患者，対照群を飲酒患者とした．エビデンス総体を**表3-19**に示す．本検討では，前向きコホート研究5報，観察研究（OBS）2報が抽出された（**表3-20**）．SSI発生率はOR 1.43（95％CI 1.10-1.85）であり，飲酒患者で有意にSSI発生率が高い結果であった．得られた結果はOBSおよびコホート研究によるものであるため，**エビデンスレベルC**とした．

　次に，飲酒患者に対する術前禁酒に関するRCTのエビデンス総体を**表3-21**に示す．本解析ではTonnesenら[8]のRCT 1報が抽出された．RR 0.972（95％CI 0.70-1.35）と術前禁酒によるSSI低減効果は認められなかった．RCTによる検討であったが，1報のみであったこと，対象となる症例数も非常に少ないことから，**エビデンスレベルD**とした．

表3-19 消化器疾患における術前飲酒の有無によるSSI発生率への影響

エビデンス総体

アウトカム	研究デザイン/研究数	バイアスリスク*	非一貫性*	不精確*	非直接性*	その他(出版バイアスなど)*	上昇要因(観察研究)*	対照群分母	対照群分子	(%)	介入群分母	介入群分子	(%)	効果指標(種類)	効果指標統合値	信頼区間	エビデンスの強さ**	重要性***	コメント
SSI発生率	OBS/7	-1	0	0	-1	0	+1	14827	1762	11.9	619712	83008	13.4	OR	1.43	1.10–1.85	弱(C)		

表3-20 消化器疾患における術前飲酒の有無によるSSI発生率への影響

Study or Subgroup	飲酒患者 Events	Total	非飲酒患者 Events	Total	Weight	Odds Ratio M-H, Random, 95 % CI
Sander ら (2002)[1]	9	25	2	20	2.2%	5.06 [0.95–26.99]
Delgado-Rodríguez ら (2003)[2]	18	149	57	568	12.8%	1.23 [0.70–2.16]
Spies ら (2004)[3]	7	31	2	23	2.2%	3.06 [0.57–16.38]
Bertelsen ら (2010)[4]	43	261	20	298	12.9%	2.74 [1.57–4.80]
Daneman ら (2010)[6]	1520	9380	82561	613303	31.8%	1.24 [1.18–1.31]
Bradley ら (2011)[7]	150	4920	132	4256	25.4%	0.98 [0.77–1.25]
Dahl ら (2014)[5]	18	61	234	1244	12.6%	1.81 [1.02–3.19]
Total (95 % CI)		14827		619712	100.0 %	1.43 [1.10–1.85]
Total events	1765		83008			

Heterogeneity：Tau^2=0.05；Chi^2=16.93, df=6(P=0.010)；I^2=65%
Test for overall effect：Z=2.70(P=0.007)

表3-21 飲酒患者における術前禁酒の有無によるSSI発生率への影響(forest plot)

エビデンス総体

アウトカム	研究デザイン/研究数	バイアスリスク*	非一貫性*	不精確*	非直接性*	その他(出版バイアスなど)*	上昇要因(観察研究)*	対照群分母	対照群分子	(%)	介入群分母	介入群分子	(%)	効果指標(種類)	効果指標統合値	信頼区間	エビデンスの強さ**	重要性***	コメント
SSI発生率	RCT/1	0	0	0	0	0	0	19	4	21.1	16	3	18.8	RR	0.972	0.698–1.352	非常に弱(D)		

引用文献

1) Sander M, Irwin M, Sinha P, et al：Suppression of interleukin-6 to interleukin-10 ratio in chronic alcoholics：association with postoperative infections. Intensive Care Med 2002；28：285-292．PMID：11904657

2) Delgado-Rodríguez M, Mariscal-Ortiz M, Gómez-Ortega A, et al：Alcohol consumption and the risk of nosocomial infection in general surgery. Br J Surg 2003；90：1287-1293．PMID：14515302

3) Spies CD, von Dossow V, Eggers V, et al：Altered cell-mediated immunity and increased postoperative infection rate in long-term alcoholic patients. Anesthesiology 2004；100：1088-1100．PMID：15114205

4) Bertelsen CA, Andreasen AH, Jørgensen T, et al：Anastomotic leakage after anterior resection for rectal cancer：risk factors. Colorectal Dis 2010；12：37-43．PMID：19175624

5) Dahl RM, Wetterslev J, Jorgensen LN, et al：The association of perioperative dexamethasone, smoking and alcohol abuse with wound complications after laparotomy. Acta Anaesthesiol Scand 2014；58：352-361．PMID：24471786

6) Daneman N, Lu H, Redelmeier DA：Discharge after discharge：predicting surgical site infections after patients leave hospital. J Hosp Infect 2010；75：188-194．PMID：20435375

7) Bradley KA, Rubinsky AD, Sun H, et al：Alcohol screening and risk of postoperative complications in male VA patients undergoing major non-cardiac surgery. J Gen Intern Med 2011；26：162-169．PMID：20878363

8) Tonnesen H, Rosenberg J, Nielsen HJ, et al：Effect of preoperative abstinence on poor postoperative outcome in alcohol misusers：randomised controlled trial. BMJ 1999；318：1311-1316．PMID：10323814

CQ 3-8

術前のステロイド，免疫調整薬の減量はSSI予防に有用か？

推奨

長期間あるいは高用量のステロイドはSSI発症のリスクとなり C ，術前の免疫調整薬や生物学的製剤の投与はSSI発症のリスクとはならない C ．しかし，いずれも減量によってSSIが低減するか検討した報告はなく，減量/休薬は原疾患によって検討する D ．

解 説

　長期間にわたってステロイドや免疫調整薬を投与されている患者が易感染性であることは広く知られている．投与されたステロイドや免疫調整薬が手術部位感染（SSI）発症率を増加させるか，また，減量によりSSI発生率軽減に寄与するのかは重要な問題であるため，本クリニカルクエスチョン（CQ）に取り上げた．なお，委員会では，術後の悪心・嘔吐予防のため，鎮痛あるいは手術侵襲を抑えるために周術期に単回投与されるステロイドの扱いについても議論になったが，本CQでは長期投与のみに絞って検討した．

　当初は消化器外科手術患者のうち，術前に長期にわたりステロイド，免疫調整薬を投与されている患者を対象（P）として，その減量の有無でのSSI発生率について，PubMedおよび医中誌を用いて検索を行い，ハンドサーチも加えて検索を行ったが，PICOに合致した論文は見つからなかった．そこで，「消化器外科手術患者における長期間のステロイドあるいは免疫調整薬の投与はSSI発生率を上昇させるか？」について検索を行った．

　消化器外科手術患者に対するステロイド，免疫調整薬，生物学的製剤の投与とSSI発生についてPubMedおよび医中誌を用いて検索を行い，ハンドサーチも加えた．その結果，インフリキシマブ（IFX）の投与に関して，前向きコホート研究10報[1-10]，症例集積4報[11-14]を抽出し，ステロイド投与に関して症例集積2報[15,16]を抽出した．ステロイド投与に関する症例集積1報[15]ではステロイド投与の有無による術後感染症発生率を比較しており，もう1報[16]は術前ステロイド総投与量の多少で術後感染性合併症を比較したものであった．対象（P）として用いられていたのは，いずれも炎症性腸疾患であった．

　炎症性腸疾患におけるIFXの投与とSSI発生については，オッズ比（OR）0.94（95％CI 0.62-1.41）とIFX投与はSSI発生リスクとは認められなかった．しかしながら，免疫調整薬について検討した報告はなかった．

　炎症性腸疾患患者において，術前の長期ステロイド投与の有無で術後感染症の発症を検討したAhnらの観察研究（OBS）[15]では，OR 5.83（95％CI 1.063-32.021）と，ステロイド投与群で有意に術後感染性合併症の発生率が高い結果であった．SSIは術後感染性合併症の76.5％を占め，最多の感染症であった．また，Mikiらの報告[16]では，術前のステロイド総投与量12gを境界として高用量群と低用量群の2群に分け，術後の感染性合併症が検討さ

れた．アウトカムの術後感染性合併症の85.7％をSSIが占めており，本結果とSSI発生率の動向には大きな差異はないと判断した．低用量群は，OR 3.40（95 ％CI 1.172-9.862）と高用量群に比べて有意に術後感染性合併症が少ない結果であった．また，同報告では，多変量解析を行い，術前のプレドニゾロン（PSL）の総投与量は，術後感染性合併症発症の独立した危険因子であることも示している．これらの解析結果より，長期間あるいは高用量のステロイドは術後SSI発生のリスクとなる（**エビデンスレベルC**）とした．

しかしながら，術前のステロイドおよびIFXの減量によりSSIの発生率が低減するかを検討した報告は見当たらなかった．そのため，減量／休薬は原疾患によって検討する（**エビデンスレベルD**）とし，委員会では現時点では推奨を提示しないこととした．

エビデンスのまとめ

炎症性腸疾患に対するIFXの投与とSSI発生に関するエビデンス総体を**表3-22**に示す．本解析では前向きコホート研究10報[1-10]，症例集積4報[11-14]が抽出された．forest plotを**表3-23**に示す．OR 0.94（95 ％CI 0.62-1.41）とIFX投与はSSI発生リスクとは認められなかった．OBSによる検討結果であり，**エビデンスレベルC**とした．

炎症性腸疾患に対するステロイド投与とSSI発生について同様に検索した結果，症例集積2報[15,16]を抽出した．ただし，2報ともアウトカムとしては術後感染性合併症が検討されていたが，いずれもその76.5 ％，85.7 ％と大多数をSSIが占めていた．術前の長期ステロイド投与の有無による術後感染性合併症の発症のエビデンス総体を**表3-24**に示す．本検討で抽出されたのは，Ahnら[15]のOBS 1報で，OR 5.83（95 ％CI 1.063-32.021）と長期ステロイド投与で術後感染性合併症の発症が有意に多い結果であった．

次に，術前ステロイド総投与量の多少と術後感染性合併症発生率に関するエビデンス総体を**表3-25**に示す．本解析に抽出されたのは，Mikiら[16]のOBS 1報であった．術後感染性合併症の発症は，術前のステロイド総投与量12 g以上の高用量群でOR 3.40（95 ％CI 1.172-9.862）と有意に高率であった．Limら[17]は，ステロイド投与を術前30日以内の1日5 mg以上のPSL投与と定義し，ステロイド投与のみが術後感染性合併症に関連した唯一の独立因子であったことを報告している．また，Markelら[18]は，小児例において，術前60日以内のステロイド投与により術後感染性合併症が増加すること，Uchinoら[19]は，PSL換算の術前累積ステロイド投与量10,000 mg以上が術後創感染に関連した独立因子であることを報告している．Subramanianら[20]のメタアナリシスでは5報から1,714例の炎症性腸疾患患者について術後感染性合併症のリスクについて検討し，ステロイド投与患者では術後感染性合併症のリスクが増加することが示されている．これらの結果から，長期間あるいは高用量のステロイド投与はSSI発症のリスクとなると考えられることから，**エビデンスレベルC**とした．

また，術前ステロイドあるいは免疫調整薬，生物学的製剤の減量とSSIに関する報告はなかった．

腹腔鏡下胆嚢摘出術の術前ステロイド投与の有無と術後の悪心・嘔吐を研究したランダム化比較試験（RCT）を5報[21-25]検出し，ステロイド投与とSSIについてはリスク比（RR）0.87（95 ％CI 0.33-2.29）とSSI発生とステロイド投与に関連は認められなかった．

引用文献

1) Tay GS, Binion DG, Eastwood D, et al：Multivariate analysis suggests improved perioperative outcome in Crohn's

表3-22 炎症性腸疾患におけるIFX投与の有無によるSSI発生率への影響

エビデンス総体

アウトカム	研究デザイン/研究数	バイアスリスク*	非一貫性*	不精確*	非直接性*	その他(出版バイアスなど)*	上昇要因(観察研究)*	リスク人数（アウトカム率）						効果指標(種類)	効果指標統合値	信頼区間	エビデンスの強さ**	重要性***	コメント
								対照群分母	対照群分子	(%)	介入群分母	介入群分子	(%)						
SSI発生率	OBS/14	-1	0	0	0	0	0	1850	336	18	825	172	21	OR	0.94	0.62-1.41	弱(C)	4	IBD

表3-23 炎症性腸疾患におけるIFX投与の有無によるSSI発生率への影響(forest plot)

Study or Subgroup	IFX投与 Events	IFX投与 Total	IFX非投与 Events	IFX非投与 Total	Weight	Odds Ratio M-H, Random, 95 % CI
Tay ら (2003)[1]	4	72	7	28	5.8 %	0.18 [0.05-0.66]
Marchal ら (2004)[2]	9	52	43	218	9.5 %	0.85 [0.39-1.88]
Colombel ら (2004)[11]	9	40	4	39	6.1 %	2.54 [0.71-9.07]
Appau ら (2008)[12]	12	60	29	329	10.0 %	2.59 [1.24-5.41]
Ferrante ら (2009)[3]	1	22	23	119	3.1 %	0.20 [0.03-1.55]
Nasir ら (2010)[4]	4	119	5	251	5.8 %	1.71 [0.45-6.49]
Gainsbury ら (2011)[6]	5	29	14	52	6.9 %	0.57 [0.18-1.77]
Canedo ら (2011)[5]	13	65	11	75	8.8 %	1.45 [0.60-3.52]
Bregnbak ら (2012)[7]	4	20	21	51	6.3 %	0.36 [0.10-1.22]
Schaufler ら (2012)[13]	2	18	9	43	4.4 %	0.47 [0.09-2.44]
Gu ら (2013)[9]	40	142	64	265	12.4 %	1.23 [0.78-1.95]
Uchino ら (2013)[14]	1	22	46	174	3.2 %	0.13 [0.02-1.01]
Syed ら (2013)[8]	64	150	55	175	12.5 %	1.62 [1.03-2.56]
Nelson ら (2014)[10]	4	24	5	31	5.2 %	1.04 [0.25-4.38]
Total (95 % CI)		835		1850	100.0 %	0.94 [0.62-1.41]
Total events	172		336			

Heterogeneity：Tau^2=0.30；Chi^2=30.98, df=13(P=0.003)；I^2=58%
Test for overall effect：Z=0.31(P=0.76)

表3-24 炎症性腸疾患における術前ステロイド投与の有無による感染性合併症発生率への影響

エビデンス総体

アウトカム	研究デザイン/研究数	バイアスリスク*	非一貫性*	不精確*	非直接性*	その他(出版バイアスなど)*	上昇要因(観察研究)*	リスク人数（アウトカム率）						効果指標(種類)	効果指標統合値	信頼区間	エビデンスの強さ**	重要性***	コメント
								対照群分母	対照群分子	(%)	介入群分母	介入群分子	(%)						
感染性合併症	CS/1	0		-1	0	0	0	16	2	12.5	22	10	45.5	OR	5.833	1.063-32.021	弱(C)	7	

表3-25 炎症性腸疾患における術前ステロイド投与量による感染性合併症発生率への影響

エビデンス総体

アウトカム	研究デザイン/研究数	バイアスリスク*	非一貫性*	不精確*	非直接性*	その他(出版バイアスなど)*	上昇要因(観察研究)*	リスク人数（アウトカム率）						効果指標(種類)	効果指標統合値	信頼区間	エビデンスの強さ**	重要性***	コメント
								対照群分母	対照群分子	(%)	介入群分母	介入群分子	(%)						
感染性合併症	CS/1	0		0	-1	0	0	33	11	34	27	17	63	OR	3.4	1.172-9.862	弱(C)	6	

disease patients receiving immunomodulator therapy after segmental resection and/or strictureplasty. Surgery 2003；134：565-572．PMID：14605616

2) Marchal L, D'Haens G, Van Assche G, et al：The risk of post-operative complications associated with infliximab therapy for Crohn's disease：a controlled cohort study. Aliment Pharmacol Ther 2004；19：749-754．PMID：15043515

3) Ferrante M, D'Hoore A, Vermeire S, et al：Corticosteroids but not infliximab increase short-term postoperative infectious complications in patients with ulcerative colitis. Inflamm Bowel Dis 2009；15：1062-1070．PMID：19161179

4) Nasir BS, Dozois EJ, Cima RR, et al：Perioperative anti-tumor necrosis factor therapy does not increase the rate of early postoperative complications in Crohn's disease. J Gastrointest Surg 2010；14：1859-1865．PMID：20872084

5) Canedo J, Lee SH, Pinto R, et al : Surgical resection in Crohn's disease : is immunosuppressive medication associated with higher postoperative infection rates? Colorectal Dis 2011 ; 13 : 1294-1298. PMID : 20969715

6) Gainsbury ML, Chu DI, Howard LA, et al : Preoperative infliximab is not associated with an increased risk of short-term postoperative complications after restorative proctocolectomy and ileal pouch-anal anastomosis. J Gastrointest Surg 2011 : 15 : 397-403. PMID : 21246415

7) Bregnbak D, Mortensen C, Bendtsen F : Infliximab and complications after colectomy in patients with ulcerative colitis. J Crohns Colitis 2012 ; 6 : 281-286. PMID : 22405163

8) Syed A, Cross RK, Flasar MH : Anti-tumor necrosis factor therapy is associated with infections after abdominal surgery in Crohn's disease patients. Am J Gastroenterol 2013 ; 108 : 583-593. PMID : 23481144

9) Gu J, Remzi FH, Shen B, et al : Operative strategy modifies risk of pouch-related outcomes in patients with ulcerative colitis on preoperative anti-tumor necrosis factor-α therapy. Dis Color Rectum 2013 ; 56 : 1243-1252. PMID : 24104999

10) Nelson R, Liao C, Fichera A, et al : Rescue therapy with cyclosporine or infliximab is not associated with an increased risk for postoperative complications in patients hospitalized for severe steroid-refractory ulcerative colitis. Inflamm Bowel Dis 2014 ; 20 : 14-20. PMID : 24297054

11) Colombel JF, Loftus EV Jr, Tremaine WJ, et al : Early postoperative complications are not increased in patients with Crohn's disease treated perioperatively with infliximab or immunosuppressive therapy. Am J Gastroenterol 2004 ; 99 : 878-883. PMID : 15128354

12) Appau KA, Fazio VW, Shen B, et al : Use of infliximab within 3 months of ileocolonic resection is associated with adverse postoperative outcomes in Crohn's patients. J Gastrointest Surg 2008 ; 12 : 1738-1744. PMID : 18709420

13) Schaufler C, Lerer T, Campbell B, et al : Preoperative immunosuppression is not associated with increased postoperative complications following colectomy in children with colitis. J Pediatr Gastroenterol Nutr 2012 ; 55 : 421-424. PMID : 22395189

14) Uchino M, Ikeuchi H, Matsuoka H, et al : Infliximab administration prior to surgery does not increase surgical site infections in patients with ulcerative colitis. Int J Colorectal Dis 2013 ; 28 : 1295-1306. PMID : 23604447

15) Ahn HS, Lee SK, Kim HJ, et al : Risk of postoperative infection in patients with inflammatory bowel disease. Korean J Gastroenterol 2006 ; 48 : 306-312. PMID : 17132918

16) Miki C, Ohmori Y, Yoshiyama S, et al : Factors predicting postoperative infectious complications and early induction of inflammatory mediators in ulcerative colitis patients. World J Surg 2007 ; 31 : 522-529. PMID : 17334865

17) Lim M, Sagar P, Abdulgader A, et al : The impact of preoperative immunomodulation on pouch-related septic complications after ileal pouch-anal anastomosis. Dis Colon Rectum 2007 ; 50 : 943-951. PMID : 17525860

18) Markel TA, Lou DC, Pfefferkorn M, et al : Steroids and poor nutrition are associated with infectious wound complications in children undergoing first stage procedures for ulcerative colitis. Surgery 2008 ; 144 : 540-545. PMID : 18847637

19) Uchino M, Ikeuchi H, Matsuoka H, et al : Risk factors associated with surgical site infection after ileal pouch-anal anastomosis in ulcerative colitis. Dis Colon Rectum 2010 ; 53 : 143-149. PMID : 20087088

20) Subramanian V, Saxena S, Kang JY, et al : Preoperative steroid use and risk of postoperative complications in patients with inflammatory bowel disease undergoing abdominal surgery. Am J Gastroenterol 2008 ; 103 : 2373-2381. PMID : 18616660

21) Bisgaard T, Schulze S, Christian Hjortsø N, et al : Randomized clinical trial comparing oral prednisone (50 mg) with placebo before laparoscopic cholecystectomy. Surg Endosc 2008 ; 22 : 566-572. PMID : 18095022

22) Fukami Y, Terasaki M, Okamoto Y, et al : Efficacy of preoperative dexamethasone in patients with laparoscopic cholecystectomy : a prospective randomized double-blind study. J Hepatobiliary Pancreat Surg 2009 ; 16 : 367-371. PMID : 19333536

23) Sistla S, Rajesh R, Sadasivan J : Does single-dose preoperative dexamethasone minimize stress response and improve recovery after laparoscopic cholecystectomy? Surg Laparosc Endosc Percutan Tech 2009 ; 19 : 506-510. PMID : 20027097

24) Sánchez-Rodríguez PE, Fuentes-Orozco C, González-Ojeda A : Effect of dexamethasone on postoperative symptoms in patients undergoing elective laparoscopic cholecystectomy : randomized clinical trial. World J Surg 2010 ; 34 : 895-900. PMID : 20151129

25) Wakasugi M, Tori M, Shimizu J : Efficacy of preoperative dexamethasone for postoperative nausea and vomiting after laparoscopic cholecystectomy : a large-scale, multicenter, randomized, double-blind, placebo-controlled trial in Japan. J Hepatobiliary Pancreat Sci 2015 ; 22 : 802-809. PMID : 26288165

CQ 3-9

腸管前処置は SSI 予防に有用か？

推奨

術前機械的腸管処置のみでは SSI 予防効果は認められない **A** が，経口抗菌薬を加えた機械的腸管処置は SSI 予防効果がある可能性があり，行うことが推奨される **B, 2a**．なお，SSI 予防目的の経口抗菌薬には保険適用はない．

解説

　大腸内には多種の細菌が高濃度に常在しており，これらの腸内細菌によって大腸手術時に術野が汚染されることが，腹腔内感染症，創感染などの術後合併症を惹起する重要な因子となっている．そのため，術前に腸管内の便を排除し，腸管切離時に術野の汚染を防ぐ目的で，機械的腸管処置（MBP）や経口抗菌薬の投与が行われてきたが，欧州では enhanced recovery after surgery（ERAS）の一つとして腸蠕動を早期に回復させる目的で MBP を行わない取り組みも行われている．大腸手術において，術前の適切な腸管前処置は手術部位感染（SSI）予防に重要であり，本クリニカルクエスチョン（CQ）に取り上げた．腸管前処置の方法として，MBP のみ，MBP に経口抗菌薬を加える方法（OAMBP）について検討を行った．

　術前腸管前処置と SSI 発生率の関連について PubMed および医中誌を用いて検索を行った結果，術前 MBP の有用性に関する研究としてランダム化比較試験（RCT）10 報[1-10]を，MBP のみと OAMBP の比較に関する研究では RCT 10 報[11-20]を，OAMBP と腸管前処置なしの比較は症例集積が 2 報[21,22]抽出され，それぞれについてメタアナリシスを行った．

　大腸手術の MBP の有無と SSI 発生率の関係を RCT 10 報で解析し，リスク比（RR）1.02（95％CI 0.82-1.28）と差を認めなかった．しかし，これらのデータでは直腸に限った報告は少なく，また腹腔鏡下手術での有用性，手術操作性を検討した研究は 2 つのみであり[18,19]，信頼できるデータが十分ではないため注意が必要である．

　次に，大腸手術における OAMBP と MBP の比較では，RCT 10 報[11-20]の解析で RR 0.61（95％CI 0.46-0.82）と有意に OAMBP で SSI 低減効果が認められた．MBP の欠点として，体内の水・電解質バランスを崩し，脱水を引き起こすことなどがあげられるが，SSI 予防効果のほうが欠点よりも大きいと考える．

　また，大腸手術における OAMBP と腸管前処置なしの比較は，症例集積 2 報[21,22]で検討し，オッズ比（OR）0.42（95％CI 0.35-0.50）と有意に OAMBP で SSI 低減効果が認められた．

　以上の解析結果より，術前 MBP のみでは SSI 予防効果は認められない（**エビデンスレベル A**）が，OAMBP は SSI 予防効果がある可能性があり，行うことが推奨される（**エビデンスレベル B**，**推奨度 2a**）とした．ただし，SSI 予防目的の経口抗菌薬は日本においては保険適用となっていないため，使用にあたっては注意が必要と考えられる．

エビデンスのまとめ

本メタアナリシスでは，大腸手術に対するMBPの有効性，OAMBPとMBPの有効性の比較，OAMBPの有効性に分けて行った．

大腸手術における術前MBPの有用性に関する研究はPubMedおよび医中誌を用いて検索を行った結果，RCT 10報[1-10]を抽出し，メタアナリシスを行った．エビデンス総体（**表3-26**）とforest plot（**表3-27**）を示す．MBPの有無によるSSI発生率はRR 1.02（95％CI 0.82-1.28）と差を認めなかった．RCT 10報の結果であり，対象症例数も多いことから，**エビデンスレベルA**とした．しかし，これらのデータは直腸に限った報告は少なく，また腹腔鏡手術における有用性，手術操作性を検討したデータが不十分なため注意が必要である．

大腸手術においてMBPのみとOAMBPの比較に関する研究は，RCT 10報[11-20]を抽出し，メタアナリシスを行った．エビデンス総体（**表3-28**）とforest plot（**表3-29**）を示す．なお，10報中7報は日本からの論文であった．大腸手術におけるOAMBPとMBPの比較ではRR 0.61（95％CI 0.46-0.82）と，有意にOAMBPでSSI低減効果が認められた．$I^2 = 44$％と中等度の非一貫性が認められるが，forest plotからは大半の研究でOAMBPの有効性が示されており，**エビデンスレベルB**とした．

OAMBPと腸管前処置なしを直接的に比較したRCTは検出されず，Kimら[21]とMorrisら[22]の症例集積2報のメタアナリシスを行った．エビデンス総体（**表3-30**）とforest plot（**表3-31**）を示す．大腸手術におけるOAMBPと腸管前処置なしの比較ではOR 0.42（95％CI 0.35-0.50）と有意にOAMBPでSSI発生率低減効果が認められた．この2報はいずれもプロペンシティスコアマッチングで背景因子がそろえてあり，症例数も十分にあることから，エビデンスレベルは比較的高いと考えられた．

表3-26 大腸手術におけるMBPによるSSI発生率への影響

エビデンス総体

アウトカム	研究デザイン/研究数	バイアスリスク*	非一貫性*	不精確*	非直接性*	その他（出版バイアスなど）*	上昇要因（観察研究）*	対照群分母	対照群分子	（％）	介入群分母	介入群分子	（％）	効果指標（種類）	効果指標統合値	信頼区間	エビデンスの強さ**	重要性***	コメント
SSI発生率	RCT/10	0	0	0	0	0	0	2213	355	16	2233	349	15.6	RR	1.02	0.82-1.28	中(B)	8	

表3-27 大腸手術におけるMBPによるSSI発生率への影響（forest plot）

Study or Subgroup	MBPあり Events	Total	MBPなし Events	Total	Weight	Risk Ratio M-H, Random, 95 % CI
Miettinen ら（2000）[1]	13	138	10	129	6.3 %	1.22 [0.55–2.67]
Bucher ら（2005）[2]	17	78	6	75	5.3 %	2.72 [1.14–6.54]
Fa-Si-Oen ら（2005）[3]	13	125	11	125	6.6 %	1.18 [0.55–2.54]
Zmora ら（2006）[5]	15	120	17	129	8.4 %	0.95 [0.50–1.81]
Platell ら（2006）[4]	3	147	7	147	2.5 %	0.43 [0.11–1.63]
Contant ら（2007）[7]	103	686	106	657	21.6 %	0.93 [0.73–1.19]
Jung ら（2007）[6]	135	670	148	684	23.5 %	0.93 [0.76–1.15]
Pena-Soria ら（2008）[8]	19	65	11	64	8.2 %	1.70 [0.88–3.28]
Bretagnol ら（2010）[9]	11	89	23	89	8.3 %	0.48 [0.25–0.92]
Bertani ら（2011）[10]	20	115	16	114	9.3 %	1.24 [0.68–2.27]
Total（95 % CI）		2233		2213	100.0 %	1.02 [0.82–1.28]
Total events	349		355			

Heterogeneity：Tau^2=0.04；Chi^2=15.52, df=9（P=0.08）；I^2=42%
Test for overall effect：Z=0.18（P=0.86）

表3-28 大腸手術におけるOAMBPとMBPによるSSI発生率への影響

アウトカム	研究デザイン/研究数	バイアスリスク*	非一貫性*	不精確*	非直接性*	その他（出版バイアスなど）*	上昇要因（観察研究）*	対照群分母	対照群分子	(%)	介入群分母	介入群分子	(%)	効果指標（種類）	効果指標統合値	信頼区間	エビデンスの強さ***	重要性	コメント
SSI発生率	RCT/10	0	0	0	0	0		1440	209	14.5	1545	139	9	RR	0.61	0.46–0.82	中(B)	8	

表3-29 大腸手術におけるOAMBPとMBPによるSSI発生率への影響（forest plot）

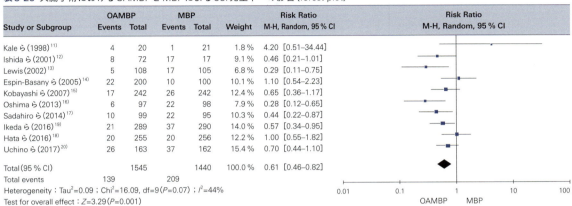

表3-30 大腸手術におけるOAMBPと腸管前処置なしによるSSI発生率への影響

アウトカム	研究デザイン/研究数	バイアスリスク*	非一貫性*	不精確*	非直接性*	その他（出版バイアスなど）*	上昇要因（観察研究）*	対照群分母	対照群分子	(%)	介入群分母	介入群分子	(%)	効果指標（種類）	効果指標統合値	信頼区間	エビデンスの強さ***	重要性	コメント
SSI発生率	OBS/2	0	0	0	0	0	+1	3107	413	13.3	3443	210	6.1	OR	0.42	0.35–0.50	中(B)	6	背景因子をそろえている（propensity matched analysis）

表3-31 大腸手術におけるOAMBPと腸管前処置なしによるSSI発生率への影響（forest plot）

引用文献

1) Miettinen RP, Laitinen ST, Mäkelä JT, et al：Bowel preparation with oral polyethylene glycol electrolyte solution vs. no preparation in elective open colorectal surgery：prospective, randomized study. Dis Colon Rectum 2000；43：669-675. PMID：10826429

2) Bucher P, Gervaz P, Soravia C, et al：Randomized clinical trial of mechanical bowel preparation versus no preparation before elective left-sided colorectal surgery. Br J Surg 2005；92：409-414. PMID：15786427

3) Fa-Si-Oen P, Roumen R, Buitenweg J, et al：Mechanical bowel preparation or not? Outcome of a multicenter, randomized trial in elective open colon surgery. Dis Colon Rectum 2005；48：1509-1516. PMID：15981065

4) Platell C, Barwood N, Makin G：Randomized clinical trial of bowel preparation with a single phosphate enema or polyethylene glycol before elective colorectal surgery. Br J Surg 2006；93：427-434. PMID：16491463

5) Zmora O, Mahajna A, Bar-Zakai B, et al：Is mechanical bowel preparation mandatory for left-sided colonic anastomosis? Results of a prospective randomized trial. Tech Coloproctol 2006；10：131-135. PMID：16773286

6) Jung B, Påhlman L, Nyström PO, et al：Multicentre randomized clinical trial of mechanical bowel preparation in elective colonic resection. Br J Surg 2007；94：689-695. PMID：17514668

7) Contant CM, Hop WC, van't Sant HP, et al：Mechanical bowel preparation for elective colorectal surgery：a multicentre randomised trial. Lancet 2007；370：2112-2117. PMID：18156032

8) Pena-Soria MJ, Mayol JM, Anula R, et al：Single-blinded randomized trial of mechanical bowel preparation for colon surgery with primary intraperitoneal anastomosis. J Gastrointest Surg 2008；12：2103-2108. PMID：18820977

9) Bretagnol F, Panis Y, Rullier E, et al：Rectal cancer surgery with or without bowel preparation：The French GRECCAR III multicenter single-blinded randomized trial. Ann Surg 2010；252：863-868. PMID：21037443

10) Bertani E, Chiappa A, Biffi R, et al：Comparison of oral polyethylene glycol plus a large volume glycerine enema with a large volume glycerine enema alone in patients undergoing colorectal surgery for malignancy：a randomized clinical trial. Colorectal Dis 2011；13：e327-334. PMID：21689356

11) Kale TI, Kuzu MA, Tekeli A, et al：Aggressive bowel preparation does not enhance bacterial translocation, provided the mucosal barrier is not disrupted：a prospective, randomized study. Dis Colon Rectum 1998；41：636-641. PMID：9593249

12) Ishida H, Yokoyama M, Nakada H, et al：Impact of oral antimicrobial prophylaxis on surgical site infection and methicillin-resistant Staphylococcus aureus infection after elective colorectal surgery. Results of a prospective randomized trial. Surg Today 2001；31：979-983. PMID：11766085

13) Lewis RT：Oral versus systemic antibiotic prophylaxis in elective colon surgery：a randomized study and meta-analysis send a message from the 1990s. Can J Surg 2002；45：173-180. PMID：12067168

14) Espin-Basany E, Sanchez-Garcia JL, Lopez-Cano M, et al：Prospective, randomised study on antibiotic prophylaxis in colorectal surgery. Is it really necessary to use oral antibiotics? Int J Colorectal Dis 2005；20：542-546. PMID：15843938

15) Kobayashi M, Mohri Y, Tonouchi H, et al：Randomized clinical trial comparing intravenous antimicrobial prophylaxis alone with oral and intravenous antimicrobial prophylaxis for the prevention of a surgical site infection in colorectal cancer surgery. Surg Today 2007；37：383-388. PMID：17468819

16) Oshima T, Takesue Y, Ikeuchi H, et al：Preoperative oral antibiotics and intravenous antimicrobial prophylaxis reduce the incidence of surgical site infections in patients with ulcerative colitis undergoing IPAA. Dis Colon Rectum 2013；56：1149-1155. PMID：24022532

17) Sadahiro S, Suzuki T, Tanaka A, et al：Comparison between oral antibiotics and probiotics as bowel preparation for elective colon cancer surgery to prevent infection：prospective randomized trial. Surgery 2014；155：493-503. PMID：24524389

18) Hata H, Yamaguchi T, Hasegawa S, et al：Oral and Parenteral Versus Parenteral Antibiotic Prophylaxis in Elective Laparoscopic Colorectal Surgery (JMTO PREV 07-01)：A Phase 3, Multicenter, Open-label, Randomized Trial. Ann Surg 2016；263：1085-1091. PMID：26756752

19) Ikeda A, Konishi T, Ueno M, et al：Randomized clinical trial of oral and intravenous versus intravenous antibiotic prophylaxis for laparoscopic colorectal resection. Br J Surg 2016；103：1608-1615. PMID：27550722

20) Uchino M, Ikeuchi H, Bando T, et al：Efficacy of Preoperative Oral Antibiotic Prophylaxis for the Prevention of Surgical Site Infections in Patients with Crohn Disease：A Randomized Controlled Trial. Ann Surg 2017. [Epub ahead of print] PMID：29064884

21) Kim EK, Sheetz KH, Bonn J, et al：A statewide colectomy experience：the role of full bowel preparation in preventing surgical site infection. Ann Surg 2014；259：310-314. PMID：23979289

22) Morris MS, Graham LA, Chu DI, et al：Oral Antibiotic Bowel Preparation Significantly Reduces Surgical Site Infection Rates and Readmission Rates in Elective Colorectal Surgery. Ann Surg 2015；261：1034-1040. PMID：25607761

CQ 3-10

クロルヘキシジンのシャワーや入浴が SSI を予防するか？

推奨

全員に対する術前のクロルヘキシジンを用いたシャワー/入浴のみはSSIを予防する効果はない B, 4 .

解説

　　術前のクロルヘキシジン（クロルヘキシジングルコン酸塩）を用いたシャワーや入浴の有無と手術部位感染（SSI）に関する研究をPubMedおよび医中誌を用いて検索した結果，最終的にランダム化比較試験（RCT）10報[1-3]を抽出し，メタアナリシスを行った．

　　10報のメタアナリシスの結果，リスク比（RR）0.94（95%CI 0.85-1.05）とクロルヘキシジンを用いたシャワー，入浴はSSI低減効果が認められなかった．

エビデンスのまとめ

　　術前のクロルヘキシジンを用いたシャワーまたは入浴の有無とSSIに関する研究のエビデンス総体を**表3-32**に，forest plotを**表3-33**に示す．本解析ではRCT 10報が抽出された．SSI発生率は，RR 0.94（95%CI 0.85-1.05）とクロルヘキシジンを用いたシャワーや入浴はSSI低減効果が認められなかった．RCTによる解析ではあるが，対象，介入，対照の非直接性が合致していないことから，**エビデンスレベルB**とした．

表3-32 術前のクロルヘキシジンを用いたシャワー/入浴によるSSI発生率への影響

エビデンス総体

アウトカム	研究デザイン/研究数	バイアスリスク*	非一貫性*	不精確*	非直接性*	その他（出版バイアスなど）*	上昇要因（観察研究）*	対照群分母	対照群分子	(%)	介入群分母	介入群分子	(%)	効果指標（種類）	効果指標統合値	信頼区間	エビデンスの強さ**	重要性***	コメント
								リスク人数（アウトカム率）											
SSI発生率	RCT/10	0	-1	0	-1	0	0	7099	615	8.7	7046	573	8.1	RR	0.94	0.85–1.05	中(B)	7	

第3章 術前処置

CQ 3-10　067

表3-33 術前のクロルヘキシジンを用いたシャワー/入浴によるSSI発生率への影響（forest plot）

Study or Subgroup	クロルヘキシジンあり Events	Total	クロルヘキシジンなし Events	Total	Weight	Risk Ratio M-H, Fixed, 95 % CI
Ayliffe ら（1983）[3]	147	2703	140	2833	22.4 %	1.10 [0.88–1.38]
Leigh ら（1983）[2]	12	109	13	115	2.1 %	0.97 [0.46–2.04]
Wells ら（1983）[1]	42	209	69	245	10.4 %	0.71 [0.51–1.00]
Randall ら（1983）[4]	12	32	10	30	1.7 %	1.13 [0.57–2.21]
Hayek ら（1987）[5]	62	689	80	626	13.7 %	0.70 [0.51–0.96]
Rotter ら（1988）[6]	37	1450	33	1400	5.5 %	1.08 [0.68–1.72]
Earnshaw ら（1989）[7]	8	31	4	35	0.6 %	2.26 [0.75–6.77]
Byrne ら（1991）[8]	2	29	2	27	0.3 %	0.93 [0.14–6.15]
Lynch ら（1992）[9]	250	1744	263	1738	43.1 %	0.95 [0.81–1.11]
Veiga ら（2009）[10]	1	50	1	50	0.2 %	1.00 [0.06–15.55]
Total（95 % CI）		7046		7099	100.0 %	0.94 [0.85–1.05]
Total events	573		615			

Heterogeneity：Chi^2=10.82, df=9（P=0.29）；I^2=17%
Test for overall effect：Z=1.08（P=0.28）

引用文献

1) Wells FC, Newsom SW, Rowlands C：Wound infection in cardiothoracic surgery. Lancet 1983；1：1209-1210. PMID：6134001

2) Leigh DA, Stronge JL, Marriner J, et al：Total body bathing with 'Hibiscrub' (chlorhexidine) in surgical patients：a controlled trial. J Hosp Infect 1983；4：229-235. PMID：6195235

3) Ayliffe GA, Noy MF, Babb JR, et al：A comparison of pre-operative bathing with chlorhexidine-detergent and non-medicated soap in the prevention of wound infection. J Hosp Infect 1983；4：237-244. PMID：6195236

4) Randall PE, Ganguli L, Marcuson RW：Wound infection following vasectomy. Br J Urol 1983；55：564-567. PMID：6626903

5) Hayek LJ, Emerson JM, Gardner AM：A placebo-controlled trial of the effect of two preoperative baths or showers with chlorhexidine detergent on postoperative wound infection rates. J Hosp Infect 1987；10：165-172. PMID：2889770

6) Rotter ML, Larsen SO, Cooke EM, et al：A comparison of the effects of preoperative whole-body bathing with detergent alone and with detergent containing chlorhexidine gluconate on the frequency of wound infections after clean surgery. The European Working Party on Control of Hospital Infections. J Hosp Infect 1988；11：310-320. PMID：2899582

7) Earnshaw JJ, Berridge DC, Slack RC, et al：Do preoperative chlorhexidine baths reduce the risk of infection after vascular reconstruction? Eur J Vasc Surg 1989；3：323-326. PMID：2670608

8) Byrne DJ, Phillips G, Napier A, et al：The effect of whole body disinfection on intraoperative wound contamination. J Hosp Infect 1991；18：145-148. PMID：1678760

9) Lynch W, Davey PG, Malek M, et al：Cost-effectiveness analysis of the use of chlorhexidine detergent in preoperative whole-body disinfection in wound infection prophylaxis. J Hosp Infect 1992；21：179-191. PMID：1353510

10) Veiga DF, Damasceno CA, Veiga-Filho J, et al：Randomized controlled trial of the effectiveness of chlorhexidine showers before elective plastic surgical procedures. Infect Control Hosp Epidemiol 2009；30：77-79. PMID：19046051

CQ 3-11

バリカン（クリッパー）除毛は剃毛よりも SSI 予防に有用か？

推奨

剃毛はSSI発症率が高く，行わないことを推奨する A, 5 ．バリカン（クリッパー），除毛クリーム，除毛なしはSSI発生率に差がない B ．

解説

　1999年の米国疾病予防管理センター（CDC）のガイドラインでは，手術前夜の手術部位の剃毛は手術部位感染（SSI）のリスクを有意に増加させるため，「術前の剃毛は石灰部あるいは周囲の体毛が手術の邪魔になる場合を除き行わない．除毛する場合はなるべく電気バリカン（クリッパー）を用いて術前に行う」とされている．また，2016年の世界保健機関（WHO）のSSI防止のためのガイドラインでも，手術部位の剃毛は皮膚の損傷により逆に感染リスクを高める可能性があるとして，いかなる場合も実施しないことを強く推奨している．基本的に除毛は不要であり，必要な場合はクリッパーで除毛すべきとしている．さらに，米国感染症学会（IDSA）や英国立臨床評価機構（NICE）など欧米の4つのガイドラインでも，除毛の実施を否定する推奨が示されている．このように，手術部位の剃毛はSSI予防に重要な問題であり，本クリニカルクエスチョン（CQ）に取り上げた．

　除毛方法とSSIに関連した研究に関してPubMedおよび医中誌を用いて検索を行った結果，最終的にランダム化比較試験（RCT）16報を検出した．クリッパー除毛と剃毛の比較7報[1-7]，除毛クリームと剃毛の比較5報[8-12]，除毛なしと剃毛の比較6報[1,9,13-16]，除毛なしとクリッパー除毛の比較1報[1]であった．

　クリッパー除毛と剃毛の比較では，メタアナリシスの結果，リスク比（RR）0.54（95％CI 0.38-0.78）と有意にクリッパー除毛においてSSIが低率であった．

　除毛クリームと剃毛の比較では，メタアナリシスの結果，RR 0.52（95％CI 0.24-1.11）と有意ではないものの，除毛クリームにおいてSSIが低率であった．

　除毛なしと剃毛の比較では，メタアナリシスの結果，RR 0.58（95％CI 0.34-0.98）と有意に除毛なしにおいてSSIが低率であった．

　これらの解析結果から，剃毛はクリッパー除毛，除毛クリーム，除毛なしのいずれと比較してもSSIが高率に発生しており，実施すべきではないとした．RCTによる結果から明らかであり，委員会としても行わないことを強く推奨するとした．また，消化器外科領域においてクリッパー除毛，除毛クリーム，除毛なしの方法によるSSI発生率を相互比較した報告はなかったが，各方法と剃毛を比較した際のRRはいずれも0.5〜0.6程度であり，それぞれの方法によるSSI発生率の差は大きくないものと判断した．クリッパー除毛，除毛クリーム，除毛なしの比較については今後の検討課題と考えられた．

CQ 3-11　069

エビデンスのまとめ

クリッパー除毛と剃毛の比較による術後SSI発生のエビデンス総体を**表3-34**に，forest plotを**表3-35**に示す．本解析にはRCT 7報[1-7]が抽出された．メタアナリシスの結果，RRは0.54（95％CI 0.38-0.78）であり，剃毛のほうが有意にSSI発生率が高かった．母集団対象症例数も多く，信頼区間も小さいことから，**エビデンスレベルA**とした．

次に，除毛クリームと剃毛の比較による術後SSI発生のエビデンス総体を**表3-36**に，forest plotを**表3-37**に示す．本検討にはRCT 5報[8-12]が抽出された．メタアナリシスの結果，RRは0.52（95％CI 0.24-1.11）であり，剃毛のほうがSSI発生率が高かった．$I^2 = 43$％と中等度の非一貫性および非直接性不一致があり，**エビデンスレベルB**とした．

また，除毛なしと剃毛の比較による術後SSI発生のエビデンス総体を**表3-38**に，forest plotを**表3-39**に示す．本解析ではRCT 6報[1,9,13-16]を用いた．メタアナリシスの結果，RR 0.58（95％CI 0.34-0.98）であり，剃毛は除毛なしと比較して有意にSSI発生率が高い結果であった．また，$I^2 = 0$％と非一貫性はみられず，**エビデンスレベルA**とした．

さらに，除毛なしとクリッパー除毛の比較による術後SSI発生のエビデンス総体を**表3-40**に示す．本検討では，RCT 1報[1]が抽出された．RR 3.0（95％CI 0.32-28.09）と，術後SSIの発生率に有意差は認められなかった．しかし，脳外科手術患者が対象であること，母集団数が非常に小さいことより，**エビデンスレベルB**とした．

表3-34 クリッパー除毛と剃毛によるSSI発生率への影響

エビデンス総体

アウトカム	研究デザイン/研究数	バイアスリスク*	非一貫性*	不精確*	非直接性*	その他（出版バイアスなど）*	上昇要因（観察研究）*	対照群分母	対照群分子	（%）	介入群分母	介入群分子	（%）	効果指標（種類）	効果指標統合値	信頼区間	エビデンスの強さ**	重要性***	コメント
SSI発生率	RCT/7	0	0	0	-1	0	0	1991	83	4.2	1915	42	2.2	RR	0.54	0.38–0.78	強(A)	8	

（リスク人数（アウトカム率））

表3-35 クリッパー除毛と剃毛によるSSI発生率への影響（forest plot）

Study or Subgroup	クリッパー除毛 Events	Total	剃毛 Events	Total	Weight	Risk Ratio M-H, Fixed, 95 % CI
Balthazar ら（1982）[3]	1	100	2	100	2.5 %	0.50 [0.05–5.43]
Alexander ら（1983）[2]	14	476	31	537	36.5 %	0.51 [0.27–0.95]
Meiland ら（1986）[6]	5	97	17	113	19.7 %	0.34 [0.13–0.89]
Ko ら（1992）[5]	6	990	13	990	16.3 %	0.46 [0.18–1.21]
Taylor ら（2005）[7]	13	78	15	78	18.8 %	0.87 [0.44–1.70]
Abouzari ら（2009）[1]	1	65	3	65	3.8 %	0.33 [0.04–3.12]
Grober ら（2013）[4]	2	107	2	108	2.5 %	1.01 [0.14–7.04]
Total（95 % CI）		1913		1991	100.0 %	0.54 [0.38–0.78]
Total events	42		83			

Heterogeneity：Chi^2=3.47, df=6（P=0.75）；I^2=0%
Test for overall effect：Z=3.34（P=0.0008）

Risk Ratio M-H, Fixed, 95 % CI（0.01 0.1 1 10 100 クリッパー除毛 剃毛）

表3-36 除毛クリームと剃毛によるSSI発生率への影響

エビデンス総体

アウトカム	研究デザイン/研究数	バイアスリスク*	非一貫性*	不精確*	非直接性*	その他（出版バイアスなど）*	上昇要因（観察研究）*	対照群分母	対照群分子	（%）	介入群分母	介入群分子	（%）	効果指標（種類）	効果指標統合値	信頼区間	エビデンスの強さ**	重要性***	コメント
SSI発生率	RCT/5	0	0	0	-1	0	0	655	53	8.1	524	23	4.4	RR	0.52	0.24–1.11	中(B)	8	

（リスク人数（アウトカム率））

070

表3-37 除毛クリームと剃毛によるSSI発生率への影響(forest plot)

Study or Subgroup	除毛クリーム Events	Total	剃毛 Events	Total	Weight	Risk Ratio M-H, Random, 95% CI
Seropian ら(1971)[11]	1	157	14	249	11.1%	0.11 [0.02–0.85]
Powis ら(1976)[10]	1	46	1	46	6.7%	1.00 [0.06–15.51]
Court-Brown(1981)[9]	10	126	17	137	34.1%	0.64 [0.30–1.34]
Thur de Koos ら(1983)[12]	9	116	10	137	30.6%	1.06 [0.45–2.53]
Adisa ら(2011)[8]	2	79	11	86	17.5%	0.20 [0.05–0.87]
Total (95% CI)		524		655	100.0%	0.52 [0.24–1.11]
Total events	23		53			

Heterogeneity:Tau²=0.30; Chi²=7.05, df=4(P=0.13); I²=43%
Test for overall effect:Z=1.69(P=0.09)

表3-38 除毛なしと剃毛によるSSI発生率への影響

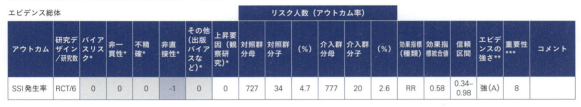

表3-39 除毛なしと剃毛によるSSI発生率への影響(forest plot)

Study or Subgroup	除毛なし Events	Total	剃毛 Events	Total	Weight	Risk Ratio M-H, Fixed, 95% CI
Court-Brown(1981)[9]	11	141	17	137	50.1%	0.63 [0.31–1.29]
Nascimento ら(1991)[13]	2	43	4	44	11.5%	0.51 [0.10–2.65]
Rojanapirom ら(1992)[16]	3	40	3	40	8.7%	1.00 [0.21–4.66]
Celik ら(2007)[14]	1	418	4	371	12.3%	0.22 [0.02–1.98]
Abouzari ら(2009)[1]	1	65	3	65	8.7%	0.33 [0.04–3.12]
Kattipattanapong ら(2013)[15]	2	70	3	70	8.7%	0.67 [0.11–3.87]
Total (95% CI)		777		727	100.0%	0.58 [0.34–0.98]
Total events	20		34			

Heterogeneity:Chi²=1.56, df=5(P=0.91); I²=0%
Test for overall effect:Z=2.04(P=0.04)

表3-40 除毛なしとクリッパー除毛によるSSI発生率への影響

引用文献

1) Abouzari M, Sodagari N, Hasibi M, et al: Re: Nonshaved cranial surgery in black Africans: a short-term prospective preliminary study (Adeleye and Olowookere, *Surg Neurol* 2008;69-72) Effect of hair on surgical wound infection after cranial surgery: a 3-armed randomized clinical trial. Surg Neurol 2009; 71: 261-262. PMID: 18440617

2) Alexander JW, Fischer JE, Boyajian M, et al: The influence of hair-removal methods on wound infections. Arch Surg 1983; 118: 347-352. PMID: 682443

3) Balthazar ER, Colt JD, Nichols RL: Preoperative hair removal: a random prospective study of shaving versus clipping. South Med J 1982; 75: 799-801. PMID: 7089645

4) Grober ED, Domes T, Fanipour M, et al: Preoperative hair removal on the male genitalia: clippers vs. razors. J Sex Med 2013; 10: 589-594. PMID: 22908852

5) Ko W, Lazenby WD, Zelano JA, et al : Effects of shaving methods and intraoperative irrigation on suppurative mediastinitis after bypass operations. Ann Thorac Surg 1992 ; 53 : 301-305. PMID : 1731672

6) Meiland HT, Feder E, Rosenø H : Episiotomy infections after shaving or cutting. Ugeskr Laeger 1986 ; 148 : 2481-2482. PMID : 3775942

7) Taylor T, Tanner J : Razors versus clippers. A randomised controlled trial. Br J Perioper Nurs 2005 ; 15 : 518-520, 522-523. PMID : 16372777

8) Adisa AO, Lawal OO, Adejuyigbe O : Evaluation of two methods of preoperative hair removal and their relationship to postoperative wound infection. J Infect Dev Ctries 2011 ; 5 : 717-722. PMID : 21997940

9) Court-Brown CM : Preoperative skin depilation and its effect on postoperative wound infections. J R Coll Surg Edinb 1981 ; 26 : 238-241. PMID : 70218125

10) Powis SJ, Waterworth TA, Arkell DG : Preoperative skin preparation : clinical evaluation of depilatory cream. Br Med J 1976 ; 2 : 1166-1168. PMID : 791444

11) Seropian R, Reynolds BM : Wound infections after preoperative depilatory versus razor preparation. Am J Surg 1971 ; 121 : 251-254. PMID : 546329

12) Thur de Koos P, McComas B : Shaving versus skin depilatory cream for preoperative skin preparation. A prospective study of wound infection rates. Am J Surg 1983 ; 145 : 377-378. PMID : 6837864

13) Nascimento JEA, Caporossi C, Marra JG, et al : Influence of preoperative shaving in wound infections of clean operations. Arquivos Brasileiros de Medicina 1991 ; 65 : 157–159. PMID : 不明

14) Celik SE, Kara A : Does shaving the incision site increase the infection rate after spinal surgery? Spine (Phila Pa 1976) 2007 ; 32 : 1575-1577. PMID : 17621202

15) Kattipattanapong W, Isaradisaikul S, Hanprasertpong C : Surgical site infections in ear surgery : hair removal effect; a preliminary, randomized trial study. Otolaryngol Head Neck Surg 2013 ; 148 : 469-474. PMID : 23283828

16) Rojanapirom S, Danchaivijitr S : Pre-operative shaving and wound infection in appendectomy. J Med Assoc Thai 1992 ; 75 Suppl 2 : 20-23. PMID : 1402495

第**4**章

予防抗菌薬
投与

CQ 4-1

予防抗菌薬の適応術式は？

推 奨

腹腔鏡下胆嚢摘出術 A, 2a ，および鼠径ヘルニア根治術 B, 2a においても予防抗菌薬投与は SSI発症予防効果が期待できることから，消化器外科手術では予防抗菌薬投与は有用である．

解 説

　消化器外科手術において，大腸外科手術のように手術部位感染（SSI）発生率が高い術式では予防抗菌薬投与のSSI発症予防効果が明らかである一方で，SSI発症率の低い術式では予防抗菌薬の有効性に関するエビデンスは明確ではなく，予防抗菌薬の有効性を評価するランダム化比較試験（RCT）が行われてきた．その代表が，腹腔鏡下胆嚢摘出術および鼠径ヘルニア根治術である．そのため，本クリニカルクエスチョン（CQ）では「予防抗菌薬の適応術式は？」を取り上げ，特に，準清潔手術の腹腔鏡下胆嚢摘出術と，人工物を用いる清潔手術としての鼠径ヘルニア根治術の2つの術式に関する検討を行った．

　PubMed，医中誌およびハンドサーチを用いて，腹腔鏡下胆嚢摘出術または鼠径ヘルニア根治術（P），周術期予防抗菌薬あり（I），周術期予防抗菌薬なし（C）の条件で文献検索を行い，腹腔鏡下胆嚢摘出術でRCT 13報[1-13]，鼠径ヘルニア根治術でRCT 13報[14-26]を抽出し，それぞれにメタアナリシスを行った．アウトカムとしてSSI発生率の低減，害として予防抗菌薬投与に伴う耐性誘導，副作用，コストを取り上げた．

　腹腔鏡下胆嚢摘出術では，SSI発生率については13報[1-13]で，コストについては抗菌薬費用と全入院費用が1報[11]で検討されていた．抗菌薬使用による耐性誘導，副作用について検討された報告はなかった．投与された抗菌薬は第一世代セフェムが8報[1,5,6,8,10-13]，第二世代セフェムが3報[4,9,13]，第三世代セフェムが3報[2,3,7]であった．また，投与方法は，術前単回投与が8報[1,2,4-7,9,12]，術前および術後各1回投与が1報[3]，術前投与および術後2回投与が1報[11]，不明が3報[8,10,13]であった．後述する**エビデンスのまとめ**に示すように，SSI発生率は予防抗菌薬投与群で有意に低い結果であった．また，Matsuiら[11]は，コストに関する検討を行い，抗菌薬費用は予防抗菌薬投与群で有意に高価（$P < 0.0001$）であるものの，全入院費用は予防抗菌薬投与群で有意に安価（$P = 0.047$）であった．全入院費用が安価になった理由として，入院期間が有意に短期間であること（3.69 ± 1.56 vs. 4.07 ± 3.0）の関与が考えられた．以上の解析結果より，腹腔鏡下胆嚢摘出術における予防抗菌薬投与を**推奨度2a**とした．

　次に，鼠径ヘルニア根治術では，SSI発生率について13報すべてで検討されていたが，耐性誘導，副作用，コストについて検討している報告はなかった．鼠径ヘルニアに対する術式はすべてtension freeのメッシュ法が用いられていた．用いられていた抗菌薬は，アモ

キシシリン／クラブラン酸が5報[14,18,21,22,24]，第一世代セフェムが6報[16,17,19,23,25,26]，第二世代セフェムが2報[15,20]，レボフロキサシン（LVFX）が1報[25]であった．投与方法は，術前単回投与が12報[14-24,26]，不明が1報[25]であった．後述する**エビデンスのまとめ**に示すように，SSI発生率は予防抗菌薬投与群で有意に低い結果であった．害として，予防抗菌薬投与に伴う耐性誘導，副作用，コストについて取り上げた報告はなかったが，SSIの発症により入院日数延長の可能性や全医療費の増大につながるため，益が害を上まわると判断した．以上の解析結果より，鼠径ヘルニア根治術における予防抗菌薬投与を**推奨度2a**とした．

これらの解析の結果，汚染度が低い腹腔鏡下胆嚢摘出術や鼠径ヘルニアであっても予防抗菌薬投与の有効性が証明され，より汚染度が高く，SSI発症率の高い消化器外科領域における予防抗菌薬投与は有効であると推測でき，消化器外科手術では予防抗菌薬投与は有用であるとした．

エビデンスのまとめ

腹腔鏡下胆嚢摘出術における予防抗菌薬投与に関するエビデンス総体を**表4-1**に，forest plotを**表4-2**に示す．予防抗菌薬投与群と，プラセボ群とを比較したRCTは，2000〜2017年までの間に13報抽出された[1-13]．アウトカムであるSSI発生率の低下に対しては，13報すべてで検討されていた．総症例数は予防抗菌薬投与群が2,161例，プラセボ群が1,957例で，リスク比（RR）は0.67（95%CI 0.45-0.96）であった．RCT 13報より，予防抗菌薬投与は有意にSSI発生率を低下させた．また，$I^2 = 0\%$と非一貫性は認められず，母集団症例数も各2,000例と十分な数であることから，**エビデンスレベルA**とした．また，抗菌薬費用，全入院費用のアウトカムに関するエビデンス総体を**表4-1**に示す．抗菌薬費用は24.9 ± 9.5ドル vs. 8.1 ± 32.5ドルで有意に予防投与群が高かったが，全入院費用は766.1 ± 340.9ドル vs. 831 ± 670ドルで有意に予防投与群が低い結果となった．

鼠径ヘルニア根治術における効果に関するメタアナリシス結果を**表4-3**に，forest plotを**表4-4**に示す．予防抗菌薬投与群とプラセボ群を比較したRCTは，2000〜2017年まで間に13報抽出された[14-26]．総症例数は予防抗菌薬投与群が2,470例，プラセボ群が2,067例で，RRは0.59（95%CI 0.45-0.79）であった．RCT 13報より，メッシュを挿入する鼠径ヘルニア根治術においても，予防抗菌薬投与は有意にSSI発生率を低下させた．また，$I^2 = 0\%$と非一貫性は認められず，母集団症例数も十分と考えられ，**エビデンスレベルA**とした．

表4-1 腹腔鏡下胆嚢摘出術における予防抗菌薬投与による影響

エビデンス総体

アウトカム	研究デザイン／研究数	バイアスリスク*	非一貫性*	不精確*	非直接性*	その他（出版バイアスなど）*	上昇要因（観察研究）*	対照群分母	対照群分子	(%)	介入群分母	介入群分子	(%)	効果指標（種類）	効果指標統合値	信頼区間	エビデンスの強さ**	重要性***	コメント
SSI発症率	RCT/13	-1	0	0	0	0		1957	62	3.2	2161	43	2	RR	0.66	0.45-0.96	強(A)	9	
抗菌薬費用（ドル）	RCT/1	0		0	0	0		519	8.1 ± 32.5		518	24.9 ± 9.5		P	<0.0001			2	
全入院費用（ドル）	RCT/1	0		0	0	0		519	831 ± 670		518	766.1 ± 340.9		P	0.047			2	

表4-2 腹腔鏡下胆嚢摘出術における予防抗菌薬投与によるSSI発生率への影響（forest plot）

Study or Subgroup	抗菌薬投与あり Events	Total	抗菌薬投与なし Events	Total	Weight	Risk Ratio M-H, Fixed, 95 % CI	Risk Ratio M-H, Fixed, 95 % CI
Chang ら (2006)[4]	1	141	2	136	3.2 %	0.48 [0.04–5.26]	
Koc ら (2003)[3]	1	49	1	43	1.7 %	0.88 [0.06–13.61]	
Mahatharadol (2001)[1]	0	50	1	50	2.4 %	0.33 [0.01–7.99]	
Matsui ら (2014)[11]	4	518	19	519	29.8 %	0.21 [0.07–0.62]	
Naqvi ら (2013)[9]	8	177	7	173	11.1 %	1.12 [0.41–3.01]	
Ruangsin ら (2015)[12]	2	150	5	149	7.9 %	0.40 [0.08–2.02]	
Sarkut ら (2017)[13]	4	377	3	193	6.2 %	0.68 [0.15–3.02]	
Shah ら (2012)[8]	6	154	9	156	14.0 %	0.68 [0.25–1.85]	
Sharma ら (2010)[7]	2	50	4	50	6.3 %	0.50 [0.10–2.61]	
Tocchi ら (2000)[2]	4	44	4	40	6.6 %	0.91 [0.24–3.40]	
Turk ら (2013)[10]	4	278	2	269	3.2 %	1.94 [0.36–10.48]	
Uludag ら (2009)[5]	3	68	2	76	3.0 %	1.68 [0.29–9.73]	
Yildiz ら (2009)[6]	4	105	3	103	4.8 %	1.31 [0.30–5.70]	
Total (95 % CI)		2161		1957	100.0 %	0.66 [0.45–0.96]	
Total events	43		62				

Heterogeneity：Chi^2=9.91, df=12 (P=0.62)；I^2=0%
Test for overall effect：Z=2.14 (P=0.03)

抗菌薬投与あり　抗菌薬投与なし

表4-3 鼠径ヘルニア根治術における予防抗菌薬投与によるSSI発生率への影響

エビデンス総体

アウトカム	研究デザイン/研究数	バイアスリスク*	非一貫性*	不精確*	非直接性*	その他（出版バイアスなど）*	上昇要因（観察研究）*	対照群分母	対照群分子	(%)	介入群分母	介入群分子	(%)	効果指標（種類）	効果指標統合値	信頼区間	エビデンスの強さ**	重要性***	コメント
SSI発症率	RCT/13	0	0	0	0	0			2067	126	6.10	2470	83	3.36	RR	0.59	0.45–0.79	強(A)	9	

表4-4 鼠径ヘルニア根治術における予防抗菌薬投与によるSSI発生率への影響（forest plot）

Study or Subgroup	予防抗菌薬投与 Events	Total	プラセボ Events	Total	Weight	Risk Ratio M-H, Random, 95 % CI	Risk Ratio M-H, Random, 95 % CI
Yerdel ら (2001)[14]	1	136	12	133	2.0 %	0.08 [0.01–0.62]	
Celdran ら (2004)[16]	0	50	4	49	1.0 %	0.11 [0.01–1.97]	
Aufenacker ら (2004)[15]	8	503	9	505	9.1 %	0.89 [0.35–2.29]	
Perez ら (2005)[17]	4	180	7	180	5.5 %	0.57 [0.17–1.92]	
Tzovaras ら (2007)[18]	5	190	9	189	7.0 %	0.55 [0.19–1.62]	
Shankar ら (2010)[19]	12	172	17	162	16.2 %	0.66 [0.33–1.35]	
Thakur ら (2010)[20]	3	29	4	26	4.1 %	0.67 [0.17–2.73]	
Othman (2011)[22]	4	50	6	48	5.6 %	0.64 [0.19–2.13]	
Goyal ら (2011)[21]	1	100	3	100	1.6 %	0.33 [0.04–3.15]	
Ergul ら (2012)[23]	5	100	7	100	6.5 %	0.71 [0.23–2.18]	
Ullah ら (2013)[24]	6	83	15	83	10.1 %	0.40 [0.16–0.98]	
Wang ら (2013)[25]	32	768	20	392	27.3 %	0.82 [0.47–1.41]	
Mazaki ら (2014)[26]	2	100	13	100	3.8 %	0.15 [0.04–0.66]	
Total (95 % CI)		2461		2067	100.0 %	0.59 [0.45–0.79]	
Total events	83		126				

Heterogeneity：Tau^2=0.00；Chi^2=12.00, df=12 (P=0.45)；I^2=0%
Test for overall effect：Z=3.58 (P=0.0003)

予防抗菌薬投与　プラセボ

引用文献

1) Mahatharadol V：A reevaluation of antibiotic prophylaxis in laparoscopic cholecystectomy：a randomized controlled trial. J Med Assoc Thai 2001；84：105-108．PMID：11281486

2) Tocchi A, Lepre L, Costa G, et al：The need for antibiotic prophylaxis in elective laparoscopic cholecystectomy：a prospective randomized study. Arch Surg 2000；135：67-70．PMID：10636350

3) Koc M, Zulfikaroglu B, Kece C, et al：A prospective randomized study of prophylactic antibiotics in elective laparoscopic cholecystectomy. Surg Endosc 2003；17：1716-1718．PMID：12802644

4) Chang WT, Lee KT, Chuang SC, et al：The impact of prophylactic antibiotics on postoperative infection

complication in elective laparoscopic cholecystectomy : a prospective randomized study. Am J Surg 2006 ; 191 : 721-725. PMID : 16720138

5) Uludag M, Yetkin G, Citgez B : The role of prophylactic antibiotics in elective laparoscopic cholecystectomy. JSLS 2009 ; 13 : 337-341. PMID : 19793473

6) Yildiz B, Abbasoglu O, Tirnaksiz B, et al : Determinants of postoperative infection after laparoscopic cholecystectomy. Hepatogastroenterology 2009 ; 56 : 589-592. PMID : 19621660

7) Sharma N, Garg PK, Hadke NS, et al : Role of prophylactic antibiotics in laparoscopic cholecystectomy and risk factors for surgical site infection : a randomized controlled trial. Surg Infect (Larchmt) 2010 ; 11 : 367-370. PMID : 20575704

8) Shah JN, Maharjan SB, Paudyal S : Routine use of antibiotic prophylaxis in low-risk laparoscopic cholecystectomy is unnecessary : a randomized clinical trial. Asian J Surg 2012 ; 35 : 136-139. PMID : 23063084

9) Naqvi MA, Mehraj A, Ejaz R, et al : Role of prophylactic antibiotics in low risk elective laparoscopic cholecystectomy : is there a need? J Ayub Med Coll Abbottabad 2013 ; 25 : 172-174. PMID : 25098088

10) Turk E, Karagulle E, Serefhanoglu K, et al : Effect of cefazolin prophylaxis on postoperative infectious complications in elective laparoscopic cholecystectomy : a prospective randomized study. Iran Red Crescent Med J 2013 ; 15 : 581-586. PMID : 24396577

11) Matsui Y, Satoi S, Kaibori M, et al : Antibiotic prophylaxis in laparoscopic cholecystectomy : a randomized controlled trial. PLoS One 2014 ; 9 : e106702. PMID : 25192389

12) Ruangsin S, Laohawiriyakamol S, Sunpaweravong S, et al : The efficacy of cefazolin in reducing surgical site infection in laparoscopic cholecystectomy : a prospective randomized double-blind controlled trial. Surg Endosc 2015 ; 29 : 874-881. PMID : 25052130

13) Sarkut P, Kilicturgay S, Aktas H, et al : Routine Use of Prophylactic Antibiotics during Laparoscopic Cholecystectomy Does Not Reduce the Risk of Surgical Site Infections. Surg Infect (Larchmt) 2017 ; 18 : 603-609. PMID : 28375803

14) Yerdel MA, Akin EB, Dolalan S, et al : Effect of single-dose prophylactic ampicillin and sulbactam on wound infection after tension-free inguinal hernia repair with polypropylene mesh : the randomized, double-blind, prospective trial. Ann Surg 2001 ; 233 : 26-33. PMID : 1141221

15) Aufenacker TJ, van Geldere D, van Mesdag T, et al : The role of antibiotic prophylaxis in prevention of wound infection after Lichtenstein open mesh repair of primary inguinal hernia : a multicenter double-blind randomized controlled trial. Ann Surg 2004 ; 240 : 955-960. PMID : 15570201

16) Celdran A, Frieyro O, Dela Pinta JC, et al : The role of antibioti prophylaxis on wound infection after mesh hernia repair under local anesthesia on an ambulatory basis. Hernia 2004 ; 8 : 20-22. PMID : 14505238

17) Perez AR, Roxas MF, Hilvano SS : A randomized, double-blind, placebo-controlled trial to determine effectiveness of antibiotic prophylaxis for tension-fee mesh herniorrhaphy. J Am Coll Surg 2005 ; 200 : 393-397. PMID : 15737849

18) Tzovaras G, Delikoukos S, Christodoulides G, et al : The role of antibiotic prophylaxis in elective tension-free mesh inguinal hernia repair : results of a single-centre prospective randomized trial. Int J Clin Pract 2007 ; 61 : 236-239. PMID : 16930145

19) Shankar VG, Srinivasan K, Sistla SC, et al : Prophylactic antibiotics in open mesh repair of inguinal hernia - a randomized controlled trial. Int J Surg 2010 ; 8 : 444-447. PMID : 20538079

20) Thakur L, Upadhyay S, Peters NJ, et al : Prophylactic antibiotic usage in patients undergoing inguinal mesh hernioplasty – a clinical study. Indian J Surg 2010 ; 72 : 240-242. PMID : 23133255

21) Goyal A, Garg R, Jenaw RK, et al : Role of prophylactic antibiotics in open inguinal hernia repair : a randomized study. Indian J Surg 2011 ; 73 : 190-193. PMID : 22654329

22) Othman I : Prospective randomized evaluation of prophylactic antibiotic usage in patients undergoing tension free inguinal hernioplasty. Hernia 2011 ; 15 : 309-313. PMID : 21259031

23) Ergul Z, Akinci M, Ugurlu C, et al : Prophylactic antibiotic use in elective inguinal hernioplasty in a trauma center. Hernia 2012 ; 16 : 145-151. PMID : 21928096

24) Ullah B, Khan SA, Ahmed S, et al : Efficacy of preoperative single dose antibiotic in patients undergoing mesh repair for inguinal hernia. J Ayub Med Coll Abbottabad 2013 ; 25 : 103-105. PMID : 25098068

25) Wang J, Ji G, Yang Z, et al : Prospective randomized, double-blind, placebo controlled trial to evaluate infection prevention in adult patients after tension-free inguinal hernia repair. Int J Clin Pharmacol Ther 2013 ; 51 : 924-931. PMID : 24120711

26) Mazaki T, Mado K, Masuda H, et al : A randomized trial of antibiotic prophylaxis for the prevention of surgical site infection after open mesh-plug hernia repair. Am J Surg 2014 ; 207 : 476-484. PMID : 24674827

CQ 4-2

予防抗菌薬投与の適切なタイミングは？

推 奨

エビデンスは乏しいが，執刀前60分以内の投与が望ましい **D, 2b** ．

解 説 　予防抗菌薬は執刀時に有効血中濃度に達していることが望ましく，Classenら[1]の報告をもとに執刀前1時間以内の投与が手術部位感染(SSI)予防に最もよいとされてきた．本クリニカルクエスチョン(CQ)では，2000年以降に発表された検討をもとに，予防抗菌薬投与の適切なタイミングを検討した．

エビデンスのまとめ 　執刀前1時間以内と，それ以前の投与でSSI発症率を比較した前向きコホート研究が3報あった[2-4]．総症例数は執刀前1時間以内が3,606例，それ以前が3,386例で，オッズ比(OR)は0.91(95％CI 0.71-1.15)と両群間に有意差を認めなかった．また，執刀前30分以内とそれ以前との比較を行った後方視的検討では，同じく統計学的な有意差を認めなかった[5]．2016年の世界保健機関(WHO)のSSI防止のためのガイドライン[6]では，13の観察研究(OBS)をもとにシステマティックレビュー(SR)を行った．執刀前120分以内と，それ以前の投与を比較した結果，ORは5.26(95％CI 3.29-8.39)で，執刀前120分以内の投与は有意にSSI発症率が低かった．しかし，この検討は2000年以前の3つのOBSをもとに行っていること，術式・予防抗菌薬の種類・術後の予防抗菌薬投与期間が異なる，もしくは不明である点でエビデンスレベルは低い(**エビデンスレベルD**)．

　以上のように，執刀前1時間以内に予防抗菌薬を投与することの有効性を統計学的に証明するに至らなかったが，執刀時に予防抗菌薬の十分な血中濃度に達していることが望ましい点は理論的に疑いない．また，多くの施設の実臨床として，執刀前1時間以内が定着しており，従来どおりの投与方法を推奨すべきと考えた．

引用文献

1) Classen DC, Evans RS, Pestotnik SL, et al：The timing of prophylactic administration of antibiotics and the risk of surgical-wound infection. N Engl J Med 1992；326：281-286．PMID：1728731

2) Kasatpibal N, Norgaard M, Sorensen HT, et al：Risk of surgical site infection and efficacy of antibiotic prophylaxis：a cohort study of appendectomy patients in Thailand. BMC Infect Dis 2006；6：111．PMID：16836755

3) Koch CG, Li L, Hixson E, et al：Is it time to refine? An exploration and simulation of optimal antibiotic timing in

general surgery. J Am Coll Surg 2013；217：628-635．PMID：23849901

4) Wu WT, Tai FC, Wang PC, et al：Surgical site infection and timing of prophylactic antibiotics for appendectomy. Surg Infect (Larchmt) 2014；15：781-785．PMID：25401521

5) El-Mahallawy HA, Hassan SS, Khalifa HI, et al：Comparing a combination of penicillin G and gentamicin to a combination of clindamycin and amikacin as prophylactic antibiotic regimens in prevention of clean contaminated wound infections in cancer surgery. J Egypt Natl Canc Inst 2013；25：31-35．PMID：23499204

6) World Health Organization：Global guidelines on the prevention of surgical site infection. World Health Organization, 2016.
http://www.who.int/gpsc/ssi-prevention-guidelines/en/（2018年8月7日閲覧）

CQ 4-3

予防抗菌薬の術中再投与のタイミングは？

推奨

予防抗菌薬の術中再投与がSSI発症率を低下させるという質の高い研究がないため，その有用性は定かではなく，また再投与の適切なタイミングを推奨する根拠もない C .

解 説
術中に予防抗菌薬の適切な血中濃度が維持されていることが，手術部位感染(SSI)予防に有効と考えられることから，1999年の米国疾病予防管理センター(CDC)のガイドラインでは長時間手術での予防抗菌薬の術中再投与が推奨された[1]．その際は抗菌薬血中半減期の1.5倍の時間を目安に再投与を行う方法が推奨されていた．しかし現在に至るまで，術中再投与がSSI発症率を低下させたとする質の高い研究は報告されていない．したがって，術中大量出血時や高度肥満例における再投与のタイミング調整についても明確な指針がない．

エビデンスのまとめ
本クリニカルクエスチョン(CQ)の文献検索期間以前の1991年に，再投与の有無がSSI発症率に与える影響を検討したランダム化比較試験(RCT)が報告されている[2]．この検討では待機大腸外科手術を対象としており，術中再投与はSSI発症率の低下につながらなかった．

消化器外科領域以外では，心臓外科手術1,548例の後方視的検討[3]において，240分以上の手術中にタイミングを問わず再投与を行った群と，再投与を行っていない群で比較したところ，両群間に統計学的な有意差を認めなかった［オッズ比(OR)1.01，95％CI 0.70-1.47］．ただし，この検討では，400分以上の手術のみでサブ解析を行うと，術中再投与群で有意にSSI発症率が低かったとしている．

以上のように，予防抗菌薬の術中再投与がSSI発症率の低下に寄与することを証明した質の高い研究は検索しえた範囲で見出せなかった．ただし，薬物動態学/薬力学(PK/PD)の観点から，術中に適切な抗菌薬血中濃度を維持すべきという考え方は合理的であり，術中再投与は望ましいと考えられる．一方で，適切な再投与のタイミングや，大量出血時のタイミング調整については明らかでない．

future research questions

・予防的抗菌薬の術中再投与のタイミングに関する質の高い研究が必要である
・予防的抗菌薬の術中再投与の，術中大量出血時や高度肥満例における再投与のタイミング調整に関する研究が必要である

引用文献

1) Mangram AJ, Horan TC, Pearson ML, et al：Guideline for prevention of surgical site infection, 1999. Hospital Infection Control Practices Advisory Committee. Infect Control Hosp Epidemiol 1999；20：250-278．PMID：10219875

2) Cuthbertson AM, McLeish AR, Penfold JC, et al：A comparison between single and double dose intravenous Timentin for the prophylaxis of wound infection in elective colorectal surgery. Dis Colon Rectum 1991；34：151-155．PMID：1993412

3) Zanetti G, Giardina R, Platt R：Intraoperative redosing of cefazolin and risk for surgical site infection in cardiac surgery. Emerg Infect Dis 2001；7：828-831．PMID：11791504

CQ 4-4

予防抗菌薬の投与期間は？

推奨

胃癌に対する待機胃切除術における予防抗菌薬の術前（3時間を超過した場合は術中追加も含む）のみの投与は，これに術後投与を加えた場合と比較してSSI発生率は増加しないため，術前（3時間を超過した場合は術中追加も含む）のみの投与を推奨する B, 2a ．
大腸癌に対する待機大腸切除術における予防抗菌薬の投与期間に関するエビデンスは乏しく，現時点では術前（3時間を超過した場合は術中追加も含む）のみの投与とこれに術後投与を加えた場合との有用性の相違は明らかではない C, 3 ．

　なお，今回の解析は開腹手術におけるデータが中心であり，腹腔鏡下手術での検討が今後の課題である．また，大腸手術においては，経口抗菌薬を加えた機械的腸管処置（MBP）を行うことを前提としている（**CQ3-9** 参照）．

解説

　準清潔手術における予防抗菌薬投与の有効性は以前より理解されていた．しかし，術後も予防抗菌薬投与を継続することの有効性については明らかではない．抗菌薬の投与期間の延長は，薬剤耐性化のリスクや，腸管での *Clostridium difficile*（もしくは *Clostridioides difficile*）の感染リスクにもつながると考えられる．そのため，2016年の世界保健機関（WHO）の手術部位感染（SSI）防止のためのガイドライン[1]をはじめとする各国のガイドラインでも，予防抗菌薬の投与期間は，術中のみあるいは術後24時間までが推奨されている．ただし，心血管系，整形外科領域では，術後も予防抗菌薬投与を継続することによるSSI予防のエビデンスが弱いながらも示されている．

　消化器外科手術は，清潔手術と比較してSSI発生率が高く，特に大腸手術は他の消化管手術よりもSSI発生率が高く，予防抗菌薬の投与なしでのSSI発症率は30〜40％にのぼる[2]．したがって，周術期の適切な予防抗菌薬投与は重要な問題であり，種々の術式で予防抗菌薬の投与期間の検討が行われてきた．そのため，本クリニカルクエスチョン（CQ）では予防抗菌薬の投与期間について取り上げ，準清潔手術の代表として胃切除術と，消化器外科手術のなかでも特にSSI発生率が高い大腸切除術の2つの術式に関する検討を行った．

　PubMed，医中誌およびハンドサーチを用い，胃切除または大腸切除（P），予防抗菌薬の術中投与のみ（単回投与）（I），術後投与も継続（複数回投与）（C）の条件で文献検索を行った．大腸切除術における予防抗菌薬投与期間の検討は多くの報告があったが，そのほとんどは2000年以前の古いものであった．2000年以降の報告として，胃切除術でランダム化比較試験（RCT）3報[3-5]，結腸切除術でRCT 2報[7,8]を抽出し，それぞれにメタアナリシスを行った．アウトカムとしてSSI発生率の低減，害として予防抗菌薬投与に伴う副作用を取

り上げた.

　胃切除術で抽出されたRCT4報[3-6)]は，すべて胃癌による待機胃切除術が対象であった.
そのうち，日本外科感染症学会の多施設研究(Takaganeら[6)])では，SSI発生率がより高い開
腹胃全摘術のみを対象としていた.予防抗菌薬投与に伴う副作用を検討した報告はなかっ
た.投与された予防抗菌薬は第一世代セフェムであるセファゾリン(CEZ)が3報[3-5)]，βラ
クタマーゼ阻害薬配合ペニシリン系抗菌薬であるアンピシリン/スルバクタム(S/A)が2
報[3,4)]であった.いずれのRCTも，予防抗菌薬の術中投与の方法は，麻酔導入後に初回投
与を行い，手術が3時間を超えた場合は，3時間ごとに追加投与を行っていた.単回投与
群での予防抗菌薬の投与方法は，3報では術中のみの投与であった[3-5)]が，Takaganeらの報
告[6)]では術後6時間後，18時間後の追加投与が行われていた.また，複数回投与群での術
後投与法はいずれも12時間ごとでの投与であり，計7回投与[3)]，2日間投与[4)]，計5回投与[5)]，
72時間投与[6)]されていた.

　後述するエビデンスのまとめに示すように，SSI発生率は，術中のみの予防抗菌薬投与
あるいは術後24時間以内の投与においても，術後2～3日間投与を継続するのと同等に抑
えられるとの結果であった.さらに，切開創SSIと臓器/体腔SSIに分けてSSI発生率をみ
ても，いずれも術中投与でも術後投与継続群と同等であった.また，Mohriら[3)]はCEZ投
与群とS/A投与群でのSSI発生率を比較し，9.5%(23/243例)vs.8.6%(21/243例)と有意差が
ないことも報告している.さらに，抗菌薬の長期投与の害として，耐性菌の出現や抗菌薬
投与に関連する副作用の出現，コスト増大などが考えられ，術中投与のみあるいは術後
24時間以内投与の益が害を上まわると判断した.以上の解析結果より，胃癌に対する待
機胃切除術における予防抗菌薬投与は術中投与のみにすることを推奨する(推奨度2a).

　次に，大腸切除術で抽出されたRCT2報[7,8)]はいずれも大腸癌に対する大腸切除術が対象
であった.いずれの検討でも術前機械的腸管処置(MBP)は行われていたが，術前の予防
抗菌薬投与については，Suzukiら[8)]は前日にカナマイシン(KM)0.5g，メトロニダゾール
0.5gを投与していたが，Fujitaら[7)]は行っていなかった.また，予防抗菌薬の投与方法は，
Fujitaらは麻酔導入後にセフメタゾール(CMZ)の単回投与のみで，手術が延長した場合の
追加投与はなく，術後投与についても術後8時間後，16時間後の2回のみであった.一方，
Suzukiらは，皮切前にフロモキセフ(FMOX)を投与し，手術が3時間を超えた場合に追加
投与を行った.また，術後は12時間ごとに計4日間の投与を行った.SSI発生率は2報で検
討され，術中投与のみでも術後投与継続群に比して有意なSSI発生率の増加はみられな
かった.しかし，RCTが2報しか存在せず，また症例数も各群とも約350例と十分ではな
い.さらに，各報告で術中の追加投与の有無や，術後の投与期間が大きく異なっているた
め，今回の2報の結果をもって大腸癌における待機大腸切除術において予防抗菌薬の単回
投与を推奨できるかどうかを結論づけることは困難であると判断した.

**エビデンス
のまとめ**　　　胃切除術における予防抗菌薬投与期間に関するエビデンス総体を表4-5に示す.また，
胃切除術における予防抗菌薬の単回投与と複数回投与におけるSSI発生率のforest plotを表
4-6に示す.単回投与群と複数回投与群を比較したRCTは，2000～2017年までの間に4報
が抽出された[3-6)].アウトカムであるSSI発生率の低減に対しては，4報すべてで検討され
ていた.このうちTakaganeらの報告[6)]は，介入群が術後24時間以内投与と術後も投与して
おり，他の3報と異なる.このため同列に解析対象とすることは困難と判断した.残りの

CQ 4-4　083

3報の総症例数は術前・術中投与群が583例，術後投与継続群が583例で，リスク比（RR）は0.97（95％CI 0.55-1.68）であり，術前・術中投与群においても有意にSSI発生率を増加させなかった．ただし，母集団症例数も十分な数ではないことから，**エビデンスレベルB**とした．

大腸切除術における予防抗菌薬投与期間に関するメタアナリシスの結果を**表4-5**に，forest plotを**表4-7**に示す．単回投与群と複数回投与群を比較したRCTは，2000〜2017年までの間に2報が抽出された．総症例数は単回投与群が369例，複数投与群が368例で，RRは1.46（95％CI 0.87-2.48）であった．大腸癌における待機大腸切除術においても，単回投与は複数回投与と比較して有意にSSI発生率を増加させなかった．しかし，RCTが2報しかなく，母集団症例数が少なく，さらに2報間で対照群と介入群が大きく異なることから，**エビデンスレベルC**とした．

future research questions

・腹腔鏡下の種々の手術における抗菌薬投与期間について検討する必要がある

表4-5 胃切除術および大腸切除術における予防抗菌薬投与期間によるSSI発生率への影響

エビデンス総体

アウトカム	研究デザイン/研究数	バイアスリスク*	非一貫性*	不精確*	非直接性*	その他（出版バイアスなど）*	上昇要因（観察研究）*	対照群分母	対照群分子	(%)	介入群分母	介入群分子	(%)	効果指標（種類）	効果指標統合値	信頼区間	エビデンスの強さ**	重要性***	コメント
胃切除後SSI発生率	RCT/3	0	-1	0	0	0		583	47	8.1	583	46	7.9	RR	0.97	0.55–1.68	中(B)	9	
大腸切除後SSI発生率	RCT/2	-1	0	0	-1	0		368	32	8.7	369	48	13.0	RR	1.46	0.87–2.48	中(B)	9	

リスク人数（アウトカム率）

表4-6 胃切除術における予防抗菌薬の術前・術中のみ，または術後投与によるSSI発生率への影響（forest plot）

Study or Subgroup	術前・術中投与のみ Events	術前・術中投与のみ Total	術後投与あり Events	術後投与あり Total	Weight	Risk Ratio M-H, Random, 95 % CI	Risk Ratio M-H, Random, 95 % CI
Mohri ら (2007)[3]	23	243	21	243	41.6 %	1.10 [0.62–1.93]	
Haga ら (2012)[5]	8	176	16	179	28.0 %	0.51 [0.22–1.16]	
Imamura ら (2012)[4]	15	164	10	161	30.4 %	1.47 [0.68–3.18]	
Total (95 % CI)		583		583	100.0 %	0.97 [0.55–1.68]	
Total events	46		47				

Heterogeneity：Tau^2=0.11；Chi^2=3.67, df=2（P=0.16）；I^2=45%
Test for overall effect：Z=0.12（P=0.90）

表4-7 大腸切除術における予防抗菌薬の単回または複数回投与によるSSI発生率への影響（forest plot）

Study or Subgroup	術前・術中投与のみ Events	術前・術中投与のみ Total	術後投与あり Events	術後投与あり Total	Weight	Risk Ratio M-H, Random, 95 % CI	Risk Ratio M-H, Random, 95 % CI
Fujita ら (2007)[7]	32	190	17	187	56.6 %	1.85 [1.07–3.22]	
Suzuki ら (2011)[8]	16	179	15	181	43.4 %	1.08 [0.55–2.12]	
Total (95 % CI)		369		368	100.0 %	1.46 [0.87–2.48]	
Total events	48		32				

Heterogeneity：Tau^2=0.05；Chi^2=1.48, df=1（P=0.22）；I^2=33%
Test for overall effect：Z=1.42（P=0.15）

引用文献

1) World Health Organization：Global guidelines on the prevention of surgical site infection. World Health Organization, 2016.
   http://www.who.int/gpsc/ssi-prevention-guidelines/en/（2018年8月7日閲覧）

2) Huges ES, McDermott FT, White A, et al：Cephaloridine prophylaxis in resection of the large intestine. Aust NZ Sur 1979；49：434-437．PMID：387019

3) Mohri Y, Tonouchi H, Kobayashi M, et al：Randomized clinical trial of single- versus multiple-dose antimicrobial prophylaxis in gastric cancer surgery. Br J Surg 2007；94：683-688．PMID：17514671

4) Imamura H, Kurokawa Y, Tsujinaka T, et al：Intraoperative versus extended antimicrobial prophylaxis after gastric cancer surgery: a phase 3, open-label, randomized controlled, non-inferiority trial. Lancet Infect Dis 2012；12：381-387．PMID：22297080

5) Haga N, Ishida H, Ishiguro T, et al：A prospective randomized study to assess the optimal duration of intravenous antimicrobial prophylaxis in elective gastric cancer surgery. Int Surg 2012；97：169-176．PMID：23102084

6) Takagane A, Mohri Y, Konishi T, et al：Randomized clinical trial of 24 versus 72 h antimicrobial prophylaxis in patients undergoing open total gastrectomy for gastric cancer. Br J Surg 2017；104：e158–e164．PMID：28121044

7) Fujita S, Saito N, Yamada T, et al：Randomized, multicenter trial of antibiotic prophylaxis in elective colorectal surgery: single dose vs 3 doses of a second-generation cephalosporin without metronidazole and oral antibiotics. Arch Surg 2007；142：657-661．PMID：17638804

8) Suzuki T, Sadahiro S, Maeda Y, et al：Optimal duration of prophylactic antibiotic administration for elective colon cancer surgery: a randomized, clinical trial. Surgery 2011；149：171-178．PMID：20655559

第 **5** 章

術中処置

CQ 5-1

スクラブ法とラビング法では，どちらがSSI 予防に有用か？

推奨

スクラブ法とラビング法ではSSI 予防効果において同等であり，いずれかを適切に行えばよい A, 推奨なし .

解 説

　手術前の手指衛生の方法については，従来の流水と石鹸による手洗い（スクラブ法）に代わって，アルコール手指消毒薬によるラビング法が多く行われるようになっている．欧米のいくつかのガイドライン[1-3]では，これらの方法の比較が検討されているが，いずれの方法が優れているかは確認されていない．

　アウトカムとして，手術部位感染（SSI）発生率を対象とした介入研究では，どの研究においてもいずれの方法の優位性も確認されていない[4-6]．また，SSI 発生率をアウトカムとした観察研究（OBS）でも，いずれの方法の優位性も確認されていない[7-9]．

　これらとは別に，コロニー形成単位（CFU）をアウトカムとした介入研究もあるが[10-12]，CFU がSSI の発生に直接影響するという根拠は乏しい．また，細菌検出率をアウトカムとした前向き研究[11]もあるが，この細菌検出率もSSI に直接影響するという根拠に乏しい．

　コストに関する検討を材料費が同一であるわが国の報告をみると，スクラブ法に比べてラビング法の費用が安価であるという報告が散見されるが[12,13]，症例数も少なくエビデンスレベルは低い．

エビデンスのまとめ

　SSI 発生率をアウトカムとした介入研究（RCT）は3 報[4-6]確認され，SSI 発生率をアウトカムとしたOBS は3 報[7-9]確認され，CFU をアウトカムとしたRCT は3 報[10-12]確認された．いずれのメタアナリシスにおいても，いずれの方法の優位性も確認されていない．

表5-1 スクラブ法とラビング法によるSSI 発生率の比較（RCT）

エビデンス総体

アウトカム	研究デザイン/研究数	バイアスリスク*	非一貫性*	不精確*	非直接性*	その他(出版バイアスなど)*	上昇要因(観察研究)*	リスク人数（アウトカム率）						効果指標(種類)	効果指標統合値	信頼区間	エビデンスの強さ**	重要性***	コメント
								対照群分母	対照群分子	(%)	介入群分母	介入群分子	(%)						
SSI発生率	RCT/3	-1	0	0	0	0	0	3959	193	4.87	4061	191	4.76	RR	1.037	0.853–1.260	中(B)	9	

表5-2 スクラブ法とラビング法によるSSI発生率の比較（OBS）

エビデンス総体

アウトカム	研究デザイン/研究数	バイアスリスク*	非一貫性*	不精確*	非直接性*	その他（出版バイアスなど）*	上昇要因（観察研究）*	対照群分母	対照群分子	（%）	介入群分母	介入群分子	（%）	効果指標（種類）	効果指標統合値	信頼区間	エビデンスの強さ**	重要性***	コメント
								リスク人数（アウトカム率）											
SSI発生率	OBS/3	-1	-1	0	0	0	0	2575	117	4.54	2860	118	4.13	OR	1.106	0.852–1.437	中（B）	7	

引用文献

1) Surgical site infection：evidence update 43（June 2013）. London：National Institute for Health and Care Excellence（NICE）, 2013.
http://www.nice.org.uk/guidance/cg74/evidence/evidence-update-241969645（2018年8月7日閲覧）

2) Anderson DJ, Podgorny K, Berríos-Torres SI, et al：Strategies to prevent surgical site infections in acute care hospitals：2014 update. Infect Control Hosp Epidemiol 2014；35：605-627. PMID：24799638

3) World Health Organization：Global guidelines on the prevention of surgical site infection.
http://www.who.int/gpsc/ssi-guidelines/en/（2018年8月7日閲覧）

4) Parienti JJ, Thibon P, Heller R, et al：Antisepsie Chirurgicale des mains Study Group. Hand-rubbing with an aqueous alcoholic solution vs traditional surgical hand-scrubbing and 30-day surgical site infection rates：a randomized equivalence study. JAMA 2002；288：722-727. PMID：12169076

5) Al-Naami MY, Anjum MN, Afzal MF, et al：Alcohol-based hand-rub versus traditional surgical scrub and the risk of surgical site infection：a randomized controlled equivalent trial. EWMA J 2009；9：5-10. PMID：なし

6) Nthumba PM, Stepita-Poenaru E, Poenaru D, et al：Cluster-randomized, crossover trial of the efficacy of plain soap and water versus alcohol-based rub for surgical hand preparation in a rural hospital in Kenya. Br J Surg 2010；97：1621-1628. PMID：20878941

7) Marchand R, Theoret S, Dion D, et al：Clinical implementation of a scrubless chlorhexidine/ethanol pre-operative surgical hand rub. Can Oper Room Nurs J 2008；26：21-22, 26, 29-31. PMID：18678198

8) Adjoussou S, Konan Blé R, Séni K, et al：Value of hand disinfection by rubbing with alcohol prior to surgery in a tropical setting. Med Trop（Mars）2009；69：463-466.［Article in French］PMID：20025174

9) 深田民人, 藤井　昭：SSIからみた手術時手洗い法. 外科 2008；70：261-265. 医中誌ID：2008126295

10) Parienti JJ, Thibon P, Heller R, et al：Antisepsie Chirurgicale des mains Study Group. Hand-rubbing with an aqueous alcoholic solution vs traditional surgical hand-scrubbing and 30-day surgical site infection rates：a randomized equivalence study. JAMA 2002；288：722-727. PMID：12169076

11) Hajipour L, Longstaff L, Cleeve V, et al：Hand washing rituals in trauma theatre：clean or dirty? Ann R Coll Surg Engl 2006；88：13-15. PMID：16460630

12) 酒井希代子, 飯塚真理子, 木本久子：ラビング法導入に伴う効果の分析：経済面（コスト）とSSIの観点から. 日本手術医学会誌 2010；31：358-360. 医中誌ID：2011192215

13) 柳本宗哉, 直井香織, 大城智子, ほか：A病院の手術室における手洗い方法の比較検討：ウォーターレス法とスクラブ・ラビング2段階法の比較. 沖縄県看護研究学会集録 2012；28：93-96. 医中誌ID：2013250021

CQ 5-2

消化器外科手術の術野消毒では，どの消毒薬がSSI発生予防に有用か？

推奨

アルコール含有クロルヘキシジングルコン酸塩（クロルヘキシジン）の使用が推奨される **B, 2ε**. ただし，日本で使用できるクロルヘキシジン濃度の違いや，アルコールを使用するため，熱傷，アレルギーなどに気をつける必要がある.

解説

　　手術野となる皮膚の消毒には主にポビドンヨードあるいはアルコール含有クロルヘキシンジングルコン酸塩（クロルヘキシジン）が汎用されている. 2016年の世界保健機構（WHO）の手術部位感染（SSI）防止のためのガイドラインではアルコール含有クロルヘキシジンの使用が強く推奨されているが，消化器外科手術においてどちらの消毒薬がSSI発生予防に有用であるかを明らかにする臨床的意義は大きい.

　　PubMedおよび医中誌を用いて検索を行った結果，最終的にランダム化比較試験（RCT）3報[1-3]を選択し，消化器外科手術患者のみを抽出してメタアナリシスを行った. これらの3つの報告は，いずれもアルコール含有クロルヘキシジンとアルコール非含有ポビドンヨードのSSI予防効果について検討していた. 消化器外科手術患者においては，アルコール含有クロルヘキシジンを使用することによりポビドンヨード使用と比較してSSI発生率の低下が認められた（表5-3，表5-4）.

　　しかしながら，本推奨にはいくつかの注意点がある. Sistlaら[1]の報告は，清潔手術である鼠径ヘルニア患者を対象に，2.5％クロルヘキシジンと10％ポビドンヨードで比較しており，Darouicheら[2]の研究は，消化器外科手術を含む準清潔手術を対象に，2.0％クロルヘキシジンと10％ポビドンヨードで比較していた. Srinivasら[3]の研究は，準清潔手術である上部消化器外科手術を対象に，0.5％クロルヘキシジンと5％ポビドンヨードで比較したRCTである. したがって，ここで対象とした報告には，クロルヘキシジンおよびポビドンヨード濃度に不均一性が認められる. また，わが国では1.0％を超えるクロルヘキシジンは使用できず，わが国で使用できるクロルヘキシジン濃度での有用性を評価する臨床研究が必要である. さらに，アルコール含有クロルヘキシジンの使用に際しては，使用後十分に乾燥させないと電気メスを使用した場合に引火する危険性が指摘されており，十分な対策を周知したうえで使用することが望ましい. わが国ではアルコール含有消毒薬で8例の手術室火災が報告されている. 加えて，消毒薬に含まれる成分に対するアレルギーの有無を確認したうえで使用する必要がある. 解析を行った報告では，消毒薬に関する有害事象の検討が行われていたのは1報のみであり，注意する必要がある.

　　なお，アルコール不耐症の患者では，アルコール非含有クロルヘキシジンを使用するこ

とを推奨する.

　近年，わが国ではオラネキシジンが使用可能となった．オラネキシジンは各種のグラム陽性および陰性の一般細菌のみならず，メチシリン耐性黄色ブドウ球菌（MRSA），バンコマイシン耐性腸球菌（VRE），緑膿菌，セラチア菌，セパシア菌など外皮用消毒薬に抵抗性を示す細菌に対しても殺菌力をもち[4]，消化器外科領域での術野消毒の有効性が期待されるが，今後の検討が待たれる．

エビデンスのまとめ

　手術野皮膚消毒に関するエビデンス総体を表5-3に示す．本解析ではRCT 3報[1-3]を用いた．ただし，1報は対象が鼠径ヘルニア手術，1報は消化器外科以外の領域も含む準清潔手術，1報は上腹部消化器外科手術症例を対象としている．SSI発生率は，リスク比（RR）0.63（95%CI 0.47-0.83）とアルコール含有クロルヘキシジン使用群がアルコール非含有ポビドンヨード群に比べて有意に低下していた（表5-4）.

　以上の解析結果から，消化器外科手術におけるアルコール含有クロルヘキシジン使用はSSI発生率を低下させる可能性がある（エビデンスレベルB）.

future research questions

・わが国で使用可能なクロルヘキシジン濃度でのSSI予防効果に関する検討が必要である
・消化器外科領域におけるアルコール含有クロルヘキシジンとアルコール含有ポビドンヨードでのSSI予防効果に関する検討が必要である

表5-3 消化器外科手術におけるアルコール含有クロルヘキシジンとアルコール非含有ポビドンヨードによるSSI予防効果

エビデンス総体

アウトカム	研究デザイン/研究数	バイアスリスク*	非一貫性*	不精確*	非直接性*	その他（出版バイアスなど）*	上昇要因（観察研究）*	対照群分母	対照群分子	(%)	介入群分母	介入群分子	(%)	効果指標（種類）	効果指標統合値	信頼区間	エビデンスの強さ**	重要性***	コメント
SSI発生率	RCT/3	-1	0	-1	0	0	0	113	692		68	655		RR	0.64	0.48–0.84	中(B)	9	

表5-4 消化器外科手術におけるアルコール含有クロルヘキシジンとアルコール非含有ポビドンヨードによるSSI予防効果の比較（forest plot）

Study or Subgroup	アルコール含有クロルヘキシジン Events	Total	アルコール非含有ポビドンヨード Events	Total	Weight	Risk Ratio M-H, Random, 95 % CI
Darouiche ら (2010)[2]	37	297	63	308	56.3 %	0.61 [0.42–0.88]
Sistla ら (2010)[1]	14	200	19	200	17.9 %	0.74 [0.38–1.43]
Srinivas ら (2015)[3]	17	158	31	184	25.8 %	0.64 [0.37–1.11]
Total (95 % CI)		655		692	100.0 %	0.64 [0.48–0.84]
Total events	68		113			

Heterogeneity：Tau^2=0.00；Chi^2=0.24, df=2(P=0.89)；I^2=0 %
Test for overall effect：Z=3.14(P=0.002)

引用文献

1) Sistla SC, Prabhu G, Sistla S, et al：Minimizing wound contamination in a 'clean' surgery：comparison of chlorhexidine-ethanol and povidone-iodine. Chemotherapy 2010；56：261-267．PMID：20693796

2) Darouiche RO, Wall MJ Jr, Itani KM, et al：Chlorhexidine-Alcohol versus Povidone-Iodine for Surgical-Site Antisepsis. N Engl J Med 2010；362：18-26．PMID：20054046

3) Srinivas A, Kaman L, Raj P, et al：Comparison of the efficacy of chlorhexidine gluconate versus povidone iodine as preoperative skin preparation for the prevention of surgical site infections in clean-contaminated upper abdominal surgeries. Surg Today 2015；45：1378-1384．PMID：25381486

4) 針原　康，伊藤正俊，大江基貴，ほか：新規殺菌消毒薬OPB-2045G液（オラネジン消毒液1.5％）の臨床第Ⅲ相試験成績．日本外科感染症学会雑誌 2015；12：137-148．医中誌ID：2015321665

CQ 5-3

粘着式ドレープは SSI 予防に有用か？

推奨

粘着式ドレープ使用による創感染予防効果は明らかでない C, 3 .

解説

　　準清潔手術が大半を占める消化器外科手術では，手術操作中に切開創の汚染が最小限となるよう留意しているにもかかわらず，切開創手術部位感染(SSI)はある一定の頻度で発生する．従来，覆布などにより創汚染が最小限になるよう様々な工夫がなされてきたが，切開創の被覆が十分でなく，その予防効果については不十分であると考えられてきた．創部被覆の逸脱を防ぐために粘着式ドレープが使用可能である．

　　PubMed および医中誌を用いて検索を行った結果，最終的にランダム化比較試験(RCT)3報[1-3]および観察研究(OBS)1報[4]を抽出した．OBSでは，粘着式ドレープ使用群で有意にSSI発生率が低減していたが，RCT3報のメタアナリシスを行った結果，SSI予防効果について粘着式ドレープ使用群と非使用群の間に有意な差は認められなかった．

　　以上の解析結果から，消化器外科手術における粘着式ドレープ使用によるSSI予防効果は明らかではない(**エビデンスレベルC**)．

エビデンスのまとめ

　　RCT3報はすべて切開創SSIを一次評価項目にしている研究であった．メタアナリシスの結果，粘着式ドレープを使用した群と使用しなかった群で切開創SSI発生率に有意な差は認められなかった［リスク比(RR)0.60，95％CI 0.38-0.93］(**表5-5，表5-6**)．

表5-5 消化器外科手術における粘着式ドレープ使用によるSSI発生率への影響

エビデンス総体

アウトカム	研究デザイン/研究数	バイアスリスク*	非一貫性*	不精確*	非直接性*	その他(出版バイアスなど)*	上昇要因(観察研究)*	対照群分母	対照群分子	(%)	介入群分母	介入群分子	(%)	効果指標(種類)	効果指標統合値	信頼区間	エビデンスの強さ**	重要性***	コメント
								リスク人数（アウトカム率）											
SSI発生率	RCT/3	-1	-1	-1	-1	0	0	96	982	9.8	1053	111	10.5	RR	1.08	0.84–1.40	弱(C)	5	
SSI発生率	OBS/1	-2	-2	-2	-2	0	+2	174	21	12.1	122	4	3.3	OR	0.25	0.08–0.74	非常に弱(D)	1	

表5-6 消化器外科手術における粘着式ドレープ使用による SSI 発生率の比較（forest plot）

Study or Subgroup	粘着式ドレープ使用 Events	Total	対照群 Events	Total	Weight	Risk Ratio M-H, Random, 95 % CI	Risk Ratio M-H, Random, 95 % CI
Jackson ら（1971）[1]	67	473	52	448	58.1 %	1.22 [0.87–1.71]	
Psaila ら（1977）[2]	8	51	10	47	9.4 %	0.74 [0.32–1.71]	
Dewan ら（1987）[3]	36	529	34	487	32.5 %	0.97 [0.62–1.53]	
Total（95 % CI）		1053		982	100.0 %	1.08 [0.84–1.40]	
Total events	111		96				

Heterogeneity：$Tau^2=0.00$；$Chi^2=1.49$, df=2（$P=0.47$）；$I^2=0$ %
Test for overall effect：$Z=0.60$（$P=0.55$）

引用文献

1) Jackson DW, Pollock AV, Tindal DS：The value of a plastic adhesive drape in the prevention of wound infection. A controlled trial. Br J Surg 1971；58：340-342．PMID：4930141

2) Psaila JV, Wheeler MH, Crosby DL：The role of plastic wound drapes in the prevention of wound infection following abdominal surgery. Br J Surg 1977；64：729-732．PMID：922295

3) Dewan PA, Van Rij AM, Robinson RG, et al：The use of an iodophor-impregnated plastic incise drape in abdominal surgery--a controlled clinical trial. Aust N Z J Surg 1987；57：859-863．PMID：3326567

4) Yoshimura Y, Kubo S, Hirohashi K, et al：Plastic Iodophor Drape during Liver Surgery Operative Use of the Iodophor-impregnated Adhesive Drape to Prevent Wound Infection during High Risk Surgery. World J Surg 2003；27：685-688．PMID：12732986

CQ 5-4

創縁保護器具は SSI 予防に有用か？

推奨

創縁保護器具，特にダブルリング創縁保護器具はSSI予防に有用である A, 2a．

解説

準清潔手術が大半を占める消化器外科手術では，手術操作中に切開創の汚染が最小限となるよう留意しているにもかかわらず，切開創手術部位感染(SSI)はある一定の頻度で発生する．従来，覆布などにより創汚染が最小限になるよう様々な工夫がなされてきたが，切開創の被覆が十分でなく，その予防効果については不十分であると考えられてきた．近年，創部被覆の逸脱を防ぐためにシングルリングあるいはダブルリングの創縁保護器具が使用可能となっている．

PubMedおよび医中誌を用いて検索を行った結果，最終的にランダム化比較試験(RCT)8報[1-8]を抽出し，メタアナリシスを行った．メタアナリシスにあたっては，SSI予防効果をアウトカムとした．創縁保護器具を使用した群で有意に切開創SSIが減少していた．

コストについては1件の報告[9]があるが，創縁保護器具の使用により全医療費を削減する効果は認められなかった．

以上の解析結果から，消化器外科手術患者における創縁保護器具の使用はSSI予防に有用である(**エビデンスレベルA**)．

しかしながら，本推奨にはいくつかのlimitationがある．第一は，シングルリング創縁保護器具およびダブルリング創縁保護器具が使用されており，これらの使用器具間にSSI発生率の差はないかである．第二は，近年増加傾向である腹腔鏡下手術に対する創縁保護器具の使用に関する報告はなく，対象がすべて開腹手術であることである．

エビデンスのまとめ

RCT8報は，切開創SSIを一次評価項目にしている5つの研究と，全SSIを一次評価項目にしている3つの研究である．一次評価項目の結果を解析すると，創縁保護器具を使用した群で有意に切開創SSIが減少していた［リスク比(RR)0.60，95％CI 0.38-0.93］．また，切開創SSIに関しても，創縁保護器具を使用した群で有意に切開創SSIが減少していた(RR 0.53，95％CI 0.30-0.94)(**表5-7**，**表5-8**)．

以上の解析結果から，消化器外科手術において，開腹手術における創縁保護器具使用はSSI発生率を低下させる可能性があると判断した．

また，シングルリング創縁保護器具を使用した群では対照群と比較して有意な差は認め

CQ 5-4　095

られなかったが，ダブルリング創縁保護器具を使用した群では対照群と比較して有意な切開創SSI発生予防効果が認められた．

しかし，大腸手術と非大腸手術に分けて解析すると，大腸手術では創縁保護器具の使用による有意なSSI発生予防効果がみられたが，非大腸手術では有意な効果はみられなかった．

表5-7 消化器外科手術における創縁保護器具使用によるSSI発生率への影響

アウトカム	研究デザイン/研究数	バイアスリスク*	非一貫性*	不精確*	非直接性*	その他(出版バイアスなど)*	上昇要因(観察研究)*	対照群分母	対照群分子	(%)	介入群分母	介入群分子	(%)	効果指標(種類)	効果指標統合値	信頼区間	エビデンスの強さ**	重要性***	コメント
SSI発生率	RCT/8	-1	-1	0	0	0	0	1062	240		1084	176		SSI	0.6	0.39-0.92	強(A)	8	SSIと切開創SSIが混在
SSI発生率(大腸手術)	RCT/7	-1	-1	-1	-1	0	0	661	147		664	100		SSI	0.55	0.31-0.96	中(B)	8	
SSI発生率(大腸手術以外)	RCT/4	-1	0	0	0	0	0	326	58		366	41		SSI	0.65	0.41-1.03	弱(C)	6	
SSI発生率(シングルリング使用)	RCT/4	-1	0	0	0	0	0	808	196		814	164		SSI	0.81	056-1.17	非常に弱(D)	6	
SSI発生率(ダブルリング使用)	RCT/4	-1	0	0	0	0	0	254	44		270	12		SSI	0.27	0.12-0.60	弱(C)	6	
SSI発生率(切開創)	RCT/8	-1	0	0	0	0	0	1040	209		1058	141		ISSI	0.49	0.27-0.88	中(B)	8	
SSI発生率(大腸手術の切開創)	RCT/6	-1	0	-1	0	0	0	518	83		520	83		ISSI	0.53	0.24-1.17	弱(C)	5	
SSI発生率(大腸手術以外の切開創)	RCT/3	-1	0	0	0	0	0	205	32		238	22		ISSI	0.36	0.07-1.68	弱(C)	4	
死亡率	RCT/3	-1	0	0	0	0	0	770	17		780	17		mortality	0.98	0.49-1.94	中(B)	9	
コスト(ポンド)	RCT/1	-1	0	0	0	0	0	5130	4477		5420	4726		cost	290	-375.44-955.44	非常に弱(D)	1	

表5-8 消化器外科手術における創縁保護器具使用によるSSI予防効果(forest plot)

Study or Subgroup	創縁保護器具 Events	Total	対照群 Events	Total	Weight	Risk Ratio M-H, Random, 95 % CI	Risk Ratio M-H, Random, 95 % CI
Horiuchi ら (2007)[5]	8	111	16	110	13.3 %	0.50 [0.22-1.11]	
Lee ら (2009)[3]	1	61	7	48	3.6 %	0.11 [0.01-0.88]	
Reid ら (2010)[4]	3	64	15	66	8.5 %	0.21 [0.06-0.68]	
Lauscher ら (2012)[1]	10	46	6	47	11.5 %	1.70 [0.67-4.30]	
Baier ら (2012)[2]	10	99	23	101	15.2 %	0.44 [0.22-0.88]	
Cheng ら (2012)[3]	0	34	6	30	2.1 %	0.07 [0.00-1.16]	
Pinkney ら (2013)[8]	91	369	93	366	23.5 %	0.97 [0.76-1.25]	
Mihaljevic ら (2014)[7]	53	300	74	294	22.4 %	0.70 [0.51-0.96]	
Total (95 % CI)		1084		1062	100.0 %	0.60 [0.39-0.92]	
Total events	176		240				

Heterogeneity：Tau^2=0.18；Chi^2=21.43, df=7(P=0.003)；I^2=67 %
Test for overall effect：Z=2.36(P=0.02)

創縁保護器具　対照群

引用文献

1) Lauscher JC, Grittner F, Stroux A, et al：Reduction of wound infections in laparoscopic-assisted colorectal resections by plastic wound ring drapes（REDWIL）?--A randomized controlled trial. Langenbecks Arch Surg 2012；397：1079-1085. PMID：22526415

2) Baier P, Kiesel M, Kayser C, et al：Ring drape do not protect against surgical site infections in colorectal surgery：a randomised controlled study. Int J Colorectal Dis 2012；27：1223-1228. PMID：22584293

3) Cheng KP, Roslani AC, Sehha N, et al：ALEXIS O-Ring wound retractor vs conventional wound protection for the prevention of surgical site infections in colorectal resections（1）. Colorectal Dis 2012；14：e346-351. PMID：22568647

4) Reid K, Pockney P, Draganic B, et al：Barrier wound protection decreases surgical site infection in open e ective colorectal surgery：a randomized clinical trial. Dis Colon Rectum 2010；53：1374-1380. PMID：20847618

5) Horiuchi T, Tanishima H, Tamagawa K, et al：Randomized, controlled investigation of the anti-infective properties of the Alexis retractor/protector of incision sites. J Trauma 2007；62：212-215. PMID：17215757

6) Lee P, Waxman K, Taylor B, et al：Use of wound-protection system and postoperative wound-infection rates in open appendectomy：a randomized prospective trial. Arch Surg 2009；144：872-875. PMID：なし

7) Mihaljevic AL, Schirren R, Özer M, et al：Multicenter double-blinded randomized controlled trial of standard abdominal wound edge protection with surgical dressings versus coverage with a sterile circular polyethylene drape for prevention of surgical site infections：a CHIR-Net trial（BaFO; NCT01181206）. Ann Surg 2014；260：730-737. PMID：25379844

8) Pinkney TD, Calvert M, Bartlett DC, et al：Impact of wound edge protection devices on surgical site infection after laparotomy：multicentre randomised controlled trial（ROSSINI Trial）. BMJ 2013；347：f4305. PMID：23903454

9) Gheorghe A, Roberts TE, Pinkney TD, et al：The cost-effectiveness of wound-edge protection devices compared to standard care in reducing surgical site infection after laparotomy：an economic evaluation alongside the ROSSINI trial. PLoS One 2014；9：e95595. PMID：24748154

CQ 5-5

術中の手袋交換や二重手袋，術中再手洗いは SSI 予防に有用か？

推奨

二重手袋がSSI発生率低下に寄与する質の高いエビデンスがなく，消化器外科手術における有用性は明らかでない **D**．また，手袋交換のSSI予防効果は示されていない **C**．しかし，手袋破損は二重手袋内側で有意に少ない **A**．

SSI発生率減少の有用性は明確でないが，手袋破損予防による職業感染減少の可能性は示され，安全性の観点から二重手袋装着が推奨される **A, 2b**．術中の手袋交換，再手洗いについては言及できない．

解説

2016年の世界保健機関(WHO)の手術部位感染(SSI)防止のためのガイドラインでは，エビデンスの不足から二重手袋や手袋交換の推奨に言及することはできないとされている[1]．しかし，滅菌手袋の使用，再利用の禁止，二重手袋を術野(患者側)，術者(医療従事者側)ともにcontaminationを減少させる効果が期待できるために一般的に推奨されている旨を特記している．2014年の米国病院疫学学会／米国感染症学会(SHEA/IDSA)のPractice Recommendationでは，すべての手術メンバーは二重手袋を装着すべきで，破損がみられた場合は交換することを推奨している[2]．

消化器外科領域において，手袋交換や二重手袋，術中再手洗いのSSI予防効果を検証するために本クリニカルクエスチョン(CQ)を取り上げた．

PubMedおよび医中誌を用いて検索を行った結果，消化器外科領域において二重手袋のSSI予防効果を検討したランダム化比較試験(RCT)，観察研究(OBS)は存在しなかった．二重手袋のSSI予防効果に関する研究はヘルニア手術，脳シャント手術での2つの症例対照研究が抽出された[3,4]．二重手袋と一重手袋の破損に関する比較は5つのRCTが抽出された[5-9]．手袋交換のSSI予防効果に関しては消化器外科手術ではRCTはなく，帝王切開でのRCTが1報と，消化器外科手術での症例対照研究が2つ抽出された[10-12]．再手洗いのSSI予防効果は大腸癌における大腸切除術でのRCTが1報抽出された[13]．OBSはなかった．以上をSSI予防効果と手袋破損に分けてメタアナリシスを行った．消化器外科手術ではなかったが，二重手袋のOBSでSSI予防効果がみられた．手袋破損は，一重手袋で二重手袋の内側手袋よりも有意に多かった．手袋交換の2つのOBSでは有意差がなかった．術中再手洗いのSSI予防効果に関しては，1つのRCTで逆にSSIが増加していた．ただしドレープ交換も同時に行っており，再手洗いのみがSSIに影響したかどうかは不明である[12]．

以上の解析結果から，消化器外科手術におけるSSI予防を目的とした二重手袋，手袋交換，再手洗いに関する推奨には言及できないが，手袋破損が医療従事者への職業感染リス

クとなる可能性があるため，安全性の観点から二重手袋装着を推奨する（**エビデンスレベルA**）．術中の手袋交換，再手洗いについては言及できない．

本検討における limitation を以下に示す．コストを検討した報告がないこと，手袋破損が医療従事者への職業感染リスクを真に表すかどうか不明であることがあげられる．また，二重手袋による手術操作性の低下を訴える外科医がいるが，その根拠は示されていない．さらに，汚染手術における二重手袋や手袋交換の有用性についても不明である．

エビデンスのまとめ

二重手袋，手袋交換，再手洗いと SSI 発生率，手袋破損のエビデンス総体を**表 5-9** に示す．二重手袋に関する 2 つの OBS は清潔創が対象であり症例対照研究であったが，オッズ比（OR）0.49（95 ％CI 0.26-0.89）で二重手袋での SSI 発生率が有意に減少していた．手袋破損に関する 5 つの RCT の forest plot を**表 5-10** に示す．消化器外科手術であったが様々な臓器を対象としていた．リスク比（RR）0.25（95 ％CI 0.16-0.37）で有意に二重手袋内側での破損が少なかった．手袋交換に関する 2 つの OBS はわが国の症例対照研究であった．消化器外科手術であったが汚染度は様々であり，OR 1.77（95 ％CI 0.91-3.44）で有意差はみられなかった．再手洗いに関する 1 つの RCT は大腸癌待機手術を対象としており，再手洗いと同時にドレープ交換を行う群と，再手洗いとドレープ交換のいずれも行わない群での比較であった．再手洗い群で RR 1.47（95 ％CI 1.03-2.09）と有意に SSI 発生率が増加していた．

future research questions

・手袋交換時期（腸管切除吻合後，腹腔内洗浄前後，ドレーン挿入時，閉創前）に関する検討が必要である

表 5-9 消化器外科手術における二重手袋，手袋交換，再手洗いによる SSI 発生率への影響および手袋破損

エビデンス総体

アウトカム	研究デザイン/研究数	バイアスリスク*	非一貫性*	不精確*	非直接性*	その他(出版バイアスなど)*	上昇要因(観察研究)*	対照群分母	対照群分子	(%)	介入群分母	介入群分子	(%)	効果指標(種類)	効果指標統合値	信頼区間	エビデンスの強さ**	重要性***	コメント
SSI発生率(二重手袋)	OBS/2	-1	-1	0	-1	0	+1	621	90	14.50	442	31	7	OR	0.49	0.26-0.89	弱(C)	7	
SSI発生率(手袋交換)	OBS/2	-1	-1	-1	-1	0	0	181	15	8.30	632	96	15.20	OR	1.77	0.91-3.44	弱(C)	7	
SSI発生率(再手洗い)	RCT/1	-1	0	0	-2	0		516	66	13	453	80	17.70	RR	1.47	1.03-2.09	中(B)	8	ドレープも交換している
手袋破損	RCT/5	0	0	0	0	0	0	1955	234	12.00	1986	57	2.90	RR	0.25	0.16-0.37	強(A)	7	

CQ 5-5　099

表5-10 消化器外科手術における二重手袋の内側手袋と一重手袋での手袋破損の比較（forest plot）

Study or Subgroup	二重手袋		一重手袋		Weight	Risk Ratio IV, Random, 95 % CI	Risk Ratio IV, Random, 95 % CI
	Events	Total	Events	Total			
Gani ら（1990）[5]	22	846	108	915	28.7 %	0.22 [0.14–0.35]	
Wilson ら（1996）[8]	7	288	14	96	14.8 %	0.17 [0.07–0.40]	
Jensen ら（1997）[6]	12	200	40	200	22.2 %	0.30 [0.16–0.55]	
Naver ら（2000）[9]	6	520	53	612	15.7 %	0.13 [0.06–0.31]	
Thomas ら（2001）[7]	10	132	19	132	18.6 %	0.53 [0.25–1.09]	
Total（95 % CI）		1986		1955	100.0 %	0.25 [0.16–0.37]	
Total events	57		234				

Heterogeneity：Tau^2=0.11；Chi^2=7.66, df=4（P=0.10）；I^2=48 %
Test for overall effect：Z=6.60（P＜0.00001）

0.01　0.1　1　10　100
二重手袋　一重手袋

引用文献

1) World Health Organization：Global guidelines for the prevention of surgical site infection. 2016. http://apps.who.int/iris/bitstream/10665/250680/1/9789241549882-eng.pdf（2018年7月1日閲覧）

2) Anderson DJ, Podgorny K, Berrios-Torres SI, et al：Strategies to prevent surgical site infections in acute care hospitals：2014 update. Infect Control Hosp Epidemiol 2014；35：605-627. PMID：24799638

3) Tulipan N, Cleves MA：Effect of an intraoperative double-gloving strategy on the incidence of cerebrospinal fluid shunt infection. J Neurosurg 2006；104（1 Suppl）：5-8. PMID：16509473

4) Dodds RD, Barker SG, Morgan NH, et al：Self protection in surgery：the use of double gloves. Br J Surg 1990；77：219-220. PMID：2317684

5) Gani JS, Anseline PF, Bissett RL：Efficacy of double versus single gloving in protecting the operating team. Aust N Z J Surg 1990；60：171-175. PMID：2327922

6) Jensen SL, Kristensen B, Fabrin K：Double gloving as self protection in abdominal surgery. Eur J Surg 1997；163：163-167. PMID：9085056

7) Thomas S, Agarwal M, Mehta G：Intraoperative glove perforation--single versus double gloving in protection against skin contamination. Postgrad Med J 2001；77：458-460. PMID：11423598

8) Wilson SJ, Sellu D, Uy A, et al：Subjective effects of double gloves on surgical performance. Ann R Coll Surg Engl 1996；78：20-22. PMID：8659967

9) Naver LP, Gottrup F：Incidence of glove perforations in gastrointestinal surgery and the protective effect of double gloves：a prospective randomised controlled study. Eur J Surg 2000；166：293-295. PMID：10817324

10) Ventolini G, Neiger R, McKenna D：Decreasing infectious morbidity in cesarean delivery by changing gloves. J Reprod Med 2004；49：13-16. PMID：14976789

11) Watanabe A, Kohnoe S, Shimabukuro R, et al：Risk factors associated with surgical site infection in upper and lower gastrointestinal surgery. Surg Today 2008；38：404-412. PMID：18560962

12) 北條美穂, 吉野明子, 西脇博美, ほか：消化器外科手術におけるSSI防止対策への取り組み. 徳島市民病院医学雑誌 2010；24：55-58. 医中誌ID：2011049042

13) Ortiz H, Armendariz P, Kreisler E, et al：Influence of rescrubbing before laparotomy closure on abdominal wound infection after colorectal cancer surgery：results of a multicenter randomized clinical trial. Arch Surg 2012；147：614-620. PMID：22430092

CQ 5-6

術中の手術器具交換は SSI 予防に有用か?

推奨

術中の手術器具交換が SSI 予防に有用であることを検討した質の高いエビデンスはないが,汚染度が高い手術では閉創の際に清潔な手術器具を使用することが望ましい **D, 2b**.

解説

2016年の世界保健機関(WHO)の手術部位感染(SSI)防止のためのガイドラインでは,エビデンスの不足から閉創前の手術器具交換の推奨に言及することはできないとされている[1].腸管手術や腹膜炎などの汚染手術では閉創にあたり手術器具を交換することは理論的に SSI 減少への効果があると考えるが,明確な根拠はないとしている.わが国の報告も含めて,消化器外科領域における手術器具交換の SSI 予防効果を検証するために,本クリニカルクエスチョン(CQ)を取り上げた.

PubMed および医中誌を用いて検索を行った結果,消化器外科領域における閉創前の手術器具交換の有用性に関するランダム化比較試験(RCT)は存在しなかった.わが国の報告で4つの消化器外科手術での症例対照研究が抽出された[2-5].そのうち2つの研究は重複が考えられたため一方を除外した[5].3つの観察研究(OBS)に対し,SSI 予防効果についてメタアナリシスを行った.

OBS のメタアナリシスでは,手術器具交換が有用である傾向にあったが有意差はなかった.SSI 予防を目的とした手術器具交換の推奨に言及することはできないが,WHO ガイドラインと同様に理論的に考えると,汚染手術では手術器具交換を行ったほうがよいと推測する(**エビデンスレベル D**).

本検討における limitation としては,OBS は前向き試験ではなく,大腸手術を対象としていたものの,手術汚染度は統一されていなかった.さらに手術器具交換の程度(どの手術器具を交換するかが統一されていない,あるいは記載されていない)が異なることがあげられる.

エビデンスのまとめ

手術器具交換と SSI 発生率のエビデンス総体を**表5-11**に,forest plot を**表5-12**に示す.3つの OBS は大腸手術を対象に行われており,創分類は十分な記載がなく不明であった.1つの研究[2]では穿孔症例が除外されていた.オッズ比(OR)0.54(95%CI 0.26-1.09)であり,有意な手術器具交換の有用性は証明されなかった.手術創分類 Class 4 を含む2つの OBS[3,4]では有用性を認めなかったが,Class 2,3 のみを対象とした OBS[2]では有用性を認めていた.

												リスク人数（アウトカム率）									

future research questions

- 手術器具交換を行うかどうかの検討が必要である
- 手術器具交換を行うのであれば，その交換時期のタイミング（腸管切除後，腹腔内洗浄後，ドレーン挿入後，閉創前等）の検討が必要である

表5-11　消化器外科手術における手術器具交換によるSSI発生率への影響

エビデンス総体

アウトカム	研究デザイン/研究数	バイアスリスク*	非一貫性*	不精確*	非直接性*	その他（出版バイアスなど）*	上昇要因（観察研究）*	対照群分母	対照群分子	(%)	介入群分母	介入群分子	(%)	効果指標（種類）	効果指標統合値	信頼区間	エビデンスの強さ**	重要性***	コメント
SSI発生率	OBS/3	-1	-1	-1	-1	0	0	389	36	9.30	19	354	5.40	OR	0.54	0.26–1.09	弱(C)	7	

表5-12　消化器外科手術における手術器具交換によるSSI発生率への影響（forest plot）

Study or Subgroup	手術器具交換あり		交換なし		Weight	Odds Ratio IV, Random, 95 % CI	Odds Ratio IV, Random, 95 % CI
	Events	Total	Events	Total			
荻野ら(2009)[4]	7	178	10	153	45.4 %	0.59 [0.22–1.58]	
江口(2010)[2]	5	40	13	40	34.9 %	0.30 [0.09–0.93]	
北條ら(2010)[3]	4	47	3	43	19.7 %	1.24 [0.26–5.89]	
Total(95 % CI)		265		236	100.0 %	0.54 [0.26–1.09]	
Total events	16		26				

Heterogeneity：Tau^2=0.03；Chi^2=2.17, df=2(P=0.34)；I^2=8 %
Test for overall effect：Z=1.73(P=0.08)

手術器具交換あり　　交換なし

引用文献

1) World Health Organization：Global guidelines for the prevention of surgical site infection. 2016. http://apps.who.int/iris/bitstream/10665/250680/1/9789241549882-eng.pdf(2018年7月1日閲覧)

2) 江口泰代：術野感染への取り組み－閉腹セットを使用して．長野中央病院医報 2010；3：44-45．医中誌ID：2011149594

3) 北條美穂，吉野明子，西脇博美，ほか：消化器外科手術におけるSSI防止対策への取り組み．徳島市民病院医学雑誌 2010；24：55-58．医中誌ID：2011049042

4) 荻野崇之，山田晃正，岸　健太郎，ほか：日常診療の指針－大腸癌手術における創感染対策．外科治療 2009；101：171-172．医中誌ID：2009316598

5) 谷田　司，山田晃正，田中晃司，ほか：下部消化管手術における創感染予防に対するICT(Infection Control Team)介入の試み．日本外科感染症学会誌 2007；4：499-502．医中誌ID：2008090645

CQ 5-7

抗菌吸収糸は SSI 予防に有用か？

推奨

SSI予防の観点から消化器外科手術では抗菌吸収糸による閉腹が推奨される B, 2a .

解説　2016年の世界保健機関（WHO）の手術部位感染（SSI）防止のためのガイドラインでは，SSI予防のための抗菌吸収糸の使用がエビデンスレベルC（低）からB（中）の条件つきの推奨とされている[1]．清潔手術，モノフィラメント縫合糸使用手術での有意差はみられていないこと，小児でのエビデンスが十分でないこと，コストの解析が十分でないこと，企業スポンサーの研究が含まれること，患者の価値観，嗜好などが考慮されていないこと，アレルギーを含む有害事象が十分に検討されていないことから，条件つきの推奨となっている．

2014年の米国病院疫学学会／米国感染症学会（SHEA/IDSA）のPractice Recommendationでは SSI 予防目的の習慣的な使用は勧めておらず，2013年の英国立臨床評価機構（NICE）でもSSI予防に有効である可能性はあるものの，手術の種類によっては有用性が証明されていないとの理由から，全面的にあらゆる手術での使用は推奨していない[2,3]．わが国の報告も含めて，消化器外科領域における抗菌吸収糸のSSI予防効果を検証するために，本クリニカルクエスチョン（CQ）を取り上げた．

PubMedおよび医中誌を用いて検索を行った結果，消化器外科領域で10のランダム化比較試験（RCT）と5つの観察研究（OBS）が抽出された[4-18]．SSI発生率と入院期間についてメタアナリシスを行った．

消化器外科手術を対象とした10のRCT[4-13]，大腸手術に限定した9のRCT[4-12]のいずれにおいても抗菌吸収糸の有用性が証明された．縫合糸の種類については，モノフィラメントを対象とした4つのRCT[7-9,12]では有意なSSIの減少は認めなかったものの，ポリフィラメントを対象とした6つのRCT[4-6,10,11,13]では抗菌吸収糸でSSIが有意に減少していた．入院期間については，大腸手術を対象とした5つのRCT[4,6,8-10]で有意差を認めなかった．5つのOBS[14-18]では上部・下部消化管手術がそれぞれ半数であったが，SSIは有意に減少していた．

以上の解析結果から，入院期間の短縮には至っていなかったものの，消化器外科手術におけるSSI予防を目的とした抗菌吸収糸の使用は推奨される（**エビデンスレベルB**）．

本検討におけるlimitationを以下に示す．小児を対象とした介入研究は1報のみであること[13]，有害事象に関して5つのRCT[8,9,11-13]で死亡率，4つのRCT[5,9,10,13]でアレルギーなど，その他の有害事象に言及し抗菌吸収糸の使用との関連はなかったとしているものの，詳細は不十分であることがあげられる．また，コストについては十分に検討されていない．

エビデンスのまとめ

　抗菌吸収糸とSSI発生率，入院期間のエビデンス総体を**表5-13**に，SSI全体に対するforest plotを**表5-14**に示す．10のRCTでSSI発生率は抗菌吸収糸で有意に減少していた［リスク比（RR）0.68，95％CI 0.48-0.95，P = 0.03］．5つのRCTは大腸手術を対象としており，抗菌吸収糸による入院期間については有意差を認めなかった［risk difference（RD）− 0.5，95％CI − 16.68-6.69，P = 0.40］．

　5つのOBSでは抗菌吸収糸によるSSI発生率は有意に減少していた［オッズ比（OR）0.4，95％CI 0.30-0.54，P＜0.01］．なお，これらを含む解析結果の詳細はシステマティックレビュー（SR）としてすでに報告しているので参照されたい[19]．

表5-13 消化器外科手術における抗菌吸収糸によるSSI発生率，および入院期間への影響

エビデンス総体

アウトカム	研究デザイン/研究数	バイアスリスク*	非一貫性*	不精確*	非直接性*	その他（出版バイアスなど）*	上昇要因（観察研究）*	対照群分母	対照群分子	（%）	介入群分母	介入群分子	（%）	効果指標（種類）	効果指標統合値	信頼区間	エビデンスの強さ**	重要性***	コメント
SSI発生率	RCT/10	0	-1	0	0	0	0	1462	186	12.7	1511	147	9.7	RR	0.68	0.48-0.95	強（A）	8	
SSI発生率	OBS/5	0	-1	-1	0	0	0	1124	184	16.4	1091	77	7.1	OR	0.4	0.30-0.54	弱（C）	8	
入院期間	RCT/5	0	-1	0	0	0	0	869	119	13.7	914	106	11.6	RD	-0.5	-16.68--6.69	強（A）	7	

リスク人数（アウトカム率）

表5-14 消化器外科手術における抗菌吸収糸によるSSI発生率への影響（forest plot）

Study or Subgroup	抗菌吸収系 Events	Total	非抗菌縫合系 Events	Total	Weight	Risk Ratio IV, Random, 95% CI
Mingmalairak ら（2009）[5]	5	50	4	50	5.5%	1.25 [0.36-4.38]
Rasić ら（2011）[6]	4	91	12	93	6.7%	0.34 [0.11-1.02]
Baracs ら（2011）[7]	23	188	24	197	14.1%	1.00 [0.59-1.72]
Nakamura ら（2013）[4]	9	206	19	204	10.3%	0.47 [0.22-1.01]
Justinger ら（2013）[8]	17	143	19	100	12.9%	0.63 [0.34-1.14]
Diener ら（2014）[9]	58	334	54	331	17.8%	1.06 [0.76-1.49]
Mattavelli ら（2015）[10]	18	140	15	141	12.2%	1.21 [0.63-2.30]
Ruiz-Tovar ら（2015）[11]	5	50	18	51	8.5%	0.28 [0.11-0.70]
Umemura ら（2016）[12]	7	73	16	72	9.6%	0.43 [0.19-0.99]
Renko ら（2017）[13]	1	236	5	223	2.3%	0.19 [0.02-1.60]
Total（95% CI）		1511		1462	100.0%	0.68 [0.48-0.95]
Total events	147		186			

Heterogeneity：Tau^2=0.14；Chi^2=19.20, df=9（P=0.02）；I^2=53%
Test for overall effect：Z=2.23（P=0.03）

引用文献

1) World Health Organization：Global guidelines for the prevention of surgical site infection. 2016.
http://apps.who.int/iris/bitstream/10665/250680/1/9789241549882-eng.pdf（2018年7月1日閲覧）

2) A summary of selected new evidence relevant to NICE clinical guideline 74 "Prevention and treatment of surgical site infection" (2008). Evidence update 43 (June 2013). London/Manchester：National Institute for Health and Care Excellence (NICE), 2013.
http://www.nice.org.uk/guidance/cg74/evidence（2018年7月1日閲覧）

3) Anderson DJ, Podgorny K, Berrios-Torres SI, et al：Strategies to prevent surgical site infections in acute care hospitals：2014 update. Infect Control Hosp Epidemiol 2014；35：605-627. PMID：24799638

4) Nakamura T, Kashimura N, Noji T, et al：Triclosan-coated sutures reduce the incidence of wound infections and the costs after colorectal surgery：a randomized controlled trial. Surgery 2013；153：576-583. PMID：23261025

5) Mingmalairak C, Ungbhakorn P, Paocharoen V：Efficacy of antimicrobial coating suture coated polyglactin 910 with tricosan (Vicryl plus) compared with polyglactin 910 (Vicryl) in reduced surgical site infection of appendicitis, double blind randomized control trial, preliminary safety report. J Med Assoc Thai 2009；92：770-775. PMID：19530582

6) Rasić Z, Schwarz D, Adam VN, et al：Efficacy of antimicrobial triclosan-coated polyglactin 910（Vicryl* Plus）suture for closure of the abdominal wall after colorectal surgery. Coll Antropol 2011；35：439-443. PMID：21755716

7) Baracs J, Huszár O, Sajjadi SG, et al：Surgical site infections after abdominal closure in colorectal surgery using triclosan-coated absorbable suture（PDS Plus）vs. uncoated sutures（PDS II）：a randomized multi-center study. Surg Infect（Larchmt）2011；12：483-489. PMID：22142314

8) Justinger C, Slotta JE, Ningel S, et al：Surgical-site infection after abdominal wall closure with triclosan-impregnated polydioxanone sutures：results of a randomized clinical pathway facilitated trial（NCT00998907）. Surgery 2013；154：589-595. PMID：23859304

9) Diener MK, Knebel P, Kieser M, et al：Effectiveness of triclosan-coated PDS Plus versus uncoated PDS II sutures for prevention of surgical site infection after abdominal wall closure：the randomised controlled PROUD trial. Lancet 2014；384：142-152. PMID：24718270

10) Mattavelli I, Rebora P, Doglietto G, et al：Multi-Center Randomized Controlled Trial on the Effect of Triclo-san-Coated Sutures on Surgical Site Infection after Colorectal Surgery. Surg Infect（Larchmt）2015；16：226-235. PMID：25811951

11) Ruiz-Tovar J, Alonso N, Morales V, et al：Association between Triclosan-Coated Sutures for Abdominal Wall Closure and Incisional Surgical Site Infection after Open Surgery in Patients Presenting with Fecal Peritonitis：A Randomized Clinical Trial. Surg Infect（Larchmt）2015；16：588-594. PMID：26171624

12) Umemura A, Suto T, Nakamura S, et al：Does antimicrobial triclosan-coated PDS PLUS or subcutaneous closure reduce surgical site infections? A controlled clinical trial of class II abdominal surgeries. Nihon Geka Kannsennshou Gakkai Zasshi 2016；13：265-270. 医中誌：2017058141

13) Renko M, Paalanne N, Tapiainen T, et al：Triclosan-containing sutures versus ordinary sutures for reducing surgical site infections in children：a double-blind, randomized controlled trial. Lancet Infect Dis 2017；17：50-57. PMID：27658562

14) Matsumoto H, Kawabata R, Imamura H, et al：Impact of the use of triclosan-coated antibacterial sutures on the incidence of surgical site infections after gastric cancer surgery. Ichiritsusakaibyouin Igaku Zasshi 2012；14：2-6. 医中誌ID：2012333668

15) Hoshino S, Yoshida Y, Tanimura S, et al：A study of the efficacy of antibacterial sutures for surgical site infection：a retrospective controlled trial. Int Surg 2013；98：129-132. PMID：23701147

16) Okada N, Nakamura T, Ambo Y, et al：Triclosan-coated abdominal closure sutures reduce the incidence of surgical site infections after pancreaticoduodenectomy. Surg Infect（Larchmt）2014；15：305-309. PMID：24797228

17) Fraccalvieri D, Kreisler Moreno E, Flor Lorente B, et al：Predictors of wound infection in elective colorectal surgery. Multicenter observational case-control study. Cir Esp 2014；92：478-484. PMID：24439490

18) Nakamura T, Sato T, Takayama Y, et al：Risk Factors for Surgical Site Infection after Laparoscopic Surgery for Colon Cancer. Surg Infect（Larchmt）2016；17：454-458. PMID：27027328

19) Uchino M, Mizuguchi T, Ohge H, et al：The Efficacy of Antimicrobial-Coated Sutures for Preventing Incisional Surgical Site Infections in Digestive Surgery：a Systematic Review and Meta-analysis. J Gastrointest Surg 2018.［Epub ahead of print］PMID：29926317

CQ 5-8

創洗浄は SSI 予防に有用か？

推奨

SSI予防の観点からは，創洗浄 D, 2b ，できれば高圧洗浄 C, 2a を行うことを提案する．ポビドンヨード，抗菌薬含有洗浄や酸性水による洗浄は十分なエビデンスがなく，明確な推奨を提示できない D, 3 ．

解 説　2016年の世界保健機関（WHO）の手術部位感染（SSI）防止のためのガイドライン[1]では，閉創前の生理食塩水による創洗浄の効果はエビデンスがないため推奨も否定もできないとしている．ポビドンヨード含有洗浄は，清潔手術または準清潔手術においてSSI予防効果が示され，行うことは低いエビデンスで条件つきの推奨とされた．一方で，抗菌薬含有洗浄は推奨していない．消化器外科領域では準清潔以上の手術創分類であるため，創洗浄の有用性を検証するために本クリニカルクエスチョン（CQ）を取り上げた．

　PubMedおよび医中誌を用いて検索を行った結果，生理食塩水による創洗浄の有用性を検討した消化器外科手術でのランダム化比較試験（RCT）は2000年に虫垂切除術に対するものが1報存在したが，生理食塩水による高圧洗浄によって創感染が対照群 ［39/156（25.0 %）］ に比し，洗浄群 ［11/127（8.6 %）］ で減少していた（$P = 0.0006$）．さらに重度症例では創感染が対照群 ［29/40（72.5 %）］ に比し，洗浄群9/55（16.3 %）でかなりの減少がみられていたが（$P = 0.000001$），汚染のない症例では対照群10/116例（8.6 %），洗浄群2/72例（2.7 %），$P = 0.095$ と有意差はなかった．しかし虫垂炎の程度や手術汚染度などの患者背景が異なり，アウトカム評価方法の詳細も不明であった．また，洗浄自体の効果であるか，高圧洗浄の効果であるかが不明であるため，直接性もやや落ちる．したがって，エビデンスレベルは低いと考えた[2]．その他の手術では，帝王切開に関するRCTが1報のみであり[3]，有意差はなかったが，対象が異なり直接性に欠けるため，消化器外科手術で同様の効果があるかについては言及できない．

　2015年に創洗浄に関するメタアナリシスが報告され，41の研究から35のRCTを抽出し，消化器外科手術を対象に創洗浄の創感染予防効果が検討されている[4]．洗浄方法に生理食塩水，ポビドンヨード，抗菌薬のいずれかを含む洗浄群では，非洗浄群に比べて有意に創感染予防効果があったと結論づけている．しかし上記の虫垂切除術に関するRCTを除く34の報告は2000年以前のもので，15の報告は対象手術が虫垂切除術のみであり，創感染の診断時期が5日〜3か月と様々で，診断基準も曖昧であった．このメタアナリシスの結果をもって創洗浄がすべての消化器外科手術，さらに最近主流となっている腹腔鏡下手術に対しても有用であるとは言い難く，推奨には言及できない．観察研究（OBS）は5報存在したが，2報で内容の重複がみられたため一方を除外した[5-9]．4報でメタアナリシスを行っ

たところ，生理食塩水による洗浄自体は消化器外科手術におけるSSI予防に有用ではなかった[5-10]．

　高圧洗浄の効果に関しては，消化器外科手術でRCTが2報[2,10]，OBSが3報[11-13]存在した．RCTの対象は肝胆膵手術が1報，虫垂切除術が1報であった[2,10]．2000年に報告された虫垂切除術の重度症例のうち，対照群でのSSI発生率は70％を超えていたが，洗浄によって16.4％に減少していた[2]．RCT，OBSいずれでも有意に高圧洗浄によるSSI減少が認められた．高圧洗浄の方法はパルス，シリンジによる洗浄など様々であり，その定義は明確でなかった．

　ポビドンヨード含有，抗菌薬含有による創洗浄の有用性に関する報告も上記と同様に2000年以降は消化器外科手術では存在せず，2000年以前の報告も1980年代の虫垂切除術を対象とした報告が多く，現段階で消化器外科手術への有用性を高いエビデンスレベルをもって証明することはできない．ポビドンヨード洗浄は現段階では推奨と否定のいずれにも言及することはできない．抗菌薬含有洗浄では，穿孔性虫垂炎に対する腹腔内洗浄の有用性について，生理食塩水による洗浄と45例ずつで比較した報告が唯一存在したが，創洗浄ではなく，表層切開SSIの発生率も有意差がなかった[14]．また，抗菌薬含有洗浄による有害性も十分に検討されておらず，推奨と否定のいずれにも言及できない．

　酸性水洗浄については，2つのRCTで有意ではないものの，SSI予防効果を有する傾向を示したが，創離開，腹壁ヘルニアのリスクとなっており［リスク比（RR）2.28，95％CI 1.03-5.04］，明確な推奨は提示できない[15,16]．

　以上の解析結果から，消化器外科手術における閉創前の生理食塩水による創洗浄については，質の高いエビデンスがなく推奨と否定のいずれにも言及しにくいが，一方で生理食塩水による洗浄の有害性は考えにくいと推測される．高圧洗浄の検討では，エビデンスレベルは十分ではないものの，SSI予防効果があった．総合的にSSI予防のために創洗浄を行うことを推奨し（**推奨度2b**），高圧創洗浄を提案した（**推奨度2a**）．ただし，高圧洗浄の方法に関しては言及できない．

　本推奨にはいくつかのlimitationがある．創洗浄に関しては，OBSでSSIの定義が明確に記載されていなかった．一方で，創洗浄を行わないことを推奨するエビデンスも存在しなかった．また，洗浄による有害事象に関する言及はなかった．高圧洗浄に関してはランダム化，コンシールメント，盲検化の記載が不十分，または記載されておらず，前述した2000年に報告された虫垂切除術の盲検RCT[2]では重度症例における対照群でのSSI発症率が70％を超えており，直接性に問題があり，エビデンスレベルは低いと考えられた．

エビデンスのまとめ

　消化器外科手術におけるSSI予防を目的とした閉創前の創洗浄のエビデンス総体を**表5-15**に，forest plotを**表5-16**，**表5-18**に示す．OBSのメタアナリシスではオッズ比（OR）0.52（95％CI 0.17-1.58）と有意ではなかった．

　高圧洗浄の有用性に関するエビデンス総体を**表5-17**に，forest plotを**表5-18**，**表5-19**に示す．高圧洗浄の有用性はRCTでリスク比（RR）0.3（95％CI 0.1-0.89）と有意であった．OBSでもOR 0.36（95％CI 0.19-0.68）と有意に高圧洗浄でSSI低減がみられた．

CQ 5-8　107

future research questions	・閉創前に創洗浄を行うかどうかの検討が必要である ・閉創前に創洗浄を行うのであれば，その方法（消毒薬含有や抗菌薬含有，酸性水を用いるか）に関する検討が必要である

表5-15 消化器外科手術における創洗浄によるSSI発生率への影響

エビデンス総体

アウトカム	研究デザイン/研究数	バイアスリスク*	非一貫性*	不精確*	非直接性*	その他（出版バイアスなど）*	上昇要因（観察研究）*	リスク人数（アウトカム率）						効果指標（種類）	効果指標統合値	信頼区間	エビデンスの強さ**	重要性***	コメント
								対照群分母	対照群分子	(%)	介入群分母	介入群分子	(%)						
SSI発生率	RCT/0																		
SSI発生率	OBS/4	-1	-2	-2	-1	-1	0	411	52	12.70	309	28	9.10	OR	0.52	0.17–1.58	非常に弱(D)	7	2研究でoverlapの可能性大

表5-16 消化器外科手術における創洗浄によるSSI発生率への影響（OBS）（forest plot）

Study or Subgroup	創洗浄あり Events	創洗浄あり Total	創洗浄なし Events	創洗浄なし Total	Weight	Odds Ratio IV, Random, 95 % CI	Odds Ratio IV, Random, 95 % CI
佐貫ら (2002)[8]	2	33	30	239	23.0 %	0.45 [0.10–1.97]	
富丸ら (2006)[7]	6	71	13	84	29.2 %	0.50 [0.18–1.40]	
荻野ら (2009)[6]	18	153	5	75	29.1 %	1.87 [0.67–5.24]	
城田 (2013)[5]	2	52	4	13	18.8 %	0.09 [0.01–0.57]	
Total (95 % CI)		309		411	100.0 %	0.52 [0.17–1.58]	
Total events	28		52				

Heterogeneity：Tau^2=0.83；Chi^2=8.93, df=3(P=0.03)；I^2=66 %
Test for overall effect：Z=1.15(P=0.25)

創洗浄あり　創洗浄なし

表5-17 消化器外科手術における高圧創洗浄によるSSI発生率への影響

エビデンス総体

アウトカム	研究デザイン/研究数	バイアスリスク*	非一貫性*	不精確*	非直接性*	その他（出版バイアスなど）*	上昇要因（観察研究）*	リスク人数（アウトカム率）						効果指標（種類）	効果指標統合値	信頼区間	エビデンスの強さ**	重要性***	コメント
								対照群分母	対照群分子	(%)	介入群分母	介入群分子	(%)						
SSI発生率	RCT/2	-1	0	-1	0	0	0	62	12	19.40	68	4	5.90	RR	0.3	0.10–0.89	中(B)	7	
SSI発生率	OBS/3	-1	0	-1	0	-1	0	247	16	6.50	287	34	11.80	OR	0.36	0.19–0.68	弱(C)	7	

表5-18 消化器外科手術における高圧創洗浄によるSSI発生率への影響（RCT）（forest plot）

Study or Subgroup	高圧創洗浄 Events	高圧創洗浄 Total	通常圧創洗浄 Events	通常圧創洗浄 Total	Weight	Risk Ratio IV, Random, 95 % CI	Risk Ratio IV, Random, 95 % CI
Cervantes-Sánchez ら (2000)[2]	4	68	12	62	25.3 %	0.30 [0.10–0.89]	
Nikfarjam ら (2014)[10]	9	55	29	40	74.7 %	0.23 [0.12–0.42]	
Total (95 % CI)		123		102	100.0 %	0.24 [0.14–0.42]	
Total events	13		41				

Heterogeneity：Tau^2=0.00；Chi^2=0.22, df=1(P=0.64)；I^2=0 %
Test for overall effect：Z=5.11(P<0.00001)

高圧創洗浄　通常圧創洗浄

表5-19 消化器外科手術における高圧創洗浄による SSI 発生率への影響（OBS）（forest plot）

Study or Subgroup	高圧創洗浄 Events	高圧創洗浄 Total	通常圧創洗浄 Events	通常圧創洗浄 Total	Weight	Odds Ratio IV, Random, 95 % CI	Odds Ratio IV, Random, 95 % CI
Nikfarjam ら（2009）[10]	4	42	11	34	25.8 %	0.22 [0.06–0.77]	
尾崎ら（2013）[12]	6	239	13	213	41.8 %	0.40 [0.15–1.06]	
Dineen ら（2015）[13]	6	44	10	40	32.4 %	0.47 [0.15–1.45]	
Total (95 % CI)		325		287	100.0 %	0.36 [0.19–0.68]	
Total events	16		34				

Heterogeneity：Tau^2=0.00；Chi^2=0.86, df=2（P=0.65）；I^2=0 %
Test for overall effect：Z=3.13（P=0.002）

高圧創洗浄　　通常圧創洗浄

引用文献

1) World Health Organization：Global guidelines for the prevention of surgical site infection. 2016. http://apps.who.int/iris/bitstream/10665/250680/1/9789241549882-eng.pdf（2018年7月1日閲覧）

2) Cervantes-Sánchez CR, Gutiérrez-Vega R, Vázquez-Carpizo JA, et al：Syringe pressure irrigation of subdermic tissue after appendectomy to decrease the incidence of postoperative wound infection. World J Surg 2000；24：38-41. PMID：10594201

3) Güngördük K, Asicioglu O, Celikkol O, et al：Does saline irrigation reduce the wound infection in caesarean delivery? J Obstet Gynaecol 2010；30：662-666. PMID：20925605

4) Mueller TC, Loos M, Haller B, et al：Intra-operative wound irrigation to reduce surgical site infections after abdominal surgery：a systematic review and meta-analysis. Langenbecks Arch Surg 2015；400：167-181. PMID：25681239

5) 城田千代栄：穿孔性虫垂炎における手術部位感染に対する創洗浄の有効性と，埋没皮下縫合の安全性についての検討. 日本小児外科学会雑誌 2013；49：1082-1086. 医中誌ID：2014025410

6) 荻野崇之，山田晃正，岸　健太郎，ほか：大腸癌手術における創感染対策. 外科治療 2009；101：171-172. 医中誌ID：2009316598

7) 富丸慶人，山田晃正，岸　健太郎，ほか：大腸手術後創感染予防における創洗浄の有用性. 日本外科感染症学会雑誌 2006；3：541-545. 医中誌ID：2007097751

8) 佐貫潤一，古嶋　薫，大塚裕一，ほか：大腸手術における術後感染予防対策. 日本外科感染症研究 2002；14：175-179. 医中誌ID：2003050173

9) 谷田　司，山田晃正，田中晃司，ほか：下部消化管手術における創感染予防に対するICT（Infection Control Team）介入の試み. 日本外科感染症学会雑誌 2007；4：499-502. 医中誌ID：2007252084

10) Nikfarjam M, Weinberg L, Fink MA, et al：Pressurized pulse irrigation with saline reduces surgical-site infections following major hepatobiliary and pancreatic surgery：randomized controlled trial. World J Surg 2014；38：447-455. PMID：24170152

11) Nikfarjam M, Kimchi ET, Gusani NJ, et al：Reduction of surgical site infections by use of pulsatile lavage irrigation after prolonged intra-abdominal surgical procedures. Am J Surg 2009；198：381-386. PMID：19344885

12) 尾崎明人，久米　真：加圧創皮下洗浄用具の新たな工夫ー表層切開部位SSI予防効果の検討ー. 日本環境感染学会誌 2013；28：7-12. 医中誌ID：2013186646

13) Dineen SP, Pham TH, Murray BW, et al：Feasibility of subcutaneous gentamicin and pressurized irrigation as adjuvant strategies to reduce surgical site infection in colorectal surgery：results of a pilot study. Am Surg 2015；81：573-579. PMID：26031269

14) Hesami MA, Alipour H, Nikoupour Daylami H, et al：Irrigation of abdomen with imipenem solution decreases surgical site infections in patients with perforated appendicitis：a randomized clinical trial. Iran Red Crescent Med J 2014；16：e12732. PMID：24910794

15) Kubota A, Goda T, Tsuru T, et al：Efficacy and safety of strong acid electrolyzed water for peritoneal lavage to prevent surgical site infection in patients with perforated appendicitis. Surg Today 2015；45：876-879. PMID：25387655

16) Takesue Y, Takahashi Y, Ichiki K, et al：Application of an electrolyzed strongly acidic aqueous solution before wound closure in colorectal surgery. Dis Colon Rectum 2011；54：826-832. PMID：21654249

CQ 5-8

CQ 5-9

閉創前の腹腔内洗浄は SSI 予防に有用か？

推奨

限られた術式の小規模な研究しかなく，SSI予防としての閉創前の腹腔内洗浄の有用性は明らかではない D, 3 .

解 説　　2016年の世界保健機関（WHO）の手術部位感染（SSI）防止のためのガイドライン[1]では，腹膜炎手術における閉創前の腹腔内洗浄は治療介入であるため，SSI予防効果の有用性について考察するに至っていない．消化器外科領域における閉創前の腹腔内洗浄のSSI予防効果を検証するために，本クリニカルクエスチョン（CQ）を取り上げた．

　　PubMedおよび医中誌を用いて検索を行った結果，2000年以降，腹腔内洗浄の有用性を検討した消化器外科手術におけるランダム化比較試験（RCT）3報[2-4]，観察研究（OBS）2報[5,6]が存在した．RCTの1つは待機肝切除術に対する腹腔内洗浄の有用性を検討していたが，SSIは非洗浄群7/97例（7.2 %），洗浄群16/96例（16.7 %），リスク比（RR）2.31（95 %CI 0.99-5.36）と有意ではないものの，洗浄群でSSIが増加していた[2]．残る2つのRCT[3,4]，2つのOBS[5,6]はいずれも虫垂炎における虫垂切除術を対象としており，腹腔内洗浄を行う群と，行わない群（ただし，ガーゼや吸引管により腹水の吸引は行う）で比較していた．3つのRCTのメタアナリシスでは，腹腔内洗浄のSSI予防効果は証明されなかった．2つのOBSでは洗浄を行った群でSSIの有意な増加が認められた．

　　しかし，主に虫垂切除術のみの結果をすべての消化器外科手術，特に汚染手術や感染手術に適応することはできない．したがって，この結果をもって腹腔内洗浄が不要または効果なしとして推奨することはできない．

　　そのほか，質の高いエビデンスはないものの，異物，出血などの発見に役に立つ可能性がある．抗菌薬含有洗浄では，穿孔性虫垂炎に対する腹腔内洗浄の有用性について，生理食塩水洗浄と45例ずつで比較した報告が唯一存在し，体腔/臓器SSIは有意に減少したが（$P = 0.045$），有害性は十分に検討されていない[7]．現段階でポビドンヨード，抗菌薬含有の腹腔内洗浄の推奨には言及できない．

　　以上の解析結果から，消化器外科手術におけるSSI予防を目的とした閉創前の腹腔内洗浄は，限定的な術式に対するエビデンスしかなく，推奨と否定のいずれにも言及できない（エビデンスレベルD）．

　　本解析でのlimitationはいずれのRCTも盲検化が不可能であり，その他バイアスに対する記載が不十分であった．2つのOBSでは背景因子の差，周術期治療の差が考慮されておらず，エビデンスレベルは低い．虫垂炎の程度，汚染状態の区別なども不明であった．

**エビデンス
のまとめ**　消化器外科手術におけるSSI予防目的の腹腔内洗浄のエビデンス総体を**表5-20**に，forest plotを**表5-21**に示す．腹腔内洗浄の有用性はRCTでRR 1.31（95％CI 0.7-2.47）と有意差を認めなかった．盲検化がなく，コンシールメント，その他バイアスに関する記載がみられない報告が2/3であり，エビデンスレベルは高くない．OBSではオッズ比（OR）2.9（95％CI 1.12-7.54）と有意に腹腔内洗浄でSSI増加がみられた（forest plotを**表5-22**に示す）．しかし，背景因子が異なりバイアスリスクは高い．

**future
research
questions**　・どのような手術術式において腹腔内洗浄を行うかに関する検討が必要である

表5-20 消化器外科手術における腹腔内洗浄によるSSI発生率への影響

エビデンス総体

アウトカム	研究デザイン/研究数	バイアスリスク*	非一貫性*	不精確*	非直接性*	その他（出版バイアスなど）*	上昇要因（観察研究）*	対照群分母	対照群分子	（%）	介入群分母	介入群分子	（%）	効果指標（種類）	効果指標統合値	信頼区間	エビデンスの強さ**	重要性***	コメント
							リスク人数（アウトカム率）												
SSI発生率	RCT/3	-1	-1	-1	-1	-1		248	30	12.10	246	38	15.4	RR	1.31	0.70–2.47	中（B）	9	虫垂切除術2
SSI発生率	OBS/2	-2	-1	-1	-1	-1	0	294	6	2.00	287	19	6.60	OR	2.9	1.12–7.54	弱（C）	9	虫垂切除術のみ

表5-21 消化器外科手術における腹腔内洗浄によるSSI発生率への影響（RCT）（forest plot）

Study or Subgroup	腹腔内洗浄あり Events	Total	腹腔内洗浄なし Events	Total	Weight	Risk Ratio IV, Random, 95％CI
St Peterら（2012）[3]	20	110	21	110	54.9％	0.95 [0.55–1.65]
Tanakaら（2015）[2]	16	96	7	97	35.3％	2.31 [0.99–5.36]
Snowら（2016）[4]	2	40	2	41	9.8％	1.02 [0.15–6.93]
Total（95％CI）		246		248	100.0％	1.31 [0.70–2.47]
Total events	38		30			

Heterogeneity：Tau²=0.11；Chi²=3.01, df=2（P=0.22）；I²=34％
Test for overall effect：Z=0.84（P=0.40）

表5-22 消化器外科手術における腹腔内洗浄によるSSI発生率への影響（OBS）（forest plot）

Study or Subgroup	腹腔内洗浄あり Events	Total	腹腔内洗浄なし Events	Total	Weight	Odds Ratio IV, Random, 95％CI
Mooreら（2011）[6]	8	173	4	234	61.6％	2.79 [0.83–9.41]
Akkoyunら（2012）[5]	11	114	2	60	38.4％	3.10 [0.66–14.46]
Total（95％CI）		287		294	100.0％	2.90 [1.12–7.54]
Total events	19		6			

Heterogeneity：Tau²=0.00；Chi²=0.01, df=1（P=0.92）；I²=0％
Test for overall effect：Z=2.19（P=0.03）

CQ 5-9　111

引用文献

1) World Health Organization：Global guidelines for the prevention of surgical site infection. 2016. http://apps.who.int/iris/bitstream/10665/250680/1/9789241549882-eng.pdf（2018年7月1日閲覧）

2) Tanaka K, Matsuo K, Kawaguchi D, et al：Randomized clinical trial of peritoneal lavage for preventing surgical site infection in elective liver surgery. J Hepatobiliary Pancreat Sci 2015；22：446-453．PMID：25611190

3) St Peter SD, Adibe OO, Iqbal CW, et al：Irrigation versus suction alone durng laparoscopic appendectomy for perforated appendicitis：a prospective randomized trial. Ann Surg 2012；256：581-585．PMID：22964730

4) Snow HA, Choi JM, Cheng MW, et al：Irrigation versus suction alone during laparoscopic appendectomy; A randomized controlled equivalence trial. Int J Surg 2016；28：91-96．PMID：25912015

5) Akkoyun I, Tuna AT：Advantages of abandoning abdominal cavity irrigation and drainage in operations performed on children with perforated appendicitis. J Pediatr Surg 2012；47：1886-1890．PMID：23084202

6) Moore CB, Smith RS, Herbertson R, et al：Does use of intraoperative irrigation with open or laparoscopic appendectomy reduce post-operative intra-abdominal abscess? Am Surg 2011；77：78-80．PMID：21396311

7) Hesami MA, Alipour H, Nikoupour Daylami H, et al：Irrigation of abdomen with imipenem solution decreases surgical site infections in patients with perforated appendicitis：a randomizec clinical trial. Iran Red Crescent Med J 2014；16：e12732．PMID：24910794

CQ 5-10

消化器手術後にドレーン留置することで，SSI は減少するか？

解 説　2016 年の世界保健機関（WHO）の手術部位感染（SSI）防止のためのガイドラインでは，創部ドレーンの至適な抜去時期に関する推奨が掲載されている[1]．推奨としては，SSI 予防のためのドレーンの至適な抜去時期については質の高いエビデンスがなく，臨床判断のうえで抜去すべきとされた．その根拠として，早期抜去群は術後 1〜5 日で抜去しているが，6 日以降に抜去する晩期群と SSI 発生率に関して有意差はないからとしている．排液量を指標にした抜去時期に関しても同様の結果だった．低いエビデンスであり，条件つきの推奨になったとしている．定義としては，早期抜去としては術後 12 時間〜5 日まで，晩期抜去としてはドレーン排液量が 30 mL/日か 50 mL/日で抜去するか，術後 2〜10 日とされていた．ドレーンの早期抜去は漿液腫や血腫の形成によって合併症が増加することを懸念されている．これらのエビデンスは乳腺手術と整形外科手術に限られている[2-12]ことから，本クリニカルクエスチョン（CQ）においては，各術式における術後のドレーン留置は SSI を予防するかといった CQ を取り上げることとなった．

　ドレーン留置あるいは非留置の最終決定には，症例に応じた危険因子や施設の成績，術者の技量等を考慮することを前提とする．エビデンスとして評価されている成績は，専門的施設からの報告であり，先進的な医療レベルを反映しており，標準的ではない可能性を包含している．

引用文献

1) World Health Organization：Global Guidelines for the Prevention of Surgical Site Infection. 2016．PMID：27929621

2) Barton A, Blitz M, Callahan D, et al：Early removal of postmastectomy drains is not beneficial：results from a halted randomized controlled trial. Am J Surg 2006；191：652-656．PMID：16647354

3) Ackroyd R, Reed MWR：A prospective randomized trial of the management of suction drains following breast cancer surgery with axillary clearance. Breast 1997；6：271-274．

4) Baas-Vrancken Peeters MJ, Kluit AB, Merkus JW, et al：Short versus long-term postoperative drainage of the axilla after axillary lymph node dissection. A prospective randomized study. Breast Cancer Res Treat 2005；93：271-275．PMID：16172795

5) Clegg-Lamptey JN, Dakubo JC, Hodasi WM：Comparison of four-day and ten-day postmastectomy passive drainage in Accra, Ghana. East Afr Med J 2007；84：561-565．PMID：18402307

6) Dalberg K, Johansson H, Signomklao T, et al：A randomised study of axillary drainage and pectoral fascia preservation after mastectomy for breast cancer. Eur J Surg Oncol 2004；30：602-609．PMID：15256232

7) Gupta R, Pate K, Varshney S, et al：A comparison of 5-day and 8-day drainage following mastectomy and axillary clearance. Eur J Surg Oncol 2001；27：26-30．PMID：11237488

8) Inwang R, Hamed H, Chaudary MA, et al：A controlled trial of short-term versus standard axillary drainage after axillary clearance and iridium implant treatment of early breast cancer. Ann R Coll Surg Engl 1991；73：326-368．PMID：1929138

9) Kopelman D, Klemm O, Bahous H, et al : Postoperative suction drainage of the axilla : for how long? Prospective randomised trial. Eur J Surg 1999 ; 165 : 117-120. PMID : 10192568

10) Parikh HK, Badwe RA, Ash CM, et al : Early drain removal following modifiec radical mastectomy : a randomized trial. J Surg Oncol 1992 ; 51 : 266-269. PMID : 1434659

11) Strahovnik A, Fokter SK, Kotnik M : Comparison of drainage techniques on prolonged serous drainage after total hip arthroplasty. J Arthroplasty 2010 ; 25 : 244-248. PMID : 19056215

12) Zamora-Navas P, Collado-Torres F, de la Torre-Solis F : Closed suction drainage after knee arthroplasty. A prospective study of the effectiveness of the operation and of bacterial contamination. Acta Orthop Belg 1999 ; 65 : 44-47. PMID : 10217001

CQ 5-10-1

胃癌手術後のドレーン留置は SSI 予防に必要か？

推 奨

胃癌手術後のドレーン留置はSSI予防効果を認めない．死亡率・合併症発生率も低いことから，ドレーン留置は必ずしも必要としない **B. 3**.

解 説

　本クリニカルクエスチョン（CQ）では胃癌手術後におけるドレーン留置に関して検討したが，腹腔鏡下手術を対象としたデータは少なく，その多くは開腹術後の検討になっている．

　Wangら[1]が2015年にコクランレビューに報告しているメタアナリシスでは，Kimら（2004）[2]，Álvarez Uslarら（2005）[3]，Kumarら（2007）[4]，Jiangら（2008）[5]の4つのランダム化比較試験（RCT）が採用されている．主要評価項目は死亡率・再手術率・術後合併症，副次評価項目は手術時間・術後入院日数・食事再開期間が検討された．死亡率はドレーンの留置と非留置で相違を認めていない［リスク比（RR）1.73，95％CI 0.38-7.84］．また，術式別のサブグループ解析においても胃全摘術（RR 3.20，95％CI 0.14-75.55）および遠位胃切除術（RR 1.39，95％CI 0.24-8.01）に相違を認めていない．術後合併症は，Álvarez Uslarら（2005）で非留置群が9.7％で，留置群37.9％に比べて有意に低いことを報告しているが，その他の研究では有意差を認めていない．副次評価項目では，ドレーン非留置で手術時間が短縮（RR 9.07，95％CI 2.56-15.57，$P = 0.0063$）し，術後入院が短縮［mean difference（MD）0.69，95％CI 0.18-1.21，$P = 0.0087$］したと報告されている．

　本検討では，Jiangらの論文が中国語による記載のため除外した．また，これらのメタアナリシスの検索後の2015年以降にRCTの報告はないため，本検討では3つのRCTで胃癌手術後におけるドレーン留置がSSI予防に寄与するかどうかを再解析した．

　一方で，観察研究（OBS）として，遠位胃切除術を対象としたHiraharaらの研究[6]と胃全摘術を対象としたDannらの研究[7]を採用した．

　limitationとしては，①検出力の高いRCTがない，②開腹手術による研究であり，腹腔鏡下手術の結果は反映されていない，③患者QOL評価はなされていない，④コストに関する検討はないなどが考えられる．

エビデンスのまとめ

　報告されたRCTは，対象症例数が少なく，高いエビデンスとはいえない（**表5-23**）．2つのOBSも加味して検討を行った．ドレーン留置と非留置では胃全摘術（**表5-24**）や遠位胃切除術（**表5-25**）における死亡率には有意差を認めない．SSI発生率に関しても，胃全摘

術（**表5-26**）や遠位胃切除術（**表5-27**）において有意差を認めない．遠位胃切除術における入院日数はドレーン非留置において短縮傾向を認めた（$P = 0.05$）（**表5-28**）が，ドレーンを非留置とした場合にSSIが増加するとした報告もあり[2]，推奨を提示することは困難と判断された．Hiraharaらの遠位胃切除術を対象としたOBS[6]では死亡例の報告はなく，ドレーン留置した場合にSSI発生率が3.03％から8.89％へと上昇していた．Dannらの胃全摘術を対象としたOBS[7]では，縫合不全の発生率こそ変わらないものの，SSI発生率がドレーン留置で13％（非留置8.8％），死亡率が7.1％（非留置4.4％）と高かった．本検討においては，胃切除術後のドレーン留置に関しては施設の成績・技術に応じて判断するように推奨した．

future research questions	・腹腔鏡下手術あるいはロボット手術におけるドレーン留置の功罪に関しては研究が乏しく，早急なRCTが望まれる

表5-23 胃癌手術におけるドレーン留置の有無による影響

エビデンス総体

アウトカム	研究デザイン/研究数	バイアスリスク*	非一貫性*	不精確*	非直接性*	その他（出版バイアスなど）*	上昇要因（観察研究）*	リスク人数（アウトカム率）							効果指標（種類）	効果指標統合値	信頼区間	エビデンスの強さ**	重要性***	コメント
								対照群分母	対照群分子	（%）	介入群分母（ドレーンあり）	介入群分子	（%）						
全摘死亡	RCT/2	-1	0	-1	0	0	0	52	0	0	60	1	1.667	RR	3.2	0.14–75.55	中(B)	9	
全摘腹腔内感染	RCT/1	-1	0	-1	0	0	0	21	1	4.762	31	1	3.226	RR	0.995	0.882–1.110	中(B)	7	
全摘SSI	RCT/2	-1	0	-1	0	0	0	52	1	1.923	60	2	3.333	RR	1.15	0.05–25.13	中(B)	6	
全摘入院日数	RCT/1	-1	0	-1	0	0	0	52			60			SMD	0.18	0.46–0.83	中(B)	5	
遠位死亡	RCT/2	-1	0	-1	0	0	0	115	2	1.739	111	3	2.703	RR	1.39	0.24–8.01	中(B)	9	
遠位腹腔内感染	RCT/2	-1	0	-1	0	0	0	94	1	1.064	84	2	2.381	RR	1.51	0.11–20.05	中(B)	7	
遠位SSI	RCT/2	-1	0	-1	0	0	0	115	4	3.478	111	6	5.405	RR	1.39	0.31–6.23	中(B)	6	
遠位入院日数	RCT/2	-1	0	-1	0	0	0	73			87			SMD	0.31	0–0.63	中(B)	5	
全摘死亡	OBS/1	-2	0	-1	0	0	0	91	4	4.396	253	18	7.115	OR	1.666	0.548–5.060	中(B)	5	
全摘縫合不全	OBS/1	-2	0	-1	0	0	0	91	9	9.89	253	22	8.696	OR	0.868	0.384–1.961	中(B)	6	
全摘SSI	OBS/1	-2	0	-1	0	0	0	91	8	8.791	253	33	13.04	OR	1.556	0.690–3.507	中(B)	5	
全摘入院日数	OBS/1	-2	0	-1	0	0	0	91	13	12	253	13	9			-0.24–0.24	中(B)	6	
遠位死亡	OBS/1	-2	0	-1	0	0	0	33	0		45	0		OR	0	0	中(B)	5	
遠位腹腔内感染	OBS/1	-2	0	-1	0	0	0	33	1	3.03	45	3	6.667	OR	2.286	0.227–23.015	中(B)	6	
遠位SSI	OBS/1	-2	0	-1	0	0	0	33	1	3.03	45	4	8.889	OR	3.122	0.332–29.313	中(B)	5	
遠位入院日数	OBS/1	-2	0	-1	0	0	0	33	16.5	8.1	45	16.4	8.1		-0.01	-0.46–0.44	中(B)	6	

全摘：胃全摘術，遠位：遠位胃切除術．
SMD：standardised mean difference（標準化平均差）．

表5-24 胃全摘術におけるドレーン留置の有無による30日以内死亡率への影響（forest plot）

Study or Subgroup	ドレーン留置 Events	ドレーン留置 Total	ドレーン非留置 Events	ドレーン非留置 Total	Weight	Risk Ratio M-H, Random, 95% CI
Kim ら (2004)[2]	0	31	0	21		Not estimable
Álvarez Uslar ら (2005)[3]	1	29	0	31	100.0%	3.20 [0.14–75.55]
Total (95% CI)		60		52	100.0%	3.20 [0.14–75.55]
Total events	1		0			

Heterogeneity：Not applicable
Test for overall effect：Z=0.72 (P=0.47)

表5-25 遠位胃切除術におけるドレーン留置の有無による30日以内死亡率への影響（forest plot）

Study or Subgroup	ドレーン留置 Events	ドレーン留置 Total	ドレーン非留置 Events	ドレーン非留置 Total	Weight	Risk Ratio IV, Random, 95% CI
Kim ら (2004)[2]	0	56	0	63		Not estimable
Kumar ら (2007)[4]	3	56	2	52	100.0%	1.39 [0.24–8.01]
Total (95% CI)		111		115	100.0%	1.39 [0.24–8.01]
Total events	3		2			

Heterogeneity：Not applicable
Test for overall effect：Z=0.37 (P=0.71)

表5-26 胃全摘術におけるドレーン留置の有無によるSSI発生率への影響（forest plot）

Study or Subgroup	ドレーン留置 Events	ドレーン留置 Total	ドレーン非留置 Events	ドレーン非留置 Total	Weight	Risk Ratio IV, Random, 95% CI
Kim ら (2004)[2]	0	31	1	21	48.7%	0.23 [0.01–5.37]
Álvarez Uslar ら (2005)[3]	2	29	0	31	51.3%	5.33 [0.27–106.61]
Total (95% CI)		60		52	100.0%	1.15 [0.05–25.13]
Total events	2		1			

Heterogeneity：Tau^2=2.49；Chi^2=2.01, df=1 (P=0.16)；I^2=50%
Test for overall effect：Z=0.09 (P=0.93)

表5-27 遠位胃切除術におけるドレーン留置の有無によるSSI発生率への影響（forest plot）

Study or Subgroup	ドレーン留置 Events	ドレーン留置 Total	ドレーン非留置 Events	ドレーン非留置 Total	Weight	Risk Ratio M-H, Random, 95% CI
Kim ら (2004)[2]	2	55	0	63	22.1%	5.71 [0.28–116.52]
Kumar ら (2007)[4]	4	56	4	52	77.9%	0.93 [0.24–3.52]
Total (95% CI)		111		115	100.0%	1.39 [0.31–6.23]
Total events	6		4			

Heterogeneity：Tau^2=0.29；Chi^2=1.21, df=1 (P=0.27)；I^2=17%
Test for overall effect：Z=0.43 (P=0.67)

表5-28 遠位胃切除術におけるドレーン留置の有無による入院日数への影響（forest plot）

Study or Subgroup	ドレーン留置 Mean	ドレーン留置 SD	ドレーン留置 Total	ドレーン非留置 Mean	ドレーン非留置 SD	ドレーン非留置 Total	Weight	Std. Mean Difference IV, Random, 95% CI
Kim ら (2004)[2]	8.9	2.8	31	8.6	2.3	21	32.1%	0.11 [−0.44–0.67]
Kumar ら (2007)[4]	9.32	2.21	56	8.39	2.35	52	67.9%	0.41 [0.02–0.79]
Total (95% CI)			87			73	100.0%	0.31 [−0.00–0.63]

Heterogeneity：Tau^2=0.00；Chi^2=0.72, df=1 (P=0.39)；I^2=0%
Test for overall effect：Z=1.94 (P=0.05)

CQ 5-10-1

引用文献

1) Wang Z, Chen J, Su K, et al：Abdominal drainage versus no drainage post-gastrectomy for gastric cancer. Cochrane Database Syst Rev 2015；5：CD008788．PMID:25961741

2) Kim J, Lee J, Hyung WJ, et al：Gastric cancer surgery without drains：a prospective randomized trial. J Gastrointest Surg 2004；8：727-732．PMID：15358335

3) Álvarez Uslar R, Molina H, Torres O, et al：Total gastrectomy with or without abdominal drains. A prospective randomized trial. Rev Esp Enferm Dig 2005；97：562-569．PMID：16266223

4) Kumar M, Yang SB, Jaiswal VK, et al：Is prophylactic placement of drains necessary after subtotal gastrectomy? World J Gastroenterol 2007；13：3738-3741．PMID：17659736

5) Jiang ZW, Li JS, Wang ZM, et al：Prospective randomized study of abdominal drains in gastric cancer surgery. Chinese Journal of Practical Surgery 2008；28：761-762．

6) Hirahara N, Matsubara T, Hayashi H, et al：Significance of prophylactic intra-abdominal drain placement after laparoscopic distal gastrectomy for gastric cancer. World J Surg Oncol 2015；13：181．PMID：25962503

7) Dann GC, Squires MH 3rd, Postlewait LM, et al：Value of Peritoneal Drain Placement After Total Gastrectomy for Gastric Adenocarcinoma：A Multi-institutional Analysis from the US Gastric Cancer Collaborative. Ann Surg Oncol 2015；22：S888-897．PMID：26023037

CQ 5-10-2

腹腔鏡下胆嚢摘出術後のドレーン留置は SSI 予防に有用か？

推奨

腹腔鏡下胆嚢摘出術後にドレーンを留置しても，合併症発生率・SSI 発生率・死亡率は留置しない場合と変わらない．手術時間はドレーン非留置で短縮された．したがって，ドレーン留置は必要としない A, 4 .

解説

データベースの検索においては，Gurusamy ら[1]がコクランレビューに報告している．2013年2月までのシステマテッィクレビュー（SR）を行い，12のランダム化比較試験（RCT）論文が採用されている[2-13]．その後の Picchio らのメタアナリシス[14]では新たに Sharmin らの RCT[15]が採用された一方で，Hawasli（1994）の論文[2]が不採用となって12のRCT[3-13,15]から解析が行われた．本検討では，これらの検索式を用いて，これらの検索期間の後（2013/2/1～2017/2/1）に報告のあった4つのRCT[16-19]を追加した．また，最終的には2000年以降を採用基準とし，本検討では最終的に14のRCTから新たにメタアナリシスを行っている．十分なエビデンスがあるため，観察研究（OBS）は検討から除外した．

　これまでのメタアナリシスにおける主要評価項目は死亡率と合併症発生率である．副次評価項目は入院日数・手術時間・社会復帰率などが検討されている．本検討では死亡率・合併症・手術時間・創感染に関してメタアナリシスを行った．死亡率は10のRCTから解析した．9つのRCTで死亡例を認めず，1つのRCTのドレーン留置群で1例，非留置群で2例の報告があるのみだった．ドレーン留置群と非留置群の死亡率はそれぞれ0.12 %（818例中）と0.24 %（807例中）といずれも1 %未満であった．創感染は10のRCTから解析し（**表5-30**），ドレーン非留置群で少ない傾向にあった［リスク比（RR）1.82，95 %CI 0.96-3.46，$P = 0.07$］．合併症は11のRCTから解析し（**表5-31**），ドレーン非留置群で少ない傾向にあった（RR 1.45，95 %CI 0.98-2.16，$P = 0.06$）．手術時間は，7つのRCTから解析し（**表5-32**），ドレーン非留置群において有意に短縮していた（RR 0.40，95 %CI 0.04-0.76，$P = 0.03$）．

　limitation としては，①個々のRCTが結果に対して十分な検出力がない，②個々の研究における対象症例の背景が均一であるかが不明，③入院費などのコストに関する検討はないことなどである．

エビデンスのまとめ

　合併症・創感染・手術時間・死亡率に関してエビデンス総体を検討した（**表5-29**）．患者対象が均一で，12のRCTかつ対象症例数が500以上でもあり，高いエビデンスとされた．ドレーン非留置によって死亡率は変わらないことから患者の不利益は認めない．一方で，

合併症が減少し手術時間は短縮するなどの利益を認めることから非留置を勧める意見が多く，腹腔鏡下胆嚢摘出術後のドレーン留置は行わないことを推奨する（**推奨度4**）.

future research questions

・前向きレジストリによって，術後のドレーン再留置を必要とした症例の解析で，再留置のリスクを明らかにすることが必要である

表5-29 腹腔鏡下胆嚢摘出術におけるドレーン留置の有無による影響

アウトカム	研究デザイン/研究数	バイアスリスク*	非一貫性*	不精確*	非直接性*	その他(出版バイアスなど)*	上昇要因(観察研究)*	対照群分母	対照群分子	(%)	介入群分母	介入群分子	(%)	効果指標(種類)	効果指標統合値	信頼区間	エビデンスの強さ**	重要性***	コメント
死亡率(30日)	RCT/10	0	0	0	0	0		807	2	0.248	818	1	0.122	RR	0.41	0.04–4.37	強(A)	9	
創感染	RCT/12	0	0	0	0	0		592	16	2.703	593	30	5.059	RR	1.82	0.96–3.46	強(A)	6	
手術時間	RCT/7	0	0	0	0	0		522			600			SMD	0.4	0.04–0.76	強(A)	4	
合併症	RCT/11	0	0	0	0	0		919	40	4.353	926	61	6.587	RR	1.45	0.98–2.16	強(A)	5	

エビデンス総体 / リスク人数（アウトカム率）

SMD：standardised mean difference（標準化平均差）.

表5-30 腹腔鏡下胆嚢摘出術におけるドレーン留置の有無による創感染への影響（forest plot）

Study or Subgroup	ドレーン留置 Events	ドレーン留置 Total	ドレーン非留置 Events	ドレーン非留置 Total	Weight	Odds Ratio IV, Random, 95 % CI
Capitanich ら(2005)[6]	1	39	1	52	5.2 %	1.34 [0.08–22.15]
Mrozowicz ら(2006)[7]	2	80	1	70	7.0 %	1.77 [0.16–19.94]
Uchiyama ら(2007)[8]	0	60	0	60		Not estimable
Georgiou ら(2011)[10]	2	63	3	53	12.3 %	0.55 [0.09–3.40]
Lucarelli ら(2015)[12]	0	15	0	15		Not estimable
El-Labban ら(2012)[11]	15	80	4	80	31.0 %	4.38 [1.39–13.87]
Picchio ら(2012)[13]	3	53	2	53	12.3 %	1.53 [0.25–9.55]
Park ら(2015)[17]	2	79	2	80	10.4 %	1.01 [0.14–7.37]
Kim ら(2015)[16]	4	94	3	99	17.7 %	1.42 [0.31–6.53]
Sharma ら(2016)[18]	1	30	0	30	3.9 %	3.10 [0.12–79.23]
Total(95 % CI)		593		592	100.0 %	1.82 [0.96–3.46]
Total events	30		16			

Heterogeneity：Tau^2=0.00；Chi^2=4.52, df=7(P=0.72)；I^2=0 %
Test for overall effect：Z=1.83(P=0.07)

ドレーン留置　ドレーン非留置

表5-31 腹腔鏡下胆嚢摘出術におけるドレーン留置の有無による合併症への影響（forest plot）

Study or Subgroup	ドレーン留置 Events	ドレーン留置 Total	ドレーン非留置 Events	ドレーン非留置 Total	Weight	Risk Ratio IV, Random, 95 % CI
Capitanich ら(2005)[6]	1	39	1	52	2.1 %	1.33 [0.09–20.66]
Mrozowicz ら(2006)[7]	5	80	5	70	10.9 %	0.88 [0.26–2.90]
Uchiyama ら(2007)[8]	0	60	0	60		Not estimable
Tzovaras ら(2009)[9]	12	284	9	281	21.6 %	1.32 [0.56–3.08]
Georgiou ら(2011)[10]	4	63	3	53	7.4 %	1.12 [0.26–4.79]
El-Labban ら(2012)[11]	15	80	4	80	13.9 %	3.75 [1.30–10.81]
Lucarelli ら(2015)[12]	2	15	1	15	3.0 %	2.00 [0.20–19.78]
Picchio ら(2012)[13]	4	53	3	53	7.4 %	1.33 [0.31–5.67]
Shamim(2013)[15]	6	79	3	76	8.6 %	1.92 [0.50–7.42]
Kim ら(2015)[16]	9	94	9	99	20.1 %	1.05 [0.44–2.54]
Park ら(2015)[17]	3	79	2	80	5.0 %	1.52 [0.26–8.85]
Total(95 % CI)		926		919	100.0 %	1.45 [0.98–2.16]
Total events	61		40			

Heterogeneity：Tau^2=0.00；Chi^2=4.72, df=9(P=0.86)；I^2=0 %
Test for overall effect：Z=1.85(P=0.06)

ドレーン留置　ドレーン非留置

表5-32 腹腔鏡下胆嚢摘出術におけるドレーン留置の有無による手術時間への影響（forest plot）

Study or Subgroup	ドレーン留置			ドレーン非留置			Weight	Std. Mean Difference IV, Random, 95％CI
	Mean	SD	Total	Mean	SD	Total		
Mrozowicz ら (2006)[7]	40.3	11.9	79	34.6	11.9	64	14.9％	0.48 [0.14–0.81]
Uchiyama ら (2007)[8]	81.4	24.1	60	82.1	18.6	60	14.6％	-0.03 [−0.39–0.33]
Georgiou ら (2011)[10]	64.37	23.26	63	57.45	14.92	53	14.5％	0.35 [−0.02–0.71]
Picchio ら (2012)[13]	67.1	23.5	53	60.7	18.8	53	14.3％	0.30 [−0.08–0.68]
Lucarelli ら (2015)[12]	95	24.1	15	91	18.8	15	10.2％	0.18 [−0.54–0.90]
Kim ら (2015)[16]	47.8	17.7	94	43.1	17.1	99	15.4％	0.27 [−0.01–0.55]
Prevot ら (2016)[19]	117.6	7.6	236	90.6	35.3	178	16.1％	1.13 [0.92–1.34]
Total (95％CI)			600			522	100.0％	0.40 [0.04–0.76]

Heterogeneity：Tau^2=0.20；Chi^2=47.50, df=6($P<0.00001$)；I^2=87％
Test for overall effect：Z=2.18(P=0.03)

ドレーン留置　ドレーン非留置

引用文献

1) Gurusamy KS, Koti R, Davidson BR：Routine abdominal drainage versus no abdominal drainage for uncomplicated laparoscopic cholecystectomy. Cochrane Database Syst Rev 2013；9：CD006004. PMID：24000011

2) Hawasli A, Brown E：The effect of drains in laparoscopic cholecystectomy. J Laparoendosc Surg1994；4：393-398. PMID：7881142

3) Thiebe U, Eggert A：Drainage after laparoscopic cholecystectomy. Minim Invasive Chir 1994；3：90-92.

4) Nomdedeu J, Escrig J, Salvador JL：Systematic placement of drains in laparoscopic cholecystectomy. A prospective study. Revista de la Sociedad Valenciana de Patologia Digestiva 1996；15：299-300.

5) Nursal TZ, Yildirim S, Tarim A, et al：Effect of drainage on postoperative nausea, vomiting, and pain after laparoscopic cholecystectomy. Langenbecks Arch Surg 2003；388：95-100. PMID：12684804

6) Capitanich P, Segundo UL, Malizia P, et al：Usefulness of prophylactic drainage in laparoscopic cholecystectomy. Randomized prospective report. Prensa Medica Argentina 2005；92：623-627.

7) Mrozowicz A, Rucinski P, Polkowski WP：Routine drainage of the subhepatic area after laparoscopic cholecystectomy. Prospective, controlled study with random patient selection. Polski Przeglad Chirurgiczny 2006；78：597-609.

8) Uchiyama K, Tani M, Kawai M, et al：Clinical significance of drainage tube insertion in laparoscopic cholecystectomy：a prospective randomized controlled trial. J Hepatobiliary Pancreat Surg 2007；14：551-556. PMID：18040619

9) Tzovaras G, Liakou P, Fafoulakis F, et al：Is there a role for drain use in elective laparoscopic cholecystectomy? A controlled randomized trial. Am J Surg 2009；197：759-763. PMID：18926516

10) Georgiou C, Demetriou N, Pallaris T, et al：Is the routine use of drainage after elective laparoscopic cholecystectomy justified? A randomized trial. J Laparoendosc Adv Surg Tech A 2011；21：119-123. PMID：21247302

11) El-Labban G, Hokkam E, El-Labban M, et al：Laparoscopic elective cholecystectomy with and without drain：A controlled randomised trial. J Minim Access Surg 2012；8：90-92. PMID：22837596

12) Lucarelli P, Picchio M, Martellucci J, et al：Drain After Laparoscopic Cholecystectomy for Acute Calculous Cholecystitis. A Pilot Randomized Study. Indian J Surg 2015；77(Suppl 2)：288-292. PMID：26730011

13) Picchio M, De Angelis F, Zazza S, et al：Drain after elective laparoscopic cholecystectomy. A randomized multicentre controlled trial. Surg Endosc 2012；26：2817-2822. PMID：22538671

14) Picchio M, Lucarelli P, Di Filippo A, et al：Meta-analysis of drainage versus no drainage after laparoscopic cholecystectomy. JSLS 2014；18：pii: e2014.00242. PMID：25516708

15) Shamim M：Routine Sub-hepatic Drainage versus No Drainage after Laparoscopic Cholecystectomy：Open, Randomized, Clinical Trial. Indian J Surg 2013；75：22-27. PMID：24426378

16) Kim EY, Lee SH, Lee JS, et al：Is routine drain insertion after laparoscopic cholecystectomy for acute cholecystitis beneficial? A multicenter, prospective randomized controlled trial. J Hepatobiliary Pancreat Sci 2015；22：551-557. PMID：25881915

17) Park JS, Kim JH, Kim JK, et al：The role of abdominal drainage to prevent of intra-abdominal complications after laparoscopic cholecystectomy for acute cholecystitis：prospective randomized trial. Surg Endosc 2015；29：453-457. PMID：25015519

18) Sharma A, Gupta SN：Drainage versus no Drainage after Elective Laparoscopic Cholecystectomy. Kathmandu

第5章

術中処置

CQ 5-10-2　121

Univ Med J (KUMJ) 2016 ; 14 : 69-72. PMID : 27892445

19) Prevot F, Fuks D, Cosse C, et al : The Value of Abdominal Drainage After Laparoscopic Cholecystectomy for Mild or Moderate Acute Calculous Cholecystitis : A Post Hoc Analysis of a Randomized Clinical Trial. World J Surg 2016 ; 40 : 2726-2734. PMID : 27351713

CQ 5-10-3

胆道再建のない肝切除術後にドレーン留置は必要か？

推奨

胆道再建のない肝切除術後のドレーン留置に関しては，非留置においてSSI発生率と腹水漏出で減少傾向があり，入院日数も短縮傾向がある．したがって，非留置が望ましい A, 4 ．

解説

　　データベースの検索における肝切除術後のドレーン留置と非留置を比較したメタアナリシスとしては，Gurusamyらのコクランレビューでの報告[1]と，Gavriilidis[2]の国際肝膵胆道学会（IHPBA）の公式ジャーナルにおける報告がある．Gurusamyのメタアナリシスには6報のランダム化比較試験（RCT）[3-8]が採用されている．Gavriilidisらのメタアナリシス[2]では，Gurusamyのメタアナリシスから1報[8]を除外し，新たに1報[9]を追加した6報から解析された．除外された1報[8]は閉鎖式ドレーンとペンローズによる開放式ドレーンの比較であり，本検討でも除外した．その後の検索ではGavriilidisらのメタアナリシス後の新規のRCTの報告はない．

　　Gavriilidisらのメタアナリシスの結果をまとめる．感染性腹水［留置群4.5 %（15/334例）と非留置群2.3 %（7/331例）］，SSI発生率［留置群8.9 %（26/292例）と非留置群4.3 %（15/292例）］，胆汁瘻［留置群2.4 %（7/292例）と非留置群1.36 %（4/292例）］と入院日数（留置群：平均11.86日と非留置群：平均11.43日）は有意差を認めないものの，非留置群で少ない傾向を認めた．腹水漏出はPeto法によるオッズ比（OR）で非留置群で有意に少なかった［留置群15.3 %（51/334例）と非留置群5.7 %（19/331例），$P = 0.001$，$I^2 = 81$ %］．一方で，死亡率は両群ともに低かった［留置群1.79 %（6/334例）と非留置群1.51 %（5/331例）］．

　　観察研究（OBS）としては，大規模なレジストリ報告としてSquires（2015）[10]の前向き登録データを参考にした．このレジストリでは，術者によってドレーン留置か非留置を判断した結果，合併症［留置群56.0 %（316/564例）と非留置群44.4 %（121/477例），$P < 0.001$］，胆汁漏［留置群7.3 %（41/564例）と非留置群4.2 %（20/477例），$P = 0.048$］，30日再入院率［留置群16.4 %（92/564例）と非留置群8.0 %（38/477例），$P < 0.001$］と非留置群は良好な結果となった．一方，死亡率では有意差を認めなかった［留置群2.5 %（14/564例）と非留置群2.3 %（11/477例）］．留置群において高い米国麻酔学会術前状態分類（ASA-PS）クラス，出血量，輸血量，肝切除範囲（拡大右葉切除）が有意に多かった．多変量解析では，ドレーン留置は合併症発生率と相関しなかった．一方で，ドレーン留置は胆汁瘻［ハザード比（HR）2.04，95 %CI 1.02-4.09，$P = 0.044$］，30日再入院率（HR 1.79，95 %CI 1.14-2.80，$P = 0.011$）との相関を認めた．したがって，非留置によっても死亡率などは増えることなく，むしろ留置によって胆汁瘻との関連が示唆されることから，非留置で良好な臨床経過が期待され

るとしている.

limitationとしては，①個々のRCTが結果に対して十分な検出力がない，②個々の対象症例数が少ない，③入院費などのコストに関する検討はない，④胆道再建のない開腹手術における結果であり現在の腹腔鏡下手術や胆道再建ある場合に適応できるかは不明であることなどである.

エビデンスのまとめ

6報のRCTから解析を行った（**表5-33**）．死亡率は留置群および非留置群ともに有意差を認めなかった（**表5-34**）．手術部位感染（SSI）発生率は留置群で高い傾向を認めた（**表5-35**）．入院日数では留置群で長い傾向を認めた（**表5-36**）．腹水漏出では非留置群で有意に減少していた（**表5-37**）．大規模レジストリによるOBSも同様の傾向を示した．したがって，胆道再建のない肝切除術後のドレーン留置に関しては，非留置においてSSI発生率と腹水漏出で減少傾向があり，入院日数も短縮傾向があるため，高いエビデンスレベルをもって非留置が望ましいとした（**エビデンスレベルA**）.

future research questions

・腹腔鏡下手術におけるドレーン留置の功罪に関しては研究が乏しく，早急なRCTが望まれる
・前向きレジストリによるドレーン再留置となる危険因子（術式間の相違など）を同定する必要がある

表5-33 肝切除術後におけるドレーン留置の有無による影響

エビデンス総体

アウトカム	研究デザイン数／研究数	バイアスリスク*	非一貫性*	不精確*	非直接性*	その他（出版バイアスなど）*	上昇要因（観察研究）*	対照群分母	対照群分子	（%）	介入群分母	介入群分子	（%）	効果指標（種類）	効果指標統合値	信頼区間	エビデンスの強さ**	重要性***	コメント
死亡率の増加	RCT/6	-1	0	0	0	0		331	5	1.511	334	6	1.796	RR	1.17	0.38–3.58	強(A)	9	
入院日数の短縮	RCT/5	-1	0	0	0	0		271			274			SMD	0.13	−0.05 −0.31	強(A)	4	
SSI発生率	RCT/6	-1	0	0	0	0		331	17	5.136	334	27	8.084	RR	1.68	0.92–3.08	強(A)	6	
腹水漏出	RCT/6	-1	0	-1	0	0		331	19	5.74	334	50	14.97	RR	1.51	0.36–6.32	中(B)	5	

SMD：standardised mean difference（標準化平均差）.

表5-34 肝切除術後におけるドレーン留置の有無による死亡率への影響（forest plot）

Study or Subgroup	ドレーン留置 Events	ドレーン留置 Total	ドレーン非留置 Events	ドレーン非留置 Total	Weight	Risk Ratio M-H, Fixed, 95 % CI
Belghiti ら（1993）[3]	1	42	1	39	18.7 %	0.93 [0.06–14.34]
Fong ら（1996）[4]	2	60	2	60	36.1 %	1.00 [0.15–6.87]
Liu ら（2004）[6]	3	52	1	52	18.1 %	3.00 [0.32–27.91]
Fuster ら（2004）[5]	0	20	0	20		Not estimable
Sun ら（2006）[7]	0	60	1	60	27.1 %	0.33 [0.01–8.02]
Kim ら（2014）[9]	0	100	0	100		Not estimable
Total（95 % CI）		334		331	100.0 %	1.17 [0.38–3.58]
Total events	6		5			

Heterogeneity: Chi^2=1.34, df=3（P=0.72）; I^2=0 %
Test for overall effect: Z=0.27（P=0.79）

表5-35 肝切除術後におけるドレーン留置の有無によるSSI発生率への影響（forest plot）

Study or Subgroup	ドレーン留置 Events	Total	ドレーン非留置 Events	Total	Weight	Risk Ratio IV, Random, 95 % CI	Risk Ratio IV, Random, 95 % CI
Belghiti ら (1993)[3]	6	42	2	39	15.5 %	2.79 [0.60–12.99]	
Fong ら (1996)[4]	4	60	2	60	13.3 %	2.00 [0.38–10.51]	
Fuster ら (2004)[5]	0	20	3	20	4.4 %	0.14 [0.01–2.60]	
Liu ら (2004)[6]	10	52	6	52	41.8 %	1.67 [0.65–4.25]	
Sun ら (2006)[7]	3	60	2	60	11.9 %	1.50 [0.26–8.66]	
Kim ら (2014)[9]	4	100	2	100	13.1 %	2.00 [0.37–10.67]	
Total (95 % CI)		334		331	100.0 %	1.68 [0.92–3.08]	
Total events	27		17				

Heterogeneity：Tau^2=0.00；Chi^2=3.29, df=5 (P=0.66)；I^2=0 %
Test for overall effect：Z=1.68 (P=0.09)

ドレーン留置　ドレーン非留置

表5-36 肝切除術後におけるドレーン留置の有無による入院日数への影響（forest plot）

Study or Subgroup	ドレーン留置 Mean	SD	Total	ドレーン非留置 Mean	SD	Total	Weight	Std. Mean Difference IV, Fixed, 95 % CI	Std. Mean Difference IV, Fixed, 95 % CI
Belghiti ら (1993)[3]	12.6	7.9	42	12.3	8.2	39	17.2 %	0.04 [−0.40–0.47]	
Fong ら (1996)[4]	13.1	0.8	60	13.4	0.9	60	25.1 %	−0.35 [−0.71–−0.01]	
Liu ら (2004)[6]	19	2.2	52	12.5	1.1	52	7.9 %	3.71 [3.07–4.35]	
Fuster ら (2004)[5]	10	3	20	14	4	20	7.3 %	−1.11 [−1.78–−0.44]	
Kim ら (2014)[9]	8.4	2.9	100	8.4	5.1	100	42.5 %	0.00 [−0.28–0.28]	
Total (95 % CI)			274			271	100.0 %	0.13 [−0.05–0.31]	

Heterogeneity：Chi^2=140.44, df=4 (P<0.00001)；I^2=97 %
Test for overall effect：Z=1.43 (P=0.15)

ドレーン留置　ドレーン非留置

表5-37 肝切除術後におけるドレーン留置の有無による腹水漏出への影響（forest plot）

Study or Subgroup	ドレーン留置 Events	Total	ドレーン非留置 Events	Total	Weight	Peto Odds Ratio Peto, Fixed, 95 % CI	Peto Odds Ratio Peto, Fixed, 95 % CI
Belghiti ら (1993)[3]	0	42	1	39	1.9 %	0.13 [0.00–6.33]	
Fong ら (1996)[4]	0	60	2	60	3.8 %	0.13 [0.01–2.15]	
Fuster ら (2004)[5]	2	20	7	20	13.7 %	0.25 [0.06–1.07]	
Liu ら (2004)[6]	29	52	8	52	46.0 %	5.73 [2.58–12.73]	
Sun ら (2006)[7]	15	60	0	60	25.3 %	9.65 [3.28–28.34]	
Kim ら (2014)[9]	4	100	1	100	9.4 %	3.40 [0.58–20.00]	
Total (95 % CI)		334		331	100.0 %	3.26 [1.90–5.61]	
Total events	50		19				

Heterogeneity：Chi^2=25.43, df=5 (P=0.0001)；I^2=80 %
Test for overall effect：Z=4.28 (P<0.0001)

ドレーン留置　ドレーン非留置

引用文献

1) Gurusamy KS, Samraj K, Davidson BR：Routine abdominal drainage for uncomplicated liver resection. Cochrane Database Syst Rev 2007；3：CD006232．PMID：17636837

2) Gavriilidis P, Hidalgo E, de'Angelis N, et al：Re-appraisal of prophylactic drainage in uncomplicated liver resections：a systematic review and meta-analysis. HPB (Oxford) 2017；19：16-20．PMID：27576007

3) Belghiti J, Kabbej M, Sauvanet A, et al：Drainage after elective hepatic resection. A randomized trial. Ann Surg 1993；218：748-753．PMID：8257225

4) Fong Y, Brennan MF, Brown K, et al：Drainage is unnecessary after elective liver resection. Am J Surg 1996；171：158-62．PMID：8554132

5) Fuster J, Llovet JM, Garcia-Valdecasas JC, et al：Abdominal drainage after liver resection for hepatocellular carcinoma in cirrhotic patients：a randomized controlled study. Hepatogastroenterology 2004；51：536-540．PMID：15086197

6) Liu CL, Fan ST, Lo CM, et al：Abdominal drainage after hepatic resection is contraindicated in patients with chronic liver diseases. Ann Surg 2004；239：194-201．PMID：14745327

7) Sun HC, Qin LX, Lu L, et al：Randomized clinical trial of the effects of abdominal drainage after elective hepatectomy using the crushing clamp method. Br J Surg 2006；93：422-426．PMID：16491462

8) Uetsuji S, Kwon AH, Komada H, et al : Clinical evaluation of closed suction drainage following hepatectomy. Surg Today 1997 ; 27 : 298–301. PMID : 9086543

9) Kim YI, Fujita S, Hwang VJ, et al : Comparison of Abdominal Drainage and No-drainage after Elective Hepatectomy : A Randomized Study. Hepatogastroenterology 2014 ; 61 : 707-711. PMID : 26176061

10) Squires MH 3rd, Lad NL, Fisher SB, et al : Value of primary operative drain placement after major hepatectomy : a multi-institutional analysis of 1,041 patients. J Am Coll Surg 2015 ; 220 : 396-402. PMID : 25724607

CQ 5-10-4

膵頭十二指腸切除術後の腹腔内ドレーン留置はSSI予防に有用か？　また，留置したドレーンは早く抜去するほうがSSI予防に有用か？

推奨

非留置ではSSI発生率が高くなる傾向を認め，死亡率の上昇により試験が中止された研究もあることから，ドレーン留置することを勧める B, 2a ．患者を選択したうえで早期に抜去することを勧める．

解説　　データベースの検索における膵頭十二指腸切除術後の腹腔内ドレーン留置と非留置を比較した．メタアナリシスとしては，2016年にChengらがコクランレビューで報告している[1]．ドレーンの有無，アクティブ法かパッシブ法か，早期抜去か晩期抜去かの3つの項目の比較に対して，死亡率・腹腔内感染・手術部位感染(SSI)・合併症・入院日数・再開腹処置などに関する5つのランダム化比較試験(RCT)[2-6]からメタアナリシスがなされている．膵切除術後のドレーン留置によって死亡率の低下や合併症を予防するような知見はないとしている．一方で，留置した場合にはアクティブドレーンは入院日数を短縮し，早期に抜去することで膵液瘻のリスクを減らせる可能性が指摘されている．今回の検討では，Chengらのメタアナリシスからアクティブ法とパッシブ法を比較したJiangらの研究[6]は両群ともにドレーンが留置されているので除外した．また，観察研究(OBS)では，Behrmanら[9]の米国外科学会の手術の質改善プログラム(ACS-NSQIP)のプロスペクティブデータによる761例の解析を参考にした．

留置を前提とした抜去時期の解析には2報のRCTを採用した[5,8]．

limitationとしては，①術式ごとの検討が不十分であること，②合併症の分類が不定で比較評価が難しい点，③整容性や疼痛に関する検討がない点，④入院費などのコストに関する検討がないことなどである．

エビデンスのまとめ　　ドレーン留置と非留置を比較した検討では(表5-38)，腹腔内感染［26/358例 vs. 30/353例，リスク比(RR)0.89，95%CI 0.36-2.20］，SSI発生率(44/358例 vs. 47/353例，RR 0.92，95%CI 0.63-1.36)，再手術(41/358例 vs. 32/353例，RR 1.18，95%CI 0.55-2.52)，死亡率(8/358例 vs. 12/353例，RR 0.79，95%CI 0.31-1.97)(表5-40)に関して，留置群と非留置群で有意差を認めなかった．しかし，Van Buren(2014)の膵頭十二指腸切除術を対象としたRCT[3]では，30日以内の死亡を非留置群の4例で確認したが，留置群では確認されなかった．90日以内の死亡は非留置群で8/69例(12%)を確認したが，留置群では2/68例(3%)であった．死亡率が非留置群が12%，留置群3%になった時点で，医療安全委員会からの中止勧告に

第5章 術中処置

CQ 5-10-4　127

よって，この試験は中止となっている．したがって，非留置では死亡率が高くなる可能性が示唆されており，医療安全上の観点から留置したほうがよいと考えられる（**エビデンスレベルB**）．

Witzigmannらの RCT[4]は，Van Buren らの RCT の結果が公表されたうえで遂行されたもので，PANDRA試験とよばれる．主評価項目は再処置としたうえで，副次評価項目を入院死亡や合併症とした試験である．再処置率を留置群で12.5 ％に設定し，非劣性マージンを8.5 ％，脱落を14 ％と見込んで376例の解析を目指し，ドレーン留置群は202例，非留置群は193例でITT（intention-to-treat）解析がなされた．再処置率［43例（21.3 ％）vs. 32例（16.6 ％）］，再手術［31例（15.4 ％）vs. 22例（11.4 ％）］，死亡率［6例（3.0 ％）vs. 6例（3.1 ％）］ともに有意差を認めず，ドレーン非留置の非劣性が証明されている．

Van Buren（2017）の膵頭十二指腸切除術を対象とした RCT[7]では，留置群174例と非留置群170例で60日以内合併症を主要評価項目として検討された．両群間で合併症に相違を認めず，臨床上，膵頭十二指腸切除術の際にはドレーン留置を必要としないと結論づけている．この試験は，腹腔鏡下手術が45％で行われており，合併症の発生率が基本的に少なく，今回の結果に影響している可能性がある．また，90日以内死亡は非留置群に2例認めているが，留置群では認めていない点も念頭におくべきと思われる．

ドレーン抜去時期の検討（**表5-39**）では，一定の抜去基準のなかで術後早期に抜去した群のほうが腹腔内感染は減少し（**表5-41**），入院日数も有意に短縮する（**表5-42**）．Behrmanら[9]は，ACS-NSQIPのプロスペクティブデータによる761例の解析によって留置の有無で臨床成績が変わらないことを報告している．この報告では非留置基準が不明で，少なくとも術者が非留置でもよいと判断した場合には留置群と比べて臨床成績が変わらないことが示されている．非留置との比較研究を行う場合には厳格な適格基準と除外基準を設けて行う必要がある．症例数が少なく，高いエビデンスとはいえないが，早期抜去では腹腔内感染は少なく，入院日数も短縮しながら死亡率に影響しないため，早期抜去を勧めることとした．

---

future research questions

・腹腔鏡下手術（膵体尾部切除）におけるドレーン留置の有用性に関する研究は乏しく，質の高いRCTが望まれる

・ドレーン留置の有用性が認められた手術におけるドレーンの早期抜去の有用性に関する検討が必要である

表5-38 膵頭十二指腸切除術におけるドレーン留置の有無による影響

エビデンス総体

アウトカム	研究デザイン/研究数	バイアスリスク*	非一貫性*	不精確*	非直接性*	その他（出版バイアスなど）*	上昇要因（観察研究）*	対照群分母	対照群分子	（%）	介入群分母	介入群分子	（%）	効果指標（種類）	効果指標統合値	信頼区間	エビデンスの強さ**	重要性***	コメント
死亡率(30日)	RCT/3	-1	0	0	0	0		353	12		358	8		RR	0.79	0.31–1.97	中（B）	9	
創感染	RCT/3	-1	0	0	0	0		353	47		358	44		RR	0.92	0.63–1.36	中（B）	5	
腹腔内感染	RCT/3	-1	0	0	0	0		353	30		358	26		RR	0.89	0.36–2.2	中（B）	6	
再手術	RCT/3	-1	0	0	0	0		353	32		358	41		RR	1.18	0.55–2.52	中（B）	7	

リスク人数（アウトカム率）

表5-39 膵頭十二指腸切除術におけるドレーン抜去時期（早期と晩期）による影響

エビデンス総体

アウトカム	研究デザイン/研究数	バイアスリスク*	非一貫性*	不精確*	非直接性*	その他（出版バイアスなど）*	上昇要因（観察研究）*	リスク人数（アウトカム率）						効果指標（種類）	効果指標統合値	信頼区間	エビデンスの強さ**	重要性***	コメント
								対照群分母	対照群分子	(%)	介入群分母	介入群分子	(%)						
死亡率(30日)	RCT/2	-1	0	0	0	-1		146	1		147	0		RR	0.33	0.01–8.00	中(B)	9	
入院日数	RCT/2	-1	0	0	0	-1		94			95			std	-0.37	-0.66––0.08	強(A)	4	
腹腔内感染	RCT/2	-1	0	0	0	-1		146	53		147	13		RR	0.24	0.14–0.42	中(B)	6	

表5-40 膵頭十二指腸切除術におけるドレーン留置の有無による死亡率への影響（forest plot）

表5-41 膵頭十二指腸切除術におけるドレーン抜去時期（早期と晩期）による腹腔内感染への影響（forest plot）

表5-42 膵頭十二指腸切除術におけるドレーン抜去時期（早期と晩期）による入院日数への影響（forest plot）

引用文献

1) Cheng Y, Xia J, Lai M, et al：Prophylactic abdominal drainage for pancreatic surgery. Cochrane Database Syst Rev 2016；10：CD010583．PMID：27764898

2) Conlon KC, Labow D, Leung D, et al：Prospective randomized clinical trial of the value of intraperitoneal drainage after pancreatic resection. Ann Surg 2001；234：487-493．PMID：11573042

3) Van Buren G 2nd, Bloomston M, Hughes SJ, et al：A randomized prospective multicenter trial of pancreaticoduodenectomy with and without routine intraperitoneal drainage. Ann Surg 2014；259：605-612．PMID：24374513

4) Witzigmann H, Diener MK, Kienkötter S, et al：No Need for Routine Drainage After Pancreatic Head Resection：The Dual-Center, Randomized, Controlled PANDRA Trial（ISRCTN04937707）. Ann Surg 2016；264：528-537．PMID：27513157

5) Bassi C, Molinari E, Malleo G, et al：Early versus late drain removal after standard pancreatic resections：results of a prospective randomized trial. Ann Surg 2010；252：207-214．PMID：20622661

6) Jiang H, Liu N, Zhang M, et al：A randomized trial on the efficacy of prophylactic active drainage in prevention of complications after pancreaticoduodenectomy. Scand J Surg 2016；pii：1457496916665543．[Epub ahead of print] PMID：27528694

7) Van Buren G 2nd, Bloomston M, Schmidt CR, et al：A prospective randomized multicenter trial of distal pancreatectomy with and without routine intraperitoneal drainage. Ann Surg 2017；266：421-431．PMID：28692468

8) McMillan MT, Malleo G, Bassi C, et al：Drain Management after Pancreatoduodenectomy：Reappraisal of a Prospective Randomized Trial Using Risk Stratification. J Am Coll Surg 2015；221：798-809．PMID：26278037

9) Behrman SW, Zarzaur BL, Parmar A, et al：Routine drainage of the operative bed following elective distal pancreatectomy does not reduce the occurrence of complications. J Gastrointest Surg 2015；19：72-79．PMID：25115324

CQ 5-10-5

虫垂切除術後の腹腔内ドレーン留置は SSI 予防に有用か？

推奨

虫垂切除術後のドレーン留置は，SSI予防としては留置しないほうがよい．ドレーン留置によって合併症の発生や死亡率も高くなる可能性があり，留置しないことを勧める B, 4 ．

解説

　データベースの検索における虫垂切除術後のドレーン留置と非留置について比較したメタアナリシスとしては，Chengら[1]がコクランレビューで報告している．開腹手術を対象とし，5つのランダム化比較試験(RCT)[2-6]を統合解析している．腹腔内ドレーンの有無と，腹腔内膿瘍・手術部位感染(SSI)・合併症・死亡率・入院日数に関して解析された．合併症発生率はドレーン留置によって高くなり［20/45例 vs. 3/45例，リスク比(RR)6.67，95％CI 2.13-20.87，$P = 0.0011$］，死亡率も高くなった（7/183例 vs. 1/180例，RR 4.88，95％CI 1.18-20.09，$P = 0.028$）．SSIも高い傾向を認めた（70/204例 vs. 56/206例，RR 1.67，95％CI 0.75-3.74，$P = 0.21$）．また，ドレーン留置は入院日数の延長につながっている可能性があるとしている．傾向は認めているものの，症例数が少なく，結論を導くには不十分としている．将来の課題として，炎症のタイプ別での検討，医療費，疼痛やQOL評価が必要であるとしている．

　本解析では，Chengらの5つのRCTにMagareyら[7]の研究とGreenallら[8]の研究を加えた7つのRCTにより解析を行った．また，腹腔鏡下手術におけるRCTはないものの，大規模な観察研究(OBS)を1つ認めている[9]．

　limitationとしては，①虫垂切除術におけるドレーン留置に関するRCTは開腹手術が中心で発表年も古く，現在の腹腔鏡下手術の結果や周術期管理法に反映できるかどうかが不明であること，②入院費などのコストに関する検討がないことなどである．

エビデンスのまとめ

　研究が古く，開腹手術による結果であることと，使用されたドレーンもペンローズドレーンである．エビデンスレベルは中程度としたが，現在は腹腔鏡下手術が中心であり，実臨床においては背景が異なる点を念頭におかなければならない（表5-43）．集積したエビデンスの条件下では，SSI発生率(RR 1.37，95％CI 1.02-1.86)や死亡率(RR 3.77，95％CI 1.07-13.30)はドレーン非留置のほうが低率であった（表5-44，表5-45）．

　一方，1,817例の腹腔鏡下虫垂切除術におけるOBS[10]において，ドレーン非留置群は1,225例(67.4％)であった．腹腔内膿瘍形成群(27例)と非形成群(1,790例)を比較し，腹腔内洗浄の施行(施行群731例 vs. 非施行1,086例)のみが両群間に有意差を認め，膿瘍形成群では

腹腔内洗浄を行った群で有意に多かった［26例（3.6 %）vs. 1例（0.1 %）］．腹腔内洗浄を行った731例（40.2 %）におけるサブグループ解析において，腹腔内膿瘍形成のリスクとして複雑性虫垂炎，ドレーン非留置，嫌気性菌を考慮しない（カバーしない）が抽出されている．したがって，多くの症例でドレーン留置は不要であるが，腹腔内洗浄を必要と判断した患者ではドレーン留置を考慮すべき場合も存在することを示している．

future research questions

・腹腔鏡下虫垂切除術におけるドレーン留置の有無によるRCTの実施は困難と思われ，前向きのレジストリによってドレーンの再留置などを必要した症例の解析から，そのリスクを明らかにする研究が必要である

表5-43 虫垂切除術におけるドレーン留置と非留置による影響

エビデンス総体

アウトカム	研究デザイン/研究数	バイアスリスク*	非一貫性*	不精確*	非直接性*	その他（出版バイアスなど）*	上昇要因（観察研究）*	対照群分母	対照群分子	（%）	介入群分母	介入群分子	（%）	効果指標（種類）	効果指標統合値	信頼区間	エビデンスの強さ**	重要性***	コメント
死亡率（30日）	RCT/5	-1	0	0	0	-1		235	2	0.851	231	10	4.329	RR	3.77	1.07–13.3	中（B）	9	
腹腔内感染	RCT/6	-1	0	0	0	-1		280	36	12.86	273	46	16.85	RR	1.19	0.6–2.39	中（B）	7	
SSI発生率	RCT/6	-1	0	0	0	-1		307	104	33.88	292	130	44.52	RR	1.37	1.02–1.86	中（B）	6	
合併症発生率	RCT/4	-1	0	0	0	-1		189	32	16.93	187	55	29.41	RR	1.69	0.78–3.65	中（B）	5	

表5-44 虫垂切除術におけるドレーン留置の有無によるSSI発生率への影響（forest plot）

Study or Subgroup	ドレーン留置 Events	Total	ドレーン非留置 Events	Total	Weight	Risk Ratio M-H, Random, 95 % CI
Magarey ら（1971）[8]	34	40	25	46	26.1 %	1.56 [1.16–2.10]
Stone ら（1978）[3]	21	49	13	45	15.9 %	1.48 [0.85–2.60]
Greenall ら（1978）[9]	34	48	38	55	27.9 %	1.03 [0.80–1.32]
Dandapat ら（1992）[4]	22	40	23	46	21.5 %	1.10 [0.74–1.65]
Tander ら（2003）[5]	4	70	2	70	3.0 %	2.00 [0.38–10.57]
Jani ら（2011）[6]	15	45	3	45	5.6 %	5.00 [1.55–16.09]
Total（95 % CI）		292		307	100.0 %	1.37 [1.02–1.86]
Total events	130		104			

Heterogeneity：$Tau^2=0.07$；$Chi^2=11.97$, df=5（$P=0.04$）；$I^2=58 \%$
Test for overall effect：$Z=2.06$（$P=0.04$）

表5-45 虫垂切除術におけるドレーン留置の有無による死亡率への影響（forest plot）

Study or Subgroup	ドレーン留置 Events	Total	ドレーン非留置 Events	Total	Weight	Risk Ratio M-H, Random, 95 % CI
Haller ら（1973）[2]	2	24	0	19	17.9 %	4.00 [0.20–78.66]
Greenall ら（1978）[9]	3	48	1	55	32.0 %	3.44 [0.37–31.96]
Stone ら（1978）[3]	1	49	0	45	15.8 %	2.76 [0.12–66.07]
Dandapat ら（1992）[4]	4	40	1	46	34.4 %	4.60 [0.54–39.49]
Tander ら（2003）[5]	0	70	0	70		Not estimable
Total（95 % CI）		231		235	100.0 %	3.77 [1.07–13.30]
Total events	10		2			

Heterogeneity：$Tau^2=0.00$；$Chi^2=0.08$, df=3（$P=0.99$）；$I^2=0 \%$
Test for overall effect：$Z=2.06$（$P=0.04$）

引用文献

1) Cheng Y, Zhou S, Zhou R, et al：Abdominal drainage to prevent intra-peritoneal abscess after open appendectomy for complicated appendicitis. Cochrane Database Syst Rev 2015；2：CD010168．PMID：25914903

2) Haller JA Jr, Shaker IJ, Donahoo JS, et al：Peritoneal drainage versus non-drainage for generalized peritonitis from ruptured appendicitis in children：a prospective study. Ann Surg 1973；177：595-600．PMID：4704043

3) Stone HH, Hooper CA, Millikan WJ Jr：Abdominal drainage following appendectomy and cholecystectomy. Ann Surg 1978；187：606-612．PMID：646499

4) Dandapat MC, Panda C：A perforated appendix：should we drain? J Indian Med Assoc 1992；90：147-148．PMID：1522303

5) Tander B, Pektas O, Bulut M：The utility of peritoneal drains in children with uncomplicated perforated appendicitis. Pediatr Surg Int 2003；19：548-550．PMID：12883855

6) Jani PG, Nyaga PN：Peritoneal drains in perforated appendicitis without peritonitis：a prospective randomized controlled study. East and Central African Journal of Surgery 2011；16：62-71．

7) Magarey CJ, Chant AD, Rickford CR, et al：Peritoneal drainage and systemic antibiotics after appendicectomy. A prospective trial. Lancet 1971；2：179-182．PMID：4104846

8) Greenall MJ, Evans M, Pollock AV：Should you drain a perforated appendix? Br J Surg 1978；65：880-882．PMID：737427

9) Cho J, Park I, Lee D, et al：Risk Factors for Postoperative Intra-Abdominal Abscess after Laparoscopic Appendectomy：Analysis for Consecutive 1,817 Experiences. Dig Surg 2015；32：375-381．PMID：26279409

CQ 5-10-5

CQ 5-10-6

結腸・直腸癌手術後の腹腔内吻合や腹膜外吻合のドレーン留置は SSI 予防に有用か？

推 奨

結腸手術では，SSI予防のためにドレーン留置を行わなくてもよい A, 4．直腸手術でも，ドレーン留置の有用性は定かではなく，非留置でもよいが，ドレーン留置によって重篤な合併症の予防につながる可能性を念頭におき留置してもよい A, 3．

解 説

　データベースの検索における結腸・直腸手術後のドレーン留置と非留置を比較したメタアナリシスとしては，2004年にRolphら[1]がコクランレビューで報告しているが，3つのランダム化比較試験（RCT）のみである[2-4]．介入するドレナージ法はアクティブ法のみ，パッシブ法のみ，両方ともに対象とした研究があり，3つのRCTでドレナージ法が異なっている．縫合不全［7/403例 vs. 5/406例，リスク比（RR）1.40，95％CI 0.24-4.40，$P = 0.56$］，死亡率（16/454例 vs. 21/454例，RR 0.77，95％CI 0.41-1.45，$P = 0.41$），再処置（31/454例 vs. 28/454例，RR 1.11，95％CI 0.67-1.82，$P = 0.69$），手術部位感染（SSI）（18/454例 vs. 22/454例，RR 0.82，95％CI 0.45-1.51，$P = 0.52$）といずれの臨床結果においてもドレーン留置群と非留置群で相違を認めなかったが，Rolphらは十分なエビデンスがなく結論を出すのは時期尚早としている．

　また，Zhangのメタアナリシス[5]では11報[2-4, 6-13]のRCT論文が採用されている．しかし，Hagmullerの報告はドイツ語[8]，Mennigenの報告は確認できず，Zhangの報告は中国語[13]，Caoの報告[7]も中国の雑誌における発表で，研究内容の確認は困難であった．臨床的縫合不全（31/769例 vs. 20/724例，RR 1.39，95％CI 0.80-2.39，$P = 0.98$），画像的縫合不全（32/669例 vs. 28/619例，RR 0.92，95％CI 0.56-1.51，$P = 0.80$），死亡率（32/939例 vs. 31/864例，RR 0.94，95％CI 0.57-1.55，$P = 0.75$），創感染（65/939例 vs. 51/864例，RR 1.19，95％CI 0.84-1.69，$P = 0.92$）において両群間に有意差を認めていない．サブグループ解析においては腹腔内吻合と腹膜外吻合，アクティブ法とパッシブ法に関する検討がなされているが，いずれのサブグループにおいてもドレーン留置と非留置における有意差を示したものはない．Zhangらは，結腸手術と直腸手術の術後のドレーン留置は術後合併症を減らさず，臨床上の利点はないとした[5]．

　今回の検討では8つのRCT[3, 4, 6, 9-12, 14]を採用し，直腸手術のみを対象としたRCTが4報[4, 6, 12, 14]，結腸も含めた解析をしたRCTが4報[3, 9-11]であった．

　limitationとしては，①多くが開腹手術を対象とした研究であり，腹腔鏡下手術の場合の知見が少ないこと，②ドレーンの留置期間やドレナージ法（アクティブ法やパッシブ法）が不定である点，③入院費などのコストに関する検討はないことなどである．

エビデンスのまとめ

ドレーン留置の有無は，結腸手術・直腸手術後のいずれにおいても縫合不全・膿瘍形成・死亡率ともに臨床結果にも影響を与えない（**表5-46**，**表5-47**）．直腸手術では，有意差は認めないものの，膿瘍形成（45/566例 vs. 52/554例，RR 0.82，95％CI 0.56-1.20）や死亡率（12/330例 vs. 14/321例，RR 0.83，95％CI 0.39-1.77）において，ドレーンを留置したほうが発生率は低い傾向にあった（**表5-48**，**表5-49**）．

縫合不全の予防として大網形成術や人工肛門造設が外科医の選択により施行されている研究は多い．これらの予防法が縫合不全・膿瘍形成・死亡率に与える影響に関しては明らかではない．しかし，DenostらのRCT[4]では統計学的な有意差はないものの，人工肛門の造設によって骨盤内膿瘍が5％程度低かったと報告されている．

結腸手術ではドレーン留置のメリットや非留置のデメリットを認めず，ドレーン留置を行わなくてもよいとした（**推奨度4**）．また，直腸手術に関しても統計学的な有意差を認めず，ドレーン留置の有用性は明らかではないが，ドレーン留置によって重篤な合併症が低下する傾向はある（**推奨度3**）．

future research questions

・腹腔鏡下手術において，腹膜内吻合と腹膜外吻合に分けて，ドレーン留置の有無とSSI発生率に関するRCTが必要である
・術前放射線療法，化学療法，回腸瘻等の有無によるサブグループ解析も必要である

表5-46 結腸手術におけるドレーン留置の有無による影響

エビデンス総体

アウトカム	研究デザイン/研究数	バイアスリスク*	非一貫性*	不精確*	非直接性*	その他（出版バイアスなど）*	上昇要因（観察研究）*	対照群分母	対照群分子	(%)	介入群分母	介入群分子	(%)	効果指標（種類）	効果指標統合値	信頼区間	エビデンスの強さ**	重要性***	コメント
縫合不全	RCT/4	-1	0	0	0	0		301	20	6.645	327	31	9.48	RR	1.19	0.69–2.07	強(A)		
SSI発生率	RCT/4	-1	0	0	0	0		301	24	7.973	327	30	9.174	RR	1.18	0.7–1.99	強(A)		
死亡率	RCT/4	-1	0	0	0	0		301	13	4.319	327	18	5.505	RR	1.2	0.43–3.4	強(A)		

（リスク人数（アウトカム率）は対照群分母・対照群分子・(%)・介入群分母・介入群分子・(%)の各欄）

表5-47 直腸手術におけるドレーン留置の有無による影響

エビデンス総体

アウトカム	研究デザイン/研究数	バイアスリスク*	非一貫性*	不精確*	非直接性*	その他（出版バイアスなど）*	上昇要因（観察研究）*	対照群分母	対照群分子	(%)	介入群分母	介入群分子	(%)	効果指標（種類）	効果指標統合値	信頼区間	エビデンスの強さ**	重要性***	コメント
縫合不全	RCT/4	-1	0	0	0	0		554	57	10.29	566	61	10.78	RR	1.04	0.74–1.47	強(A)		
SSI発生率	RCT/4	-1	0	0	0	0		554	52	9.386	566	45	7.951	RR	0.82	0.56–1.20	強(A)		
死亡率	RCT/3	-1	0	0	0	0		321	13	4.05	330	12	3.636	RR	0.83	0.39–1.77	強(A)		

CQ 5-10-6   135

表5-48 直腸手術におけるドレーン留置の有無による膿瘍形成への影響（forest plot）

Study or Subgroup	ドレーン留置 Events	Total	ドレーン非留置 Events	Total	Weight	Risk Ratio IV, Random, 95 % CI
Sagar ら（1995）[12]	3	52	0	48	1.7 %	6.47 [0.34–122.13]
Merad ら（1999）[4]	10	247	14	245	23.3 %	0.71 [0.32–1.56]
Brown ら（2001）[6]	5	31	3	28	8.2 %	1.51 [0.40–5.73]
Denost ら（2017）[14]	27	236	35	233	66.8 %	0.76 [0.48–1.22]
Total（95 % CI）		566		554	100.0 %	0.82 [0.56–1.20]
Total events	45		52			

Heterogeneity：Tau^2=0.00；Chi^2=2.92, df=3（P=0.44）；I^2=0 %
Test for overall effect：Z=1.01（P=0.31）

表5-49 直腸手術におけるドレーン留置の有無による死亡率への影響（forest plot）

Study or Subgroup	ドレーン留置 Events	Total	ドレーン非留置 Events	Total	Weight	Risk Ratio IV, Random, 95 % CI
Sagar ら（1995）[12]	3	52	3	48	23.7 %	0.92 [0.20–4.36]
Merad ら（1999）[4]	8	247	10	245	68.6 %	0.79 [0.32–1.98]
Brown ら（2001）[6]	1	31	1	28	7.7 %	0.90 [0.06–13.77]
Total（95 % CI）		330		321	100.0 %	0.83 [0.39–1.77]
Total events	12		14			

Heterogeneity：Tau^2=0.00；Chi^2=0.03, df=2（P=0.98）；I^2=0 %
Test for overall effect：Z=0.48（P=0.63）

引用文献

1) Rolph R, Duffy JMN, Alagaratnam S, et al：Intra-abdominal drains for the prophylaxis of anastomotic leak in elective colorectal surgery. Cochrane Database Syst Rev 2004；4：CD002100． PMID：なし

2) Mennigen R, Kusche J, Troidl H：Prophylaktische drainage von kolonanastomosen. Coloproctology 1989；11：76-80．

3) Merad F, Yahchouchi E, Hay JM, et al：Prophylactic abdominal drainage after elective colonic resection and suprapromontory anastomosis：a multicenter study controlled by randomization. French Associations for Surgical Research. Arch Surg 1998；133：309-314． PMID：9517746

4) Merad F, Hay JM, Fingerhut A, et al：Is prophylactic pelvic drainage useful after elective rectal or anal anastomosis? A multicenter controlled randomized trial. French Association for Surgical Research. Surgery 1999；125：529-535． PMID：10330942

5) Zhang HY, Zhao CL, Xie J, et al：To drain or not to drain in colorectal anastomcsis：a meta-analysis. Int J Colorectal Dis 2016；31：951-960． PMID：26833470

6) Brown SR, Seow-Choen F, Eu KW, et al：A prospective randomised study of drains in infra-peritoneal rectal anastomoses. Tech Coloproctol 2001；5：89-92． PMID：11862564

7) Cao HZ, Wang WJ, Li SW, et al：Study on the safety and feasibility of not placing prophylactic drainage after colorectal anastomosis. China Med Pharm 2012；2：23-24．

8) Hagmuller E, Lorenz D, Werthmann K, et al：Uses and risks of drainage following elective colon resection. A prospective, randomized and controlled clinical study. Chirurg 1990；61：266-271． PMID：2189709

9) Hoffmann J, Shokouh-Amiri MH, Damm P, et al：A prospective, controlled study of prophylactic drainage after colonic anastomoses. Dis Colon Rectum 1987；30：449-452． PMID：3595334

10) Johnson CD, Lamont PM, Orr N, et al：Is a drain necessary after colonic anastomosis? J R Soc Med 1989；82：661-664． PMID：2687467

11) Sagar PM, Couse N, Kerin M, et al：Randomized trial of drainage of colorectal anastomosis. Br J Surg 1993；80：769-771． PMID：8330173

12) Sagar PM, Hartley MN, Macfie J, et al：Randomized trial of pelvic drainage after rectal resection. Dis Colon Rectum 1995；38：254-258． PMID：7882787

13) Zhang W, Luo B, Pang MH, et al：Prophylactic abdominal drainage in patients with colorectal anastomosis：a prospective study. Chin J Dig Surg 2011；10：427-429．

14) Denost Q, Rouanet P, Faucheron JL, et al：To Drain or Not to Drain Infraperitoneal Anastomosis After Rectal Excision for Cancer：The GRECCAR 5 Randomized Trial. Ann Surg 2017；265：474-480． PMID：27631776

15) Petrowsky H, Demartines N, Rousson V, et al：Evidence-based value of prophylactic drainage in gastrointestinal

surgery：a systematic review and meta-analyses. Ann Surg 2004；240：1074-1084．PMID：15570212

16) Rondelli F, Bugiantella W, Vedovati MC, et al：To drain or not to drain extraperitoneal colorectal anastomosis? A systematic review and meta-analysis. Colorectal Dis 2014；16：O35-42．PMID：24245821

17) Zhang HY, Zhao CL, Xie J, et al：To drain or not to drain in colorectal anastomosis：a meta-analysis. Int J Colorectal Dis 2016；31：951-960．PMID：26833470

18) Samaiya A：To Drain or Not to Drain after Colorectal Cancer Surgery. Indian J Surg 2015；77：1363-1368．

19) Menahem B, Vallois A, Alves A, et al：Prophylactic pelvic drainage after rectal resection with extraperitoneal anastomosis：is it worthwhile? A meta-analysis of randomized controlled trials. Int J Colorectal Dis 2017；32：1531-1538．PMID：28840326

CQ 5-10-7

消化器外科手術後の皮下ドレーン留置はSSI予防に有用か？

推奨

皮下ドレーン留置はSSI発生率を低下させる可能性はあるが，適応症例，方法，期間について今後検討する必要がある B, 3 .

解説

　データベースの検索における皮下ドレーン留置と非留置を比較したメタアナリシスとしては，2013年にKosinsが52のランダム化比較試験（RCT）を統合解析し報告[1]している．対象とした術式が多領域かつ多岐に及び，消化器外科手術における皮下ドレーン留置の臨床評価を行うことは難しい．本解析では，最終的に消化器外科手術を対象とした7つのRCTを解析した[2-8]．対象術式は上部消化管・肝胆膵・下部消化管の混在したRCTが3報[3,4,7]，胃バイパス術が1報[2]，肝切除術が1報[6]，下部消化管手術が2報[5,8]であり，術式にかかわらずすべてを統合解析した．

　limitationとしては，①下部消化管手術を対象とした研究が多く，術式に偏りを認めること，②整容性や疼痛に関する検討がないこと，③入院費や材料費等のコストに関する検討がないことなどである．

エビデンスのまとめ

　皮下ドレーン留置と非留置において，手術部位感染（SSI）の発生率を比較検討した．皮下ドレーン留置を盲検化することは困難であり，一定のバイアスを排除できない（表5-50）．全解析では$I^2 = 20$％であり，異質性の低い結果となっている（表5-51）．forest plotでは，リスク比（RR）0.63（95％CI 0.44-0.91，$P = 0.01$）と皮下ドレーンを留置した場合には表層切開創SSI発生率が有意に低下した．また，年代ごとに皮下ドレーン留置によるSSI発生率の低下傾向が認められる．このことは，ドレーンの種類やドレーン留置期間の相違が考えられる．本検討では12 Frの吸引ドレーンを使用したものが多かった．留置期間は年代の古いものでは術後2日目に抜去されている．年代ごとに抜去時期は延長する傾向を認め，2016年以降の研究では術後5日と延長していた．ドレーンの抜去基準もShafferの研究[2]では1日排液量を30 mL以下としていたが，Arerの研究[7]では50 mL以下としている．術式ごとに知見を創出することは困難であるが，胃バイパス術や肝切除術を対象としたRCTでは有意差を認めていない．下部消化管手術を対象とした5つのRCTの解析（表5-52）では皮下ドレーン留置によって表層切開創SSIが減少していた（33/569例 vs. 63/556例，RR 0.52，95％CI 0.32-0.84，$P = 0.008$）．また，Kayaの研究[4]でもドレーン非留置群にSSIは多いが，同時に下部消化管手術も多い．皮下ドレーン留置はSSIを減少させるが，

特に下部消化管手術に皮下ドレーン留置の効果は顕著である．受動式のペンローズドレーンを留置したNumataらの研究[5]を除いて，他の研究では閉鎖陰圧式のドレーンが使用されている．高いエビデンスと有意差をもって，皮下ドレーン留置は消化管術後のSSI発生率を低下させる（**エビデンスレベルB**）．しかし，実臨床で皮下ドレーンの普及率がそれほど高くないこと，適応症例や使用法に関する検討が十分とはいえないことから，明確な推奨には至らなかった．

future research questions

・消化器外科手術における皮下ドレーン留置のSSI予防効果をRCTで検証する研究が必要である
・整容性と医療費に関する検討も必要である
・皮下ドレーン留置と他のSSI予防法（創被覆材や陰圧閉鎖療法）との効果の比較が必要である

表5-50 消化器外科手術における皮下ドレーン留置の有無によるSSI発生率への影響

エビデンス総体								リスク人数（アウトカム率）										
アウトカム	研究デザイン/研究数	バイアスリスク*	非一貫性*	不精確*	非直接性*	その他（出版バイアスなど）*	上昇要因（観察研究）*	対照群分母	対照群分子	（%）	介入群分母	介入群分子	（%）	効果指標（種類）	効果指標統合値	信頼区間	エビデンスの強さ**	重要性***	コメント
SSI発生率	RCT/7	-1	-1	0	0	0		777	92	11.84	802	59	7.357	RR	0.952	0.921–0.983	強(A)	3	NNT 22.3

表5-51 消化器外科手術における皮下ドレーン留置の有無によるSSI発生率への影響（全手術）（forest plot）

Study or Subgroup	ドレーン留置 Events	ドレーン留置 Total	ドレーン非留置 Events	ドレーン非留置 Total	Weight	Risk Ratio M-H, Random, 95 % CI	Risk Ratio M-H, Random, 95 % CI
Shaffer ら (1987)[2]	11	102	10	92	15.9 %	0.99 [0.44–2.23]	
Baier ら (2010)[3]	12	210	19	192	19.9 %	0.58 [0.29–1.16]	
Kaya ら (2010)[4]	10	100	9	100	14.5 %	1.11 [0.47–2.62]	
Numata ら (2014)[5]	4	124	12	122	9.5 %	0.33 [0.11–0.99]	
Nakayama ら (2014)[6]	15	131	19	129	22.8 %	0.78 [0.41–1.46]	
Arer ら (2016)[7]	2	23	8	25	5.9 %	0.27 [0.06–1.15]	
Watanabe ら (2017)[8]	5	112	15	117	11.6 %	0.35 [0.13–0.93]	
Total (95 % CI)		802		777	100.0 %	0.63 [0.44–0.91]	
Total events	59		92				

Heterogeneity：Tau^2=0.05；Chi^2=7.47, df=6(P=0.28)；I^2=20 %
Test for overall effect：Z=2.46(P=0.01)

表5-52 消化器外科手術における皮下ドレーン留置の有無によるSSI発生率への影響（下部消化管手術のみ）（forest plot）

Study or Subgroup	ドレーン留置 Events	ドレーン留置 Total	ドレーン非留置 Events	ドレーン非留置 Total	Weight	Risk Ratio IV, Random, 95 % CI	Risk Ratio IV, Random, 95 % CI
Baier ら (2010)[3]	10	100	9	100	23.5 %	1.11 [0.47–2.62]	
Kaya ら (2010)[4]	12	210	19	192	31.3 %	0.58 [0.29–1.16]	
Numata ら (2014)[5]	4	124	12	122	15.9 %	0.33 [0.11–0.96]	
Arer ら (2016)[7]	2	23	8	25	10.1 %	0.27 [0.06–1.15]	
Watanabe ら (2017)[8]	5	112	15	117	19.2 %	0.35 [0.13–0.93]	
Total (95 % CI)		569		556	100.0 %	0.52 [0.32–0.84]	
Total events	33		63				

Heterogeneity：Tau^2=0.07；Chi^2=5.18, df=4(P=0.27)；I^2=23 %
Test for overall effect：Z=2.65(P=0.008)

引用文献

1) Kosins AM, Scholz T, Cetinkaya M, et al：Evidence-based value of subcutaneous surgical wound drainage：the largest systematic review and meta-analysis. Plast Reconstr Surg 2013；132：443-450. PMID：23584625

2) Shaffer D, Benotti PN, Bothe A Jr, et al：A prospective, randomized trial of abdominal wound drainage in gastric bypass surgery. Ann Surg 1987；206：134-137. PMID：3606238

3) Baier PK, Glück NC, Baumgartner U, et al：Subcutaneous Redon drains do not reduce the incidence of surgical site infections after laparotomy. A randomized controlled trial on 200 patients. Int J Colorectal Dis 2010；25：639-643. PMID：20140620

4) Kaya E, Paksoy E, Ozturk E, et al：Subcutaneous closed-suction drainage does not affect surgical site infection rate following elective abdominal operations：a prospective randomized clinical trial. Acta Chir Belg 2010；110：457-462. PMID：20919669

5) Numata M, Godai T, Shirai J, et al：A prospective randomized controlled trial of subcutaneous passive drainage for the prevention of superficial surgical site infections in open and laparoscopic colorectal surgery. Int J Colorectal Dis 2014；29：353-358. PMID：24385026

6) Nakayama H, Takayama T, Okubo T, et al：Subcutaneous drainage to prevent wound infection in liver resection：a randomized controlled trial. J Hepatobiliary Pancreat Sci 2014；21：509-517. PMID：24519844

7) Arer IM, Yabanoglu H, Aytac HO, et al：The effect of subcutaneous suction drains on surgical site infection in open abdominal surgery A prospective randomized study. Ann Ital Chir 2016；87：49-55. PMID：27025777

8) Watanabe J, Ota M, Kawamoto M, et al：A randomized controlled trial of subcutaneous closed-suction Blake drains for the prevention of incisional surgical site infection after colorectal surgery. Int J Colorectal Dis 2017；32：391-398. PMID：27783162

CQ 5-11

創閉鎖，縫合糸，生体接着剤

解説　　表層切開創手術部位感染(SSI)の予防において，創閉鎖法の工夫は種々のガイドラインで抗菌薬被覆縫合法として採用されている．2016年の世界保健機関(WHO)のSSI防止のためのガイドラインでは，トリクロサン被覆縫合糸はSSIのリスクを低下させると条件つきで推奨されている(エビデンスレベルB)．米国病院疫学学会/米国感染症学会(SHEA/IDSA)は，SSI予防のために定期的には抗菌縫合糸を使用すべきではないとしている．英国立臨床評価機構(NICE)は，消化器外科手術などの特定の術式では，抗菌縫合糸の使用はSSIリスクを下げると推測している．これまで，これらの抗菌薬被覆縫合糸の効果を検証するための比較として，どの素材をどのような縫合法で検討するのかに関して統一されていなかった．

　　そこで，抗菌縫合糸に加えて，吸収糸と非吸収糸，結節縫合と連続縫合，真皮縫合とステープラー，真皮縫合と生体接着剤について，表層切開創SSIの予防効果に関するクリニカルクエスチョン(CQ)を取り上げることとした．

第5章　術中処置

CQ 5-11-1

消化器外科手術における一次切開創の創閉鎖での真皮縫合では，吸収糸のほうが非吸収糸よりも SSI を減らせるか？

推奨

吸収糸による真皮縫合が推奨される A, 1 .

解説

データベースの検索における消化器外科手術を対象とした一次切開創の創閉鎖に吸収糸あるいは非吸収糸を用いた縫合法による表層切開創手術部位感染（SSI）の発生率を比較した研究を検索した．Xu らがメタアナリシスを 2016 年に報告しているが[1]，採用された 19 報のうち消化器外科手術は 2 報のみであった．検索の結果，6 つのランダム化比較試験（RCT）を採用した[2-7]．Harimoto らの研究は創縫合に VICRYL® を両群で使用している[8]ため除外した．6 つの RCT のうち 5 つが開腹虫垂切除術を対象とし[2-5,7]，Tanaka らの研究のみが開腹結腸切除術を対象としていた[6]．Tanaka らの研究では，吸収糸と非吸収糸の SSI 発生率に差はなかった（表 5-53）．

limitation としては，①吸収糸による連続縫合と非吸収糸による結節縫合を比較した研究が多く，両群で同じ縫合法（結節縫合）で比較した研究は Tanaka らの研究[6]のみであること，②整容性や疼痛に関する検討がないこと，④入院費などのコストに関する検討がないことなどである．

エビデンスのまとめ

表層切開創 SSI に関する 6 つの RCT のメタアナリシスでは，リスク比（RR）0.54（95 %CI 0.35-0.84，$P = 0.006$）と吸収糸において有意に表層切開創 SSI の発生は少なかった（表 5-54）．虫垂切除術のみを対象としたメタアナリシスでも，RR 0.5（95 %CI 0.36-0.69，$P < 0.0001$）と吸収糸において有意に表層切開創 SSI は少なく（表 5-55），創哆開においても同様に RR 0.08（95 %CI 0.02-0.32，$P = 0.0005$）と有意に吸収糸を使用した場合に少なかった（表 5-56）．

以上の解析結果から，一次切開創の創閉鎖において真皮縫合を行う場合には，非吸収糸より吸収糸のほうが表層切開創 SSI・創哆開の点において有用性が高い（エビデンスレベル A）．

future research questions

・吸収糸と非吸収糸において，縫合法を一定にした際の比較や，コスト，疼痛，整容性等に関する検討が必要である

表5-53 一次切開創の創閉鎖における吸収糸と非吸収糸の使用による影響の比較

| エビデンス総体 | | | | | | | | リスク人数（アウトカム率） | | | | | | | | | | | |
アウトカム	研究デザイン/研究数	バイアスリスク*	非一貫性*	不精確*	非直接性*	その他(出版バイアスなど)*	上昇要因(観察研究)*	対照群分母	対照群分子	(%)	介入群分母	介入群分子	(%)	効果指標(種類)	効果指標統合値	信頼区間	エビデンスの強さ**	重要性***	コメント
創感染	RCT/6	-1	0	0	0			802	116	14.46	791	63	7.965	RR	0.59	0.38-0.9	強(A)	7	
創感染(虫垂切除術)	RCT/5	-1	0	0	0			734	100	13.62	722	47	6.51	RR	0.5	0.36-0.69	強(A)	7	
創哆開(虫垂切除術)	RCT/4	-1	0	0	0			350	30	8.571	338	0	0	RR	0.22	0.03-1.63	強(A)	6	

表5-54 一次切開創の創閉鎖における吸収糸と非吸収糸の使用による表層切開創SSI発生率への影響の比較（全手術）（forest plot）

表5-55 一次切開創の創閉鎖における吸収糸と非吸収糸の使用による表層切開創SSI発生率への影響の比較（虫垂切除術のみ）（forest plot）

表5-56 一次切開創の創閉鎖における吸収糸と非吸収糸の使用による創哆開への影響の比較（虫垂切除術のみ）（forest plot）

第5章 術中処置

CQ 5-11-1 143

引用文献

1) Xu B, Xu B, Wang L, et al：Absorbable Versus Nonabsorbable Sutures for S<in Closure：A Meta-analysis of Randomized Controlled Trials. Ann Plast Surg 2016；76：598-606．PMID：25643187

2) Wetter LA, Dinneen MD, Levitt MD, et al：Controlled trial of polyglycolic ac d versus catgut and nylon for appendicectomy wound closure. Br J Surg 1991；78：985-987．PMID：1655156

3) Pauniaho SL, Lahdes-Vasama T, Helminen MT, et al：Non-absorbable interrupted versus absorbable continuous skin closure in pediatric appendectomies. Scand J Surg 2010；99：142-146．PMID：21044931

4) Kotaluoto S, Pauniaho SL, Helminen M, et al：Wound healing after open appendectomies in adult patients：a prospective, randomised trial comparing two methods of wound closure. World J Surg 2012；36：2305-2310．PMID：22669400

5) Koskela A, Kotaluoto S, Kaartinen I, et al：Continuous absorbable intradermal sutures yield better cosmetic results than nonabsorbable interrupted sutures in open appendectomy wounds：a prospective, randomized trial. World J Surg 2014；38：1044-1050．PMID：24318410

6) Tanaka A, Sadahiro S, Suzuki T, et al：Randomized controlled trial comparing subcuticular absorbable suture with conventional interrupted suture for wound closure at elective operation of colon cancer. Surgery 2014；155：486-492．PMID：24439741

7) Andrade LA, Muñoz FY, Báez MV, et al：Appendectomy Skin Closure Technique, Randomized Controlled Trial：Changing Paradigms（ASC）. World J Surg 2016；40：2603-2610．PMID：27283187

8) Harimoto N, Shirabe K, Abe T, et al：Prospective randomized controlled trial investigating the type of sutures used during hepatectomy. World J Gastroenterol 2011；17：2338-2342．PMID：21633600

CQ 5-11-2

消化器外科手術後の創閉鎖では，連続縫合と結節縫合でSSI発生率に差はあるか？

推奨

消化器外科手術後の真皮縫合では，結節縫合より連続縫合のほうが創哆開は少なく，創感染も少ない傾向にある．したがって，真皮縫合ではSSI予防のために結節縫合より連続縫合が推奨される **B, 2a** ．

筋膜縫合では，連続縫合，結節縫合のいずれの縫合法でもSSIやヘルニアの発生率の点からは差はみられず，どちらでも構わない **B, 3** ．

解 説

データベースの検索における皮膚切開創閉鎖に関して，連続縫合と結節縫合を比較したメタアナリシスとしては，コクランレビューでGurusamyら（2014）が報告している[1]．5つのランダム化比較試験（RCT）が採用されているが[2-6]，その後の検索でもこれ以降の新規のRCTはない．これらの研究で使用された縫合糸の素材は研究ごとに異なっている．McLeanら[2]は双方にナイロン糸，Anatolら[4]は双方に吸収糸であるがVICRYL®とCatgutを使用し，Pauniahoら[5]とKotaluotoら[6]は吸収糸の連続縫合と非吸収糸の結節縫合を比較している．手術部位感染（SSI）発生率に有意な差を認めないが［リスク比（RR）0.5，95 %CI 0.17-1.51］，創哆開は連続縫合のほうが結節縫合より少ない（RR 0.11，95 %CI 0.02-0.53，$P = 0.005$）．しかし，吸収糸の連続縫合と非吸収糸の結節縫合を比較しており，縫合糸の素材の違いによる効果の差である可能性は否定できないとしている．

一方で，筋膜縫合に関するメタアナリシスは2002年にvan't Rietらが報告している[7]．消化器外科領域で連続縫合と結節縫合を比較した研究は5つのRCT[8-12]で，そのすべてを採用した．また，Dienerらのメタアナリシス[13]はINLINE解析とよばれているが，解析された14のRCTのうち婦人科領域の研究を除外し，2つのRCT[14,15]を採用した．コクランレビューからもPatelら（2017）が報告している[16]．55のRCTから解析されているが，連続縫合と結節縫合において創感染・ヘルニア・創哆開の発生率に差は認められていない．本検討では，この報告は文献検索時点で発表されていなかったことに加えて，結果に大きく影響しないことから除外した．われわれが検索したものに1報[17]を追加した11報から解析している．

limitationとしては，①方法を単純に比較したものは少なく，吸収糸と非吸収糸の相違をみている可能性があること，②様々な素材が混在しており，単純な評価とはならないこと，③整容性や疼痛に関する検討がないことなどである．

エビデンス のまとめ	創縫合の相違による比較研究のエビデンス総体をまとめる．バイアスは認めるものの RCT が多く，高いエビデンスになっている（**表5-57**）．

皮膚創閉鎖における連続縫合と結節縫合による SSI 発生に関しては RR 0.50（95％CI 0.17-1.51，$P = 0.22$）で，創哆開に関しては RR 0.11（95％CI 0.02-0.53，$P = 0.005$）（**表5-58**）であり，連続縫合のほうが有意に創哆開は少ない．筋膜縫合に関しては，創感染で RR 0.98（95％CI 0.73-1.33，$P = 0.91$）（**表5-59**），ヘルニア発生で RR 1.06（95％CI 0.78-1.43，$P = 0.72$），創哆開で RR 1.13（95％CI 0.54-2.33，$P = 0.75$）と縫合法による差はみられなかった．

皮膚真皮縫合を行う場合には，創哆開が少ない点で連続縫合のほうが勧められる．

future research questions	・連続縫合と結節縫合で縫合糸の素材を一定にした際の比較や，コスト，疼痛，整容性等に関する検討が必要である

表5-57 創閉鎖時（皮膚あるいは筋膜）における連続縫合と結節縫合による影響の比較

エビデンス総体

アウトカム	研究デザイン／研究数	バイアスリスク*	非一貫性*	不精確*	非直接性*	その他（出版バイアスなど）*	上昇要因（観察研究）*	対照群分母	対照群分子	(%)	介入群分母	介入群分子	(%)	効果指標（種類）	効果指標統合値	信頼区間	エビデンスの強さ**	重要性***	コメント
創感染（皮膚）	RCT/4	-1	0	0	0	0		299	32	10.7	303	19	6.271	RR	0.5	0.17–1.51	中(B)	6	
創哆開（皮膚）	RCT/4	-1	0	0	0	0		258	20	7.752	221	0	0	RR	0.11	0.02–0.53	中(B)	5	
SSI（筋膜）	RCT/5	-1	0	0	0	0		1332	159	11.94	1157	121	10.46	RR	0.98	0.73–1.33	強(A)	6	
ヘルニア（筋膜）	RCT/4	-1	0	0	0	0		1173	117	9.974	985	115	11.68	RR	1.06	0.78–1.43	強(A)	6	
創哆開（筋膜）	RCT/3	-1	0	0	0	0		758	11	1.451	775	11	1.419	RR	1.13	0.54–2.33	中(B)	6	

リスク人数（アウトカム率）

表5-58 皮膚真皮縫合における連続縫合と結節縫合による創哆開への影響の比較（forest plot）

Study or Subgroup	連続縫合 Events	連続縫合 Total	結節縫合 Events	結節縫合 Total	Weight	Risk Ratio M-H, Random, 95％CI
Hopkinson ら (1982)[3]	1	83	2	63	41.3%	0.38 [0.04–4.09]
Anatol ら (1997)[4]	0	76	0	52		Not estimable
Pauniaho ら (2010)[5]	0	79	9	87	29.2%	0.06 [0.00–0.98]
Kotaluoto ら (2012)[6]	0	95	11	90	29.5%	0.04 [0.00–0.69]
Total (95％CI)		333		292	100.0%	0.11 [0.02–0.53]
Total events	1		22			

Heterogeneity：Tau^2=0.00；Chi^2=1.90, df=2(P=0.39)；I^2=0 %
Test for overall effect：Z=2.79(P=0.005)

表5-59 筋膜縫合における連続縫合と結節縫合によるSSI発生率への影響の比較(forest plot)

Study or Subgroup	連続縫合 Events	連続縫合 Total	結節縫合 Events	結節縫合 Total	Weight	Risk Ratio IV, Random, 95 % CI
Richards ら (1983)[8]	10	286	13	285	9.9 %	0.77 [0.34–1.72]
McNeil ら (1986)[9]	1	51	2	54	1.5 %	0.53 [0.05–5.66]
Wissing ら (1987)[10]	34	379	24	365	17.6 %	1.36 [0.83–2.25]
Lewis ら (1989)[15]	19	93	11	103	12.3 %	1.91 [0.96–3.80]
Sahlin ら (1993)[11]	35	345	37	339	20.1 %	0.93 [0.60–1.44]
Brolin (1996)[14]	0	120	0	109		Not estimable
Derzie ら (2000)[12]	18	172	31	159	16.4 %	0.54 [0.31–0.92]
Seiler ら (2009)[17]	33	210	65	415	22.2 %	1.00 [0.68–1.47]
Total (95 % CI)		1656		1829	100.0 %	0.98 [0.73–1.33]
Total events	150		183			

Heterogeneity：Tau^2=0.07；Chi^2=10.77, df=6(P=0.10)；I^2=44 %
Test for overall effect：Z=0.11(P=0.91)

引用文献

1) Gurusamy KS, Toon CD, Allen VB, et al：Continuous versus interrupted skin sutures for non-obstetric surgery. Cochrane Database Syst Rev 2014；2：CD010365. PMID：24526375

2) McLean NR, Fyfe AH, Flint EF, et al：Comparison of skin closure using continuous and interrupted nylon sutures. Br J Surg 1980；67：633-635. PMID：7000234

3) Hopkinson GB, Bullen BR：Removable subcuticular skin suture in acute appendicitis：a prospective comparative clinical trial. Br Med J (Clin Res Ed) 1982；284：869. PMID：6802331

4) Anatol TI, Roopchand R, Holder Y, et al：A comparison of the use of plain catgut, skin tapes and polyglactin sutures for skin closure：a prospective clinical trial. J R Coll Surg Edinb 1997；42：124-127. PMID：9114686

5) Pauniaho SL, Lahdes-Vasama T, Helminen MT, et al：Non-absorbable interrupted versus absorbable continuous skin closure in pediatric appendectomies. Scand J Surg 2010；99：142-146. PMID：21044931

6) Kotaluoto S, Pauniaho SL, Helminen M, et al：Wound healing after open appendectomies in adult patients：a prospective, randomised trial comparing two methods of wound closure. World J Surg 2012；36：2305-2310. PMID：22669400

7) van't Riet M, Steyerberg EW, Nellensteyn J, et al：Meta-analysis of techniques for closure of midline abdominal incisions. Br J Surg 2002；89：1350-1356. PMID：12390373

8) Richards PC, Balch CM, Aldrete JS：Abdominal wound closure. A randomized prospective study of 571 patients comparing continuous vs. interrupted suture techniques. Ann Surg 1983；197：238-243. PMID：6297417

9) McNeil PM, Sugerman HJ：Continuous absorbable vs interrupted nonabsorbable fascial closure. A prospective, randomized comparison. Arch Surg 1986；121：821-823. PMID：3013123

10) Wissing J, van Vroonhoven TJ, Schattenkerk ME, et al：Fascia closure after midline laparotomy：results of a randomized trial. Br J Surg 1987；74：738-741. PMID：3307992

11) Sahlin S, Ahlberg J, Granström L, et al：Monofilament versus multifilament absorbable sutures for abdominal closure. Br J Surg 1993；80：322-324. PMID：8472140

12) Derzie AJ, Silvestri F, Liriano E, et al：Wound closure technique and acute wound complications in gastric surgery for morbid obesity：a prospective randomized trial. J Am Coll Surg 2000；191：238-243. PMID：10989897

13) Diener MK, Voss S, Jensen K, et al：Elective midline laparotomy closure：the INLINE systematic review and meta-analysis. Ann Surg 2010；251：843-856. PMID：20395846

14) Brolin RE：Prospective, randomized evaluation of midline fascial closure in gastric bariatric operations. Am J Surg 1996；172：328-331. PMID：8873523

15) Lewis RT, Wiegand FM：Natural history of vertical abdominal parietal closure：Prolene versus Dexon. Can J Surg 1989；32：196-200. PMID：2540896

16) Patel SV, Paskar DD, Nelson RL, et al：Closure methods for laparotomy incisions for preventing incisional hernias and other wound complications. Cochrane Database Syst Rev 2017；11：CD005661. PMID：29099149

17) Seiler CM, Bruckner T, Diener MK, et al：Interrupted or continuous slowly absorbable sutures for closure of primary elective midline abdominal incisions：a multicenter randomized trial (INSECT：ISRCTN24023541). Ann Surg 2009；249：576-582. PMID：19300233

CQ 5-11-2

CQ 5-11-3

消化器外科手術の切開創閉鎖では，吸収糸による真皮縫合のほうがステープラーによる創閉鎖よりも SSI を減らせるか？

推奨

消化器外科手術の切開創閉鎖では，ステープラーと比較し，吸収糸による真皮縫合はSSI予防には寄与しないが，整容性や患者満足度の観点からは推奨される B, 2b.

解説　データベースの検索における切開創閉鎖に関して，真皮縫合とステープラーによる創閉鎖を比較した研究を検索し，大規模な2つのランダム化比較試験（RCT）が抽出された．Tsujinaka らは，開腹消化管手術後の切開創閉鎖にモノフィラメント吸収糸を使用した真皮縫合とステープラーによる創閉鎖を比較している[1]．手術部位感染（SSI），創哆開，漿液腫，創合併症，創肥厚などが比較検討された．創肥厚に関して真皮縫合のほうが少ないことを報告した ［93/558例（16.7 %）vs. 111/514例（21.6 %），$P = 0.0429$］．サブグループ解析において，男性・下部消化管手術・抗凝固療法では真皮縫合で創合併症が低いことを報告している．

　Kobayashi らは，下部消化管手術における待機手術後の切開創閉鎖にモノフィラメント吸収糸を使用した真皮縫合とステープラーによる創閉鎖を行い，SSI・創合併症・患者満足度などを比較検討した[2]．患者満足度において「最高満足」と回答した患者の数は真皮縫合で多かったことを報告した．

　この2報におけるSSIの発生および創合併症の有無に関してメタアナリシスを行った．

　limitation としては，①長期成績がわからず，整容性の評価や患者満足度が維持されるかについて不明であること，②医療費に関する検討がないことなどである．

エビデンスのまとめ　2つのRCTはいずれも1,000例以上が解析されており，検出力が高く，高いエビデンスを示した（表5-60）．SSI発生率は両群に有意差を認めない（表5-61）が，創合併症全体では真皮縫合に少ない傾向を認めた（表5-62）．創肥厚に関しては，真皮縫合では93/558例であったが，ステープラーでは111/514例と高かった（$P = 0.04$）．患者満足度については，真皮縫合では52.4 %（268/511例）で最高点を記録したが，ステープラーでは42.7 %（211/494例）に留まった（$P = 0.002$）．それぞれの結果が単一研究からの報告ではあるものの，いずれも大規模なRCTであり推奨文に付記することとなった．なお，今後の大規模RCTの結果によっては，将来的に推奨あるいはエビデンスレベルの変更がなされる可能性もある[3]．

future research questions	・大規模RCT（INTRANS試験）が進行中であり，新たな研究を立案する場合はその結果の確認を行ったほうがよい

表5-60 切開創閉鎖における真皮縫合とステープラーによる影響の比較

アウトカム	研究デザイン/研究数	バイアスリスク*	非一貫性*	不精確*	非直接性*	その他（出版バイアスなど）*	上昇要因（観察研究）*	対照群分母	対照群分子	(%)	介入群分母	介入群分子	(%)	効果指標（種類）	効果指標統合値	信頼区間	エビデンスの強さ**	重要性***	コメント
SSI発生率	RCT/2	-1	0	0	0	0		1130	96	8.496	1182	90	7.614	RR	0.9	0.68–1.19	強(A)	7	
創合併症	RCT/2	-1	0	0	0	0		1130	101	8.938	1182	63	5.33	RR	0.6	0.30–1.18	強(A)	6	

エビデンス総体 ／ リスク人数（アウトカム率）

表5-61 切開創閉鎖における真皮縫合とステープラーによる創感染への影響の比較（forest plot）

Study or Subgroup	真皮縫合 Events	Total	ステープラー Events	Total	Weight	Risk Ratio IV, Random, 95 % CI
Tsujinaka ら (2013)[1]	36	558	36	514	38.1 %	0.92 [0.59–1.44]
Kobayashi ら (2015)[2]	54	620	60	612	61.9 %	0.89 [0.63–1.26]
Total (95 % CI)		1178		1126	100.0 %	0.90 [0.68–1.19]
Total events	90		96			

Heterogeneity：Tau^2=0.00；Chi^2=0.02, df=1 (P=0.90)；I^2=0 %
Test for overall effect：Z=0.74 (P=0.46)

表5-62 切開創閉鎖における真皮縫合とステープラーによる創合併症への影響の比較（forest plot）

Study or Subgroup	真皮縫合 Events	Total	ステープラー Events	Total	Weight	Risk Ratio IV, Random, 95 % CI
Tsujinaka ら (2013)[1]	47	558	59	514	58.4 %	0.73 [0.51–1.06]
Kobayashi ら (2015)[2]	36	620	42	612	41.6 %	0.85 [0.55–1.30]
Total (95 % CI)		1178		1126	100.0 %	0.78 [0.59–1.03]
Total events	83		101			

Heterogeneity：Tau^2=0.00；Chi^2=0.24, df=1 (P=0.62)；I^2=0 %
Test for overall effect：Z=1.76 (P=0.08)

引用文献

1) Tsujinaka T, Yamamoto K, Fujita J, et al：Subcuticular sutures versus staples for skin closure after open gastrointestinal surgery：a phase 3, multicentre, open-label, randomised controlled trial. Lancet 2013；382：1105-1112. PMID：24075050

2) Kobayashi S, Ito M, Yamamoto S, et al：Randomized clinical trial of skin closure by subcuticular suture or skin stapling after elective colorectal cancer surgery. Br J Surg 2015；102：495-500. PMID：25727933

3) Maschuw K, Heinz C, Maurer E, et al：Intracutaneous suture versus transcutaneous skin stapling for closure of midline or horizontal skin incision in elective abdominal surgery and their outcome on superficial surgical site infections--INTRANS：study protocol for a randomized controlled trial. Trials 2014；15：25. PMID：24433264

第5章 術中処置

CQ 5-11-3

CQ 5-11-4

腹腔鏡下手術後のポート創閉鎖での生体接着剤使用は，縫合に比べて SSI を低下させるか？

推奨

生体接着剤による創閉鎖はSSIや創哆開に関して縫合とほぼ同等である．整容性の改善や手術時間短縮の可能性はあり，腹腔鏡下手術後の創閉鎖に生体接着剤を使用してもよい C, 3 ．

解説　　データベースの検索における切開創閉鎖に関して，縫合と生体接着剤を比較したメタアナリシスとしては，コクランレビューでDumvilleらが2014年に開腹手術やヘルニア手術などの創閉鎖に関して33のランダム化比較試験（RCT）から解析している[1]．頭頸部領域の8つのRCT，婦人科領域の3つのRCT，ヘルニアなどの大切開創の7つのRCT，整形外科領域の4つのRCT，眼窩領域の2つのRCT，循環器外科領域の2つのRCT，小児外科領域の3つのRCTを除外した．本検討では腹腔鏡下手術におけるポート創閉鎖に限定して検索を行った．検索による3つのRCTを追加し，生体接着剤による創閉鎖と真皮縫合による吸収糸を使用した創閉鎖を比較した7つのRCTを対象とした[2-8]．Dowsonらの研究におけるSSIの定義はドレナージを必要とした創となっている[5]．

　　limitationとしては，①コスト計算が材料費および手術費を対象としており，わが国においては手術費が一定であること，②Hollander Wound Evaluation Score（HWES）による整容性評価の単位が％であったり実数であったりして不定であるために統合解析ができないことなどである．

エビデンスのまとめ　　個々のRCTにおける対象症例数が少なく，**エビデンスレベルC**となった（**表5-63**）．

　　SSIはリスク比（RR）0.94（95％CI 0.27-3.25，$P = 0.93$）（**表5-64**）で，創哆開はRR 1.11（95％CI 0.40-3.12，$P = 0.84$）（**表5-65**）であり，生体接着剤と吸収糸による真皮縫合は同等の成績であった．

　　HWESによる整容性評価とVisual Analogue Scale（VAS）による疼痛評価では有意差をもって提示できる知見はなかった．生体接着剤の使用は手術時間短縮の可能性はあるが，医療材料費は高価となる．手術時間を加味した費用対効果において生体接着剤の有用性が指摘されている[4]一方で，生体接着テープが最も費用対効果が高いとの指摘もある[2]．したがって，腹腔鏡下手術後の創閉鎖に生体接着剤を使用した場合に益と害があり，使用してもよいとした．なお，使用に際しては添付文書の注意点に留意する必要がある．2-オクチルシアノアクリレートは皮膚の段差をつくらないように，皮膚閉鎖時に使用する．また，水分は十分に拭き取り乾燥した状態で使用する（水分により重合が加速して熱を発する可能性

がある）.

future research questions

・委員からはアレルギーや発熱による熱傷などの有害事象への懸念が提示された．一方で，使用されている母数は不明であり，報告された有害事象の発生頻度が不明である．したがって，レジストリなどの前向き登録によって安全性の確認が必要である

表5-63 腹腔鏡下手術後のポート創閉鎖における生体接着剤と真皮縫合による影響の比較

エビデンス総体

アウトカム	研究デザイン/研究数	バイアスリスク*	非一貫性*	不精確*	非直接性*	その他(出版バイアスなど)*	上昇要因(観察研究)*	対照群分母	対照群分子	(%)	介入群分母	介入群分子	(%)	効果指標(種類)	効果指標統合値	信頼区間	エビデンスの強さ**	重要性***	コメント
								リスク人数（アウトカム率）											
創感染	RCT/6	-1	0	0	0	0		287	18	6.272	264	18	6.818	RR	1.006	0.962–1.051	中(B)	6	
創哆開	RCT/4	-1	0	0	0	0		252	7	2.778	230	9	3.913	RR	1.021	0.979–1.04	中(B)	5	
HWES	RCT/1	-1	0	0	0	0		40			40				-4.22	-5.02–-3.42	中(B)	4	

表5-64 腹腔鏡下手術後のポート創閉鎖における生体接着剤と真皮縫合によるSSI発生率への影響の比較(forest plot)

表5-65 腹腔鏡下手術後のポート創閉鎖における生体接着剤と真皮縫合による創哆開への影響の比較(forest plot)

引用文献

1) Dumville JC, Coulthard P, Worthington HV, et al：Tissue adhesives for closure of surgical incisions. Cochrane Database Syst Rev 2014；11：CD004287．PMID：25431843

2) Maartense S, Bemelman WA, Dunker MS, et al：Randomized study of the effectiveness of closing laparoscopic trocar wounds with octylcyanoacrylate, adhesive papertape or poliglecaprone. Br J Surg 2002；89：1370-1375．PMID：12390375

3) Matin SF：Prospective randomized trial of skin adhesive versus sutures for closure of 217 laparoscopic port-site incisions. J Am Coll Surg 2003；196：845-853．PMID：12788419

4) Sebesta MJ, Bishoff JT：Octylcyanoacrylate skin closure in laparoscopy. JSLS 2004；8：9-14．PMID：14974655

CQ 5-11-4　151

5) Dowson CC, Gilliam AD, Speake WJ, et al : A prospective, randomized controlled trial comparing n-butyl cyano-acrylate tissue adhesive（LiquiBand）with sutures for skin closure after laparoscopic general surgical procedures. Surg Laparosc Endosc Percutan Tech 2006 ; 16 : 146-150. PMID : 16804456

6) Chen K, Klapper AS, Voige H, et al : A randomized, controlled study comparing two standardized closure methods of laparoscopic port sites. JSLS 2010 ; 14 : 391-394. PMID : 21333194

7) Buchweitz O, Frye C, Moeller CP, et al : Cosmetic outcome of skin adhesives versus transcutaneous sutures in laparoscopic port-site wounds : a prospective randomized controlled trial. Surg Endosc 2016 ; 30 : 2326-2331. PMID : 26428200

8) Jallali N, Haji A, Watson CJ : A prospective randomized trial comparing 2-octyl cyanoacrylate to conventional suturing in closure of laparoscopic cholecystectomy incisions. J Laparoendosc Adv Surg Tech A 2004 ; 14 : 209-211. PMID : 15345157

第6章

周術期管理

CQ 6-1

周術期管理プログラムは SSI 予防に有用か？

推 奨

周術期管理プログラムは消化器外科手術後のSSI予防に有用であり，入院日数の短縮や腸蠕動の早期回復の面からも推奨される **A, 2a**．ただし，最も有効なプログラム項目は明らかでない．

解 説

　　術後早期回復を目的とした周術期管理プログラムの有用性について広く提唱されているが，術後感染性合併症の抑制に関する検証は少ない．PubMed，医中誌にハンドサーチを加えて検索を行い，周術期管理プログラムが手術部位感染(SSI)発生を抑制するかどうかに関して2000年以降の消化器外科手術例を対象に検討されたランダム化比較試験(RCT)29報[1-29]を抽出しメタアナリシスを行った．その結果，周術期管理プログラムはリスク比(RR)0.76，95％CI 0.58-0.99と有意にSSIの発生を抑制した．さらに入院日数の短縮〔標準化平均値差(SMD) −1.06日，95％CI −1.41- −0.75〕や術後合併症発生の抑制(RR 0.76，95％CI 0.63-0.93)，術後第1排便までの日数の短縮(SMD −0.88日，95％CI −1.18- −0.5)も認められており，SSI予防として周術期管理プログラムの実施は推奨される．ただし，周術期管理プログラムの項目は報告，術式により必ずしも一致しておらず，最も有効なプログラム項目は明らかではない．

エビデンスのまとめ

　　SSI発生率をアウトカムとした周術期管理プログラムのエビデンス総体を**表6-1**に，forest plotを**表6-2**に示す．食道，胃，大腸，肝を含む消化器外科手術を対象としたRCTは29報が抽出され，RR 0.76(95％CI 0.58-0.99)と有意にSSIを抑制した．研究デザイン上，盲検化は困難であるものの，ランダム化，コンシールメント，アウトカム報告の記載はなされておりバイアスリスクは低い．同様の検討では，腹部大動脈瘤手術を含む腹部手術を対象としたメタアナリシス[30]において，27のRCTによる解析ではRR 0.77(95％CI 0.58-0.98)とSSI発生率が有意に減少しており，今回の検討とも一致している．

引用文献

1) Anderson AD, McNaught CE, MacFie J, et al：Randomized clinical trial of mu timodal optimization and standard perioperative surgical care. Br J Surg 2003；90：1497-1504. PMID：14648727

2) Gatt M, Anderson AD, Reddy BS, et al：Randomized clinical trial of multimodal optimization of surgical care in patients undergoing major colonic resection. Br J Surg 2005；92：1354-1362. PMID：16237744

表6-1 周術期管理プログラム実施の有無によるSSI発生率への影響

アウトカム	研究デザイン/研究数	バイアスリスク*	非一貫性*	不精確*	非直接性*	その他(出版バイアスなど)*	上昇要因(観察研究)*	対照群分母	対照群分子	(%)	介入群分母	介入群分子	(%)	効果指標(種類)	効果指標統合値	信頼区間	エビデンスの強さ**	重要性***	コメント
SSI発生率	RCT/34	0	0	0	0	0	0	1978	127	6.3	1972	92	4.6	RR	0.76	0.58-0.99	強(A)	7	

表6-2 周術期管理プログラム実施の有無によるSSI発生率への影響(forest plot)

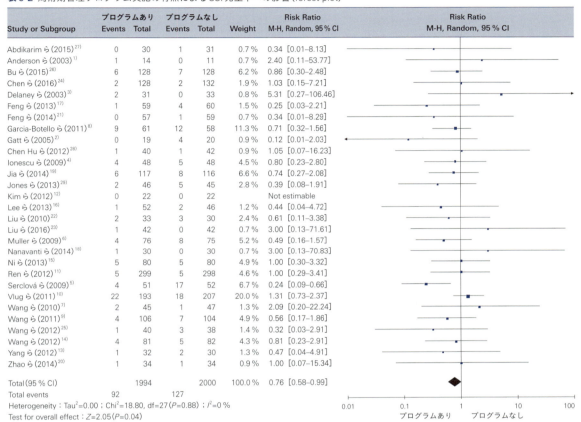

3) Delaney CP, Zufshi M, Senagore AJ, et al：Prospective, randomized controlled trial between a pathway of controlled rehabilitation with early ambulation and diet and traditional postoperative care after laparotomy and intestinal resection. Dis Colon Rectum 2003；46：851-859. PMID：12847356

4) Ionescu D, Iancu C, Iron D, et al：Implementing fast-track protocol for colorectal surgery：a prospective randomized clinical trial. World J Surg 2009；33：2433-2438. PMID：19707815

5) Serclová Z, Dytrych P, Marvan J, et al：Fast-track in open intestinal surgery：prospective randomized study (clinical trials gov identifier no. NCT00123456). Clin Nutr 2009；28：618-624. PMID：19535182

6) Muller S, Zalunardo MP, Hubner M, et al：A fast-track program reduces complications and length of hospital stay after open colonic surgery. Gastroenterology 2009；136：842-847. PMID：19135997

7) Wang D, Kong Y, Zhong B, et al：Fast-track surgery improves postoperative recovery in patients with gastric cancer：a randomized comparison with conventional postoperative care. J Gastrointest Surg 2010；14：620-627. PMID：20108171

8) Garcia-Botello S, Cánovas de Lucas R, Tornero C, et al：Implementation of a perioperative multimodal rehabilitation protocol in elective colorectal surgery. A prospective randomized controlled study. Cir Esp 2011；89：159-166. PMID：21345423

9) Wang G, Jiang ZW, Xu J, et al：Fast-track rehabilitation program vs conventional care after colorectal resection：a randomized clinical trial. World J Gastroenterol 2011；17：671-676. PMID：21350719

10) Vlug MS, Wind J, Holmann MW, et al：Laparoscopy in combination with fast track multimodal management is the best perioperative strategy in patients undergoing colonic surgery. Ann Surg 2011；254：868-875. PMID：21597360

11) Ren L, Zhu D, Wei Y, et al：Enhanced recovery after surgery (ERAS) program attenuates stress and accelerates recovery in patients after radical resection for colorectal cancer：a prospective randomized controlled trial. World J Surg 2012；36：407-414. PMID：22102090

12) Kim JW, Kim WS, Cheong JH, et al：Safety and efficacy of fast-track surgery in laparoscopic distal gastrectomy for gastric cancer：a randomized clinical trial. World J Surg 2012；36：2879-2887. PMID：22941233

13) Yang D, He W, Zhang S, et al：Fast-track surgery improves postoperative clinical recovery and immunity after elective surgery for colorectal carcinoma：randomized controlled clinical trial. World J Surg 2012；36：1874-1880. PMID：22526050

14) Wang G, Jiang Z, Zhao K, et al：Immunologic response after laparoscopic colon cancer operation within an enhanced recovery program. J Gastrointest Surg 2012；16：1379-1388. PMID：22585532

15) Ni CY, Yang Y, Chang YQ, et al：Fast-track surgery improves postoperative recovery in patients undergoing partial hepatectomy for primary liver cancer：A prospective randomized controlled trial. Eur J Surg Oncol 2013；39：542-547. PMID：23562361

16) Lee SM, Kang SB, Jang JH, et al：Early rehabilitation versus conventional care after laparocopic rectal surgery：a prospective, randomized, controlled trial. Surg Endosc 2013；27：3902-3909. PMID：23708720

17) Feng F, Ji G, Li JP, et al：Fast-track surgery could improve postoperative recovery in radical total gastrectomy patients. World J Gastroenterol 2013；19：3642-3648. PMID：23801867

18) Nanavanti AJ, Prabhakar S：A comparative study of "fast-track" versus traditonal peri-operative care protocol in gastrointestinal surgeries. J Gastrointest Surg 2014；18：757-767. PMID：24222323

19) Jia Y, Jin G, Guo S, et al：Fast-track surgery decreases the incidence of postoperative delirium and other complications in elderly patients with colorectal carcinoma. Langenbecks Arch Surg 2014；399：77-84. PMID：24337734

20) Zhao G, Cao S, Cui J：Fast-track surgery improves postoperative clinical recovery and reduces postoperative insulin resistance after esophagectomy for esophageal cancer. Support Care Cancer 2014；22：351-358. PMID：24068549

21) Feng F, Li XH, Shi H, et al：Fast-track surgery combined with laparoscopic could improve postoperative recovery of low-risk rectal cancer patients：a randomized controlled clinical trial. J Dig Dis 2014；15：306-313. PMID：24597608

22) Liu XX, Jiang ZW, Wang ZM, et al：Multimodal optimization of surgical care shows beneficial outcome in gastrectomy surgery. JPEN J Parenter Enteral Nutr 2010；34：313-321. PMID：20467014

23) Liu G, Jian F, Wang X, et al：Fast-track surgery protocol in elderly patients undergoing laparoscopic radical gastrectomy：a randomized controlled trial. Onco Targets Ther 2016；9：3345-3351. PMID：27330314

24) Chen L, Sun L, Lang Y, et al：Fast-track surgery improves postoperative clinical recovery and cellular and humoral immunity after esophagectomy for esophageal cancer. BMC Cancer 2016；16：449. PMID：27401305

25) Wang Q, Suo J, Jiang J, et al：Effectiveness of fast-track rehabilitation vs conventional care in laparoscopic colorectal resection for elderly patients：a randomized trial. Colerectal Dis 2012；14：1009-1013. PMID：21985126

26) Bu J, Lin N, Huang X, et al：Feasibility of fast-track surgery in elderly patients with gastric cancer. J Gastrointest Surg 2015；19：1391-1398. PMID：25943912

27) Abdikarim I, Cao XY, Li SZ, et al：Enhanced recovery after surgery with laparoscopic radical gastrectomy for stomach carcinomas. World J Gastroenterol 2015；21：1339-1344. PMID：26715818

28) Chen Hu J, Xin Jiang L, Cai L, et al：Preliminary experience of fast-track surgery combined with laparoscopy-assisted radical distal gastrectomy for gastric cancer. J Gastrointest Surg 2012；16：1830-1839. PMID：22854954

29) Jones C, Kelliher L, Dickinson M, et al. Randomized clinical trial on enhanced recovery versus standard care following open liver resection. Br J Surg 2013；100：1015-1024. PMID：23696477

30) Grant MC, Yang D, Wu CL, et al：Impact of enhanced recovery after surgery and fast track surgery pathway on Healthcare-associated infections：Results from a systematic review and meta-analysis. Ann Surg 2017；265：68-79. PMID：28009729

CQ 6-2

術直前の炭水化物負荷は SSI 予防に有用か？

推 奨

術直前の炭水化物負荷は，単独では消化器外科手術後のSSI予防としての有用性は認められない A, 3 .

解 説

　術後早期回復プログラムの1項目でもある術直前の炭水化物負荷が，単独実施でも手術部位感染（SSI）予防に有用かどうかを検証するために本クリニカルクエスチョン（CQ）を設定した．PubMed，医中誌にハンドサーチを加えて検索を行い，術直前の炭水化物負荷がSSIの発生を抑制するかどうかに関して2000年以降の消化器外科手術例を対象に検討されたRCT 6報[1-6]を抽出しメタアナリシスを行った．その結果，リスク比（RR）1.00（95 ％CI 0.72-1.39）でSSI予防効果を認めなかった．また，術後合併症発生数の記載のあるランダム化比較試験（RCT）8報[1-8]のメタアナリシスでも，RR 0.85（95 ％CI 0.66-1.08）と有意差を認めなかった．

　以上の解析結果から，SSI予防に関して，術直前の炭水化物負荷を単独で推奨する根拠は乏しいと考える．ただし，術直前炭水化物負荷は術後早期回復プログラムのなかで実施されていることもあり，周術期管理プログラムの1項目として実施することについては，これを否定するものではない．また，術前経口補水としてわが国で用いられているOS-1®は含有カロリー量が少なく，本CQとは異なるものである．

エビデンスのまとめ

　消化器外科手術を対象とした術直前炭水化物負荷に関するRCTでは，SSI発生率をアウトカムとしたRCTが6報，総術後合併症発生率をアウトカムとしたRCTが8報[1-8]抽出された．SSI発生率の低下に関するメタアナリシス結果を表6-3に，forest plotを表6-4に示す．盲検化，コンシールメント，アウトカム報告の記載がありバイアスリスクは低い．メタアナリシスでは，SSI発生率（RR 1.00，95 ％CI 0.72-1.39），術後合併症発生率（RR 0.85，95 ％CI 0.66-1.08）のいずれも差を認めなかった．心血管手術，股関節手術を含めた待機手術例によるメタアナリシス[9]でも，術前炭水化物負荷による外科的合併症発生率の抑制は，RR 0.88（95 ％CI 0.50-1.53）と差を認めず，有意な効果を認めなかった．

CQ 6-2　157

表6-3 消化器外科手術における術直前炭水化物負荷の有無によるSSI発生率への影響

アウトカム	研究デザイン/研究数	バイアスリスク*	非一貫性*	不精確*	非直接性*	その他(出版バイアスなど)*	上昇要因(観察研究)*	対照群分母	対照群分子	(%)	介入群分母	介入群分子	(%)	効果指標(種類)	効果指標統合値	信頼区間	エビデンスの強さ***	重要性	コメント
SSI発生率	RCT/6	0	0	0	0	0	0	598	56	9.3	518	56	10.8	RR	1.00	0.72-1.39	強(A)	7	

表6-4 消化器外科手術における術直前炭水化物負荷の有無によるSSI発生率への影響(forest plot)

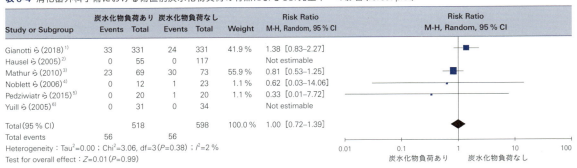

引用文献

1) Gianotti L, Biffi R, Sandini M, et al：Preoperative oral carbohydrate load versus placebo in major elective abdominal surgery (PROCY)：A randomized placebo-controlled, multicenter, phase III trial. Ann Surg 2018；267：623-630. PMID：28582271

2) Hausel J, Nygren J, Thorell A, et al：Randomized clinical trial of the effects of oral preoperatively carbohydrates on postoperative nausea and vomiting after laparoscopic cholecystectomy. Br J Surg 2005；92：415-421. PMID：15739210

3) Mathur S, Plank LD, McCall JL, et al：Randomized controlled trial of preoperative oral carbohydrate treatment in major abdominal surgery. Br J Surg 2010；97：485-494. PMID：20205227

4) Noblett SE, Watson DS, Huong H, et al：Pre-operative oral carbohydrate loading in colorectal surgery：a randomized controlled trial. Colorectal Dis 2006；8：563-569. PMID：16919107

5) Pedziwiatr M, Pisarska M, Matlok M, et al：Randomized clinical trial to compare the effects of preoperative oral carbohydrate loading versus placebo on insulin resistance and cortisol level after laparoscopic cholecystectomy. Pol Przegl Chir 2015；87：402-408. PMID：26495916

6) Yuill KA, Richardson RA, Davidson HI, et al：The administration of an oral carbohydrate-containing fluid prior to major elective upper gastrointestinal surgery preserves skeletal muscle mass postoperatively-a randomized clinical trial. Clin Nutr 2005；24：32-38. PMID：15681099

7) Kaska M, Grosmanova T, Havel E, et al：The impact and safety of preoperative oral or intravenous carbohydrate administration versus fasting in colorectal surgery- a randomized controlled trial. Wien Klin Wochenschr 2010；122：23-30. PMID：20177856

8) Fujikuni N, Tanabe K, Tokumoto N, et al：Enhanced recovery program is safe and improves postoperative insulin resistance in gastrectomy. World J Gastrointest Surg 2016；8：382-388. PMID：27231517

9) Awad S, Varadhan KK, Ljungqvist, et al：A meta-analysis of randomized controlled trials on preoperative oral carbohydrate treatment in elective surgery. Clin Nutr 2013；32：34-44. PMID：23200124

CQ 6-3

SSI 予防に有用な周術期の血糖管理目標は？

推奨

消化器外科手術後の厳格な血糖管理は，糖尿病合併の有無にかかわらずSSI予防効果が示されており，150 mg/dL以下を目標に管理することが望ましい B, 2b ．ただし，強化血糖管理は低血糖発生リスクを高めるため，注意が必要である．

解説

　術後合併症予防における血糖管理の重要性は論を待たないが，最適な血糖管理目標については議論がある．PubMed，医中誌にハンドサーチを加えて検索を行い，強化血糖管理が手術部位感染（SSI）の発生を抑制するかどうかに関して2000年以降に消化器外科手術例を対象に検討されたランダム化比較試験（RCT）4報[1-4]を抽出しメタアナリシスを行った．対象には糖尿病患者，非糖尿病患者の両方を含み，血糖管理目標値はいずれも80～110 mg/dLであった．その結果，強化血糖管理はリスク比（RR）0.36（95％CI 0.24-0.56）と有意にSSIの発生を抑制し，術後総合併症の発生もRR 0.57（95％CI 0.44-0.72）と抑制する一方，低血糖の発生リスクはRR 7.11（95％CI 2.15-23.55）と有意に高率であった．研究期間中，介入群に低血糖エピソードのない報告[4]では血糖管理に人工膵臓が用いられていた．これまで保険適用のなかった人工膵臓療法は，2018（平成30）年4月の診療報酬改定において術後3日間に限り使用が保険収載された．

　また，血糖管理期間はRCT間でそれぞれ異なり，術中から術後18時間，経口経腸栄養の確立まで，あるいは術後7日間であった．観察研究（OBS）3報[5-7]では，血糖管理目標値が80～140 mg/dL，125 mg/dL以下，180 mg/dL以下とそれぞれ異なるものの，対照群に比べていずれもSSIの発生は有意に低率であった．さらに，心臓手術，脳動脈瘤手術，消化器外科手術を対象に強化血糖管理とSSI発生との関連をみたメタアナリシス[8]では，血糖管理目標を110 mg/dL以下とした場合（RR 0.50，95％CI 0.35-0.73）でも，110～150 mg/dLとした場合（RR 0.43，95％CI 0.29-0.64）でもSSIの発生は抑制されたことから，血糖管理目標として150 mg/dL以下を推奨している．ただし，術後血糖管理期間は報告ごとに術後18時間から最長14日間と大きく異なっている．

　2016年に発表された米国外科学会（ACS）のSSIガイドライン[9]では目標血糖値110～150 mg/dL，心臓外科手術では180 mg/dL未満が推奨され，2016年の世界保健機関（WHO）のSSI防止のためのガイドライン[10]では110～150 mg/dLもしくは150 mg/dL以下，また米国疾病予防管理センター（CDC）のガイドライン[11]では糖尿病合併の有無にかかわらず200 mg/dL未満と記載されている．

　以上を勘案すると，今回のメタアナリシスの結果からは消化器外科手術後のSSI予防の

ためには糖尿病患者，非糖尿病患者にかかわらず血糖管理目標を80～110 mg/dLとすることが望ましいといえるが，低血糖発生のリスクの高さから安全性を考慮し，血糖目標値150 mg/dL以下を推奨することとした．本CQの推奨の強さに関しては，今回の消化器外科手術のみを対象としたメタアナリシスからは80～110 mg/dLが目標血糖値となること，目標血糖値150 mg/dL以下が消化器外科手術を対象とした臨床研究から得られた値ではないことから確固とした科学的根拠がないものの，総合的に**推奨度2b**とした．

一方，至適な術後血糖管理期間，血糖測定回数に関しては未だ結論は得られていない．今回抽出した4つのRCTでは，血糖管理期間は，経口経腸栄養の確立まで（およそ術後5日間以上）[1,2]，術中から術後18時間[3]，術後7日間[4]と異なり，血糖測定回数は人工膵臓が使用された研究[3]を除くと記載のあった研究[4]では2～4時間ごとであった．いずれも1単位/mLに調整した速効型インスリンが持続静脈投与され，血糖管理プロトコールに沿って投与量が増減されていた．1時間ごとの血糖値測定はICUでは可能でも一般病棟での実施は容易ではないため，強化血糖管理を実施する際には各施設の実状に応じて血糖測定回数，血糖管理期間を検討する必要があると思われる．

エビデンスのまとめ

消化器外科手術を対象に，強化血糖管理によるSSI発生率の抑制をアウトカムとしたRCTとして4報[1-4]が抽出された．また，消化器外科手術において術後血糖値とSSI発生率に関して検討されたOBSとして3報[5-7]が抽出された．RCT4報によるSSIの抑制に関するエビデンス総体を**表6-5**に，forest plotを**表6-6**に示す．血糖管理目標値はいずれも80～110 mg/dLで，強化血糖管理はRR 0.36（95％CI 0.24-0.56）と有意にSSIの発生を抑制した．一方，強化血糖管理による低血糖発生のリスクはRR 7.11（95％CI 2.15-23.55）と有意に高率であった．消化器外科手術以外を含めたメタアナリシスでは，血糖管理目標上限値を110 mg/dL以下とした場合（RR 0.50，95％CI 0.35-0.73）でも，110～150 mg/dLとした場合（RR 0.43，95％CI 0.29-0.64）でもSSIの発生は抑制されたことから，安全性を考慮して血糖管理目標値は150 mg/dL以下を推奨している[8]．

表6-5 消化器外科手術における強化血糖管理の有無によるSSI発生率への影響

エビデンス総体

アウトカム	研究デザイン/研究数	バイアスリスク*	非一貫性*	不精確*	非直接性*	その他（出版バイアスなど）*	上昇要因（観察研究）*	対照群分母	対照群分子	（%）	介入群分母	介入群分子	（%）	効果指標（種類）	効果指標統合値	信頼区間	エビデンスの強さ**	重要性***	コメント
SSI発生率	RCT/4	0	0	0	0	0	0	541	71	13.1	545	26	4.7	RR	0.36	0.24-0.56	強（A）	7	

表6-6 消化器外科手術における強化血糖管理の有無によるSSI発生率への影響（forest plot）

Study or Subgroup	強化血糖管理 Events	Total	通常血糖管理 Events	Total	Weight	Risk Ratio M-H, Random, 95 % CI
Cao ら (2011)[1]	4	92	12	87	15.7 %	0.32 [0.11–0.94]
Cao ら (2011)[2]	8	125	23	123	32.0 %	0.34 [0.16–0.74]
Okabayashi ら (2014)[3]	9	222	22	225	33.0 %	0.41 [0.20–0.88]
Yuan ら (2015)[4]	5	106	14	106	19.3 %	0.36 [0.13–0.96]
Total (95 % CI)		545		541	100.0 %	0.36 [0.24–0.56]
Total events	26		71			

Heterogeneity：Tau^2=0.00；Chi^2=0.21, df=3（P=0.98）；I^2=0 %
Test for overall effect：Z=4.59（P<0.00001）

引用文献

1) Cao SG, Ren JA, Shen B, et al：Intensive versus conventional insulin therapy in type diabetes patients undergoing D2 gastrectomy for gastric cancer：a randomized controlled trial. World J Surg 2011；35：85-92. PMID：20878324

2) Cao S, Zhou Y, Chen D, et al：Intensive versus conventional insulin therapy in nondiabetic patients receiving parenteral nutrition after undergoing D2 gastrectomy for gastric cancer：a randomized controlled trial. J Gastrointest Surg 2011；15：1961-1968. PMID：21904964

3) Okabayashi T, Shima Y, Sumiyoshi T, et al：Intensive versus intermediate glucose control in surgical intensive care unit patients. Diabetes Care 2014；37：1516-1524. PMID：24623024

4) Yuan J, Liu T, Zhang X, et al：Intensive versus conventional glycemic control in patients with diabetes during enteral nutrition after gastrectomy. J Gastrointest Surg 2015；19：1553-1558. PMID：26084869

5) Kwon S, Thompson R, Dellinger P, et al：Importance of perioperative glycemic control in general surgery：a report from the surgical care and outcomes assessment program. Ann Surg 2013；257：8-14. PMID：23235393

6) Kiran RP, Turina M, Hammel J, et al：The clinical significance of a elevated postoperative glucose value in nondiabetic patients after colorectal surgery：evidence for the need for tight glucose control. Ann Surg 2013；258：599-605. PMID：23979274

7) Jeon CY, Furuya EY, Berman MF, et al：The role of pre-operative and post-operative glucose control in surgical site infections and mortality. Plos One 2012；7：e45616. PMID：23029136

8) de Vries FE, Gans SL, Solomkin JS, et al：Meta-analysis of lower perioperative blood glucose target levels for reduction of surgical-site infection. Br J Surg 2017；104：e95-e105. PMID：27901264

9) Berrios-Torres SI, Umscheid CA, Bratzler DW, et al：Centers for disease control and prevention guideline for the prevention of surgical site infection, 2017. JAMA Surg 2017；152：784-791. PMID：28467526

10) World Health Organization：Global guidelines on the prevention of surgical site infection. Geneva：World Health Organization, 2016.

11) Ban KA, Minei JP, Laronga C, et al：American College of Surgeons and Surgical Infection Society：Surgical Site Infection Guidelines, 2016 Update. J Am Coll Surg 2016；224：59-74. PMID：27915053

CQ 6-4

周術期口腔機能管理（口腔ケア）はSSI予防に有用か？

推 奨

周術期口腔機能管理（口腔ケア）による消化器外科手術後のSSI予防を検討した質の高いエビデンスはなく，現時点における評価は困難である **D**．ただし，肺炎予防効果の報告もあり，実施されている．

解 説

　PubMed，医中誌にハンドサーチを加えて検索を行い，消化器外科手術を対象として周術期口腔機能管理（口腔ケア）と手術部位感染（SSI）発生に関する観察研究（OBS）が1報[1]抽出されたものの，ランダム化比較試験（RCT）は見当たらなかった．術後肺炎の発生に関しては症例対照研究4報[1-4]が抽出された．その結果，SSI発生率はオッズ比（OR）1.76（95％CI 0.896-3.402）と有意差を認めなかった．一方，術後肺炎の発生に関してはOR 0.49（95％CI 0.30-0.81）と有意差を認めた．番場らの報告[1]は消化器外科手術254例を対象にしたものであるが，口腔ケア群と対照群ではそれぞれ実施時期が異なっており背景因子も違いがみられた．また，術後肺炎の発生を対象にした4報のうち3報は食道癌切除例で，さらに有意差のみられたSatoらの報告[2]は重症肺炎の発生率を比較したものであり，他の報告とアウトカム評価で差異がみられる．

　以上の解析結果から，周術期口腔機能管理（口腔ケア）がSSIの発生を抑制するとした報告はみられないが，報告数が少なく，質の高いエビデンスもないことから，現時点における評価は困難と考える（**エビデンスレベルD**）．また，周術期口腔機能管理（口腔ケア）は食道癌をはじめとした癌手術などを対象に現在広く実施されているため，最終的な評価にはさらに質の高いエビデンスの集積を必要とする．

**エビデンス
のまとめ**

　消化器外科手術を対象に周術期口腔機能管理（口腔ケア）に関してSSI，肺炎の発生をそれぞれアウトカムとしたエビデンス総体を**表6-7**に，forest plotを**表6-8**示す．RCTや前向き研究はみられず，SSIの発生に関してはOBSが1報[1]のみ，術後肺炎の発生に関しては同様にOBSが4報[1-4]抽出された．SSI発生率はOR 1.76（95％CI 0.896-3.402）と有意差を認めないものの，主として食道癌切除術を対象にした4報のOBSにおいて，術後肺炎の発生はOR 0.49（95％CI 0.30-0.81）と有意差を認めた．このうち，肺炎発生率に有意差のみられたSatoらの報告[2]では重症肺炎の発生率をアウトカムとしており，他の報告が肺炎の発生率をアウトカムとしていることと差異がみられる．さらに，OBSの4報ではそれぞれ周術期口腔機能管理の実施時期，患者背景が異なるためバイアスリスクが高い．

表6-7 消化器外科手術における周術期口腔機能管理(口腔ケア)の有無による影響

アウトカム	研究デザイン/研究数	バイアスリスク*	非一貫性*	不精確*	非直接性*	その他(出版バイアスなど)*	上昇要因(観察研究)*	対照群分母	対照群分子	(%)	介入群分母	介入群分子	(%)	効果指標(種類)	効果指標統合値	信頼区間	エビデンスの強さ**	重要性***	コメント
SSI発生率	OBS/1	-2	-2	-1	0	0	0	147	20	13.6	107	22	21.5	OR	1.746	0.896-3.402	弱(C)	7	
肺炎発生率	OBS/4	-2	0	-1	0	0	0	485	82	12.7	374	24	6.4	OR	0.49	0.30-0.81	非常に弱(D)	8	

表6-8 消化器外科手術における周術期口腔機能管理(口腔ケア)の有無による術後肺炎発生率への影響(forest plot)

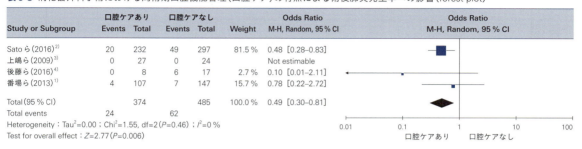

引用文献

1) 番場竹生,須田武保,寺島哲郎,ほか:消化器外科手術後感染症に対する術前口腔ケアの効果に関する検討.新潟医学会雑誌 2013;127:309-316.医中誌ID:2014056849

2) Sato Y, Motoyama S, Takano H, et al:Esophageal cancer patients have a high incidence of severe periodontitis and preoperative dental care reduced the likelihood of severe pneumonia after esophagectomy. Dig Surg 2016;33:495-502. PMID:27287475

3) 上嶋伸知,坂井謙介,長縄弥生,ほか:食道癌手術患者に対する専門的口腔ケア施行の効果.日本外科感染症学会誌 2009;6:183-188.医中誌ID:2009261697

4) 後藤明彦,島田拓矢,角田定信,ほか:食道がんにおける術後合併症と口腔ケアの関係.日本口腔科学会雑誌 2016;65:320-323.医中誌ID:2017179411

CQ 6-5

術中の保温は SSI 予防に有用か?

推 奨

術中の保温はSSI予防に有用であり，行うことが推奨される **B, 2a**.

解 説　　術中の保温(体温管理)が手術部位感染(SSI)を予防するかどうかを検討するためにクリニカルクエスチョン(CQ)として取り上げた．PubMed，医中誌にハンドサーチを加えて検索を行い，術中の保温に関するランダム化比較試験(RCT)2報[1,2]を抽出し，メタアナリシスを行った．その結果，メタアナリシスからはリスク比(RR)0.37(95％CI 0.20-0.66)と術中の保温は有意にSSI発生を抑制した．ただし，このRCT 2報はいずれも比較的小規模で，年代も古く，対象手術も一つは大腸手術であるが，もう一つは清潔手術(ヘルニア，静脈瘤，乳腺)である．最近の消化器外科手術を対象とした大規模試験は見当たらないため，**エビデンスレベルB**とした．

　　目標体温値を規定する根拠となる報告はないが，文献的に正常体温といわれる中枢温36℃以上を目標としてよいと思われる[1]．保温方法をしては，温風式加温器，加温ブランケット，輸液加温器などが使用されている．低体温は術後に末梢血管を攣縮させ，シバリングを起こし，患者にとって不快であるうえ，麻酔覚醒遅延，凝固異常による出血量増加などの原因にもなる．術中保温により正常体温を維持することは，これらの合併症を予防する意味でも積極的に行うべきである．ただし，ショック状態や末梢循環不全のある患者では低温熱傷などの合併症の報告もあるため，注意が必要である．

**エビデンス
のまとめ**　　SSI発生率の低下をアウトカムとした術中保温のエビデンス総体を**表6-9**に示す．大腸手術と清潔手術を対象としたRCT 2報が抽出され[1,2]，RR 0.37(95％CI 0.20-0.66)と有意にSSIを抑制した(**表6-10**).

表6-9 消化器外科手術における術中保温による SSI 発生率への影響

エビデンス総体

アウトカム	研究デザイン/研究数	バイアスリスク*	非一貫性*	不精確*	非直接性*	その他（出版バイアスなど）*	上昇要因（観察研究）*	対照群分母	対照群分子	(%)	介入群分母	介入群分子	(%)	効果指標（種類）	効果指標統合値	信頼区間	エビデンスの強さ**	重要性***	コメント
								リスク人数（アウトカム率）											
SSI発生率	RCT/2	0	0	0	0	0	0	235	37	15.7	243	14	5.8	RR	0.37	0.20-0.66	中(B)	8	

表6-10 消化器外科手術における術中保温による SSI 発生率への影響（forest plot）

Study or Subgroup	術中保温群 Events	Total	対照群 Events	Total	Weight	Risk Ratio IV, Random, 95% CI	Risk Ratio IV, Random, 95% CI
Kurz ら（1996）[1]	6	104	18	96	44.7%	0.31 [0.13–0.74]	
Melling ら（2001）[2]	8	139	19	139	55.3%	0.42 [0.19–0.93]	
Total（95% CI）		243		235	100.0%	0.37 [0.20–0.66]	
Total events	14		37				

Heterogeneity：Tau^2=0.00；Chi^2=0.27, df=1（P=0.60）；I^2=0%
Test for overall effect：Z=3.34（P=0.0008）

引用文献

1) Kurz A, Sessler DI, Lenhardt R：Perioperative normothermia to reduce the incidence of surgical-wound infection and shorten hospitalization. Study of Wound Infection and Temperature Group. N Engl J Med 1996；334：1209-1215．PMID：8606715

2) Melling AC, Ali B, Scott EM, et al：Effects of preoperative warming on the incidence of wound infection after clean surgery：a randomised controlled trial. Lancet 2001；358：876-880．PMID：11567703

CQ 6-6

周術期の高濃度酸素投与はSSI予防に有用か？

推奨

大腸手術において，術中および術後2～6時間の高濃度酸素投与(F_IO_2 0.8)はSSI発生率を低下させる可能性がある B, 3 ．しかし，高濃度酸素には吸収性無気肺や酸素毒性などの問題もあり，また長時間手術における安全性も確立していないため，適応には慎重な判断が必要である．

解説

　　2015年のコクランレビューでは，60％以上の高濃度酸素の手術部位感染(SSI)予防効果は明らかではなく，死亡を含む副作用のリスクも考慮し，術中の高濃度酸素の日常的な使用は推奨されていない[1]．一方，2016年の世界保健機関(WHO)のSSI防止のためのガイドラインでは，気管挿管を伴う全身麻酔を施行される成人患者に対する術中および術後2～6時間の高濃度酸素(F_IO_2 0.8)投与はSSI発症のリスクを軽減すると強く推奨されている[2]．さらに，米国外科学会/米国外科感染症学会(ACS/SIS)や米国疾病予防管理センター(CDC)のSSI予防ガイドラインにおいても，全身麻酔で管理された患者への術中および術直後の高濃度酸素投与が推奨された[3,4]．しかし，これらのガイドラインには術式ごとの推奨は示されていない．今回，消化器外科手術における周術期の高濃度酸素投与がSSI予防に有効かどうか検証するために，本クリニカルクエスチョン(CQ)を取り上げた．

　　PubMed，医中誌にハンドサーチを加えて検索を行い，周術期高F_IO_2投与に関するランダム化比較試験(RCT)16報[5-20]を抽出し，そのうち消化器外科手術を対象とした10報[5-9, 11, 13, 15, 19, 20]に対してメタアナリシスを行った(**表6-11**)．その結果，リスク比(RR)0.77(95％CI 0.60-1.00，$P = 0.05$)と消化器外科手術において周術期の高F_IO_2投与はSSI発生率を低下させる傾向にあったが，有意差は認めなかった．さらに，大腸手術のみを対象とした5報[5, 7, 8, 19, 20]のRCTのメタアナリシスにおいても，RR 0.69(95％CI 0.48-1.00，$P = 0.05$)と周術期の高F_IO_2投与はSSI発生率を低下させる傾向にあったが，有意差は認めなかった．しかし，この大腸手術を対象とした5報のうち，Griefら[5]とMayzlerら[8]は術中および術後2時間，Beldaら[7]とSchietromaら[20]は術中および術後6時間の高濃度酸素投与を行っているのに対して，Kurzらは術中および術後1時間のみの投与となっており，さらに同時に術中ステロイド投与の影響も検証している[19]．このKurzらの報告を除いた4報でメタアナリシスを行うと，RR 0.57(95％CI 0.40-0.79，$P = 0.001$)と大腸手術における術中および術後2～6時間の高F_IO_2投与はSSI発生を強く抑制した．消化器外科手術以外のRCT 6報に対して行ったメタアナリシスでは，RR 1.1(95％CI 0.87-1.41，$P = 0.41$)と周術期の高F_IO_2投与にSSI予防効果は認められなかった．

表6-11 消化器外科手術における高濃度酸素投与の有無による影響に関する検索結果(RCT)

	surgery	$F_1O_2(C)$	$F_1O_2(I)$	in-traope	post-ope	duration of surgery
消化器外科手術						
Pryor ら (2004)[6]	major surgery	35 %	80 %	○	2 h	208 min vs. 233 min
Myles ら (2007)[9]	major surgery	30 %(笑気)	80 %	○		3.3 h vs. 3.3 h
Meyhoff ら (2009)[11]	abdominal surgery	30 %	80 %	○	2 h	132 min vs. 128 min
Bickel ら (2011)[13]	acute appendicitis	30 %	80 %	○	2 h	33 min vs. 33 min
Schietroma ら (2013)[15]	total gastrectomy	30 %	80 %	○	6 h	180 min vs. 175 min
大腸手術のみ						
Greif ら (2000)[5]	colorectal resection	30 %	80 %	○	2 h	3.1 h vs. 3.1 h
Belda ら (2005)[7]	elective colorectal surgery	30 %	80 %	○	6 h	
Mayzler ら (2005)[8]	colorectal resections	30 %(笑気)	80 %	○	2 h	135 min vs. 140 min
Kurz ら (2015)[19]	colorectal resections	30 %	80 %	○	1 h	3.5 h vs. 3.5 h
Schietroma ら (2016)[20]	acute sigmoid diverticulitis	30 %	80 %	○	6 h	195 min vs. 200 min

intraope：術中高濃度酸素の有無，h：時間，min：分.

これらの結果から，大腸手術に限ると，周術期(術中および術後2〜6時間)の高濃度酸素投与(F_1O_2 0.8)はSSI発生率を低下させる可能性があり，行うことが勧められる．しかし，古くから高濃度酸素投与には酸素毒性などの問題も指摘され，ICU領域では長時間の高濃度酸素投与は避けられており[21]，周術期においてもその適応には慎重な判断が必要である．特に慢性閉塞性肺疾患(COPD)や間質性肺炎などの呼吸器疾患を合併している患者においては呼吸状態を悪化させる可能性があり，高濃度酸素の投与は推奨されない．また，吸収性無気肺などの呼吸器合併症を予防するため，術中に高F_1O_2を投与する場合は適切な呼気終末陽圧(PEEP)や肺リクルートメントの使用が望まれる[22,23]．

周術期のみの高濃度酸素投与の悪影響に関しては，長期的な死亡率を増加させるとの報告[24]もあるが，短期的な死亡率や呼吸器合併症を増加させるという報告は見当たらない．今回，解析に含めた大腸手術を対象とした研究においても，術中約3時間および術後6時間までの投与で対照群と比べて有害事象は報告されていない．一方，それ以上の長時間手術における高濃度酸素投与については検証されておらず，その安全性は不明である．

最近，WHOのガイドラインの解析に含まれていた報告が撤回された[25]．また，5,749例を対象とした大規模な観察研究(OBS)において，術中のみの高濃度酸素投与は表層切開創SSIを減少させるが，深部切開創SSIおよび臓器/体腔SSIや縫合不全などの重篤な感染症の発生は予防しないとする報告[26]もなされており，高濃度酸素投与によるSSI予防効果については今後のさらなる研究が待たれる状況になっている．

エビデンスのまとめ

SSI発生率をアウトカムとした術中の高F_1O_2投与のエビデンス総体を**表6-12**に示す．消化器外科手術を対象とした10のRCTのメタアナリシスでは，RR 0.77(95 %CI 0.60-1.00, $P = 0.05$)と周術期の高F_1O_2投与はSSI発生率を低下させる傾向にあったが，有意差を認めなかった(**表6-13**)．大腸手術を対象とした5つのRCTに対するメタアナリシスでも，RR 0.69(95 %CI 0.48-1.00, $P = 0.05$)と周術期の高F_1O_2投与はSSI発生率を低下させる傾向に

表6-12 消化器外科手術における周術期の高F_IO_2投与によるSSI発生率への影響

アウトカム	研究デザイン/研究数	バイアスリスク*	非一貫性*	不精確*	非直接性*	その他(出版バイアスなど)*	上昇要因(観察研究)*	対照群分母	対照群分子	(%)	介入群分母	介入群分子	(%)	効果指標(種類)	効果指標統合値	信頼区間	エビデンスの強さ**	重要性***	コメント
SSI発生率(全手術)	RCT/16	0	0	0	0	0	0	3897	516	13.2	3909	456	11.7	RR	0.88	0.73-1.07	中(B)	8	
SSI発生率(消化器外科)	RCT/10	0	0	0	0	0	0	2709	402	14.8	2699	329	12.2	RR	0.77	0.60-1.00	中(B)	8	
SSI発生率(大腸手術)	RCT/5	0	0	0	0	0	0	725	121	16.7	744	90	12.1	RR	0.69	0.48-1.00	中(B)	8	
SSI発生率(文献19を除く大腸手術)	RCT/4	0	0	0	0	0	0	455	79	17.4	459	45	9.8	RR	0.57	0.40-0.79	中(B)	8	
SSI発生率(消化器外科以外)	RCT/6	0	0	0	0	0	0	1188	114	9.6	1210	127	10.5	RR	1.10	0.87-1.41	中(B)	8	

表6-13 消化器外科手術における周術期の高F_IO_2投与によるSSI発生率への影響(forest plot)

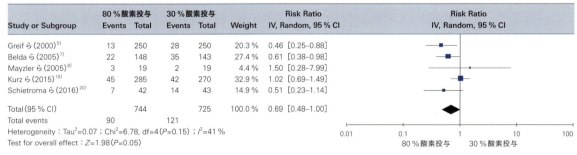

表6-14 大腸手術における周術期の高F_IO_2投与によるSSI発生率への影響(forest plot)

表6-15 大腸手術における周術期の高F_IO_2投与(術中および術後2〜6時間)によるSSI発生率への影響[文献19を除く](forest plot)

あったが，有意差は認めなかった（**表6-14**）．大腸手術を対象とした報告のうち，術後2時間以上の高濃度酸素投与を行った4報でメタアナリシスを行うと，RR 0.57（95％CI 0.40-0.79，$P = 0.001$）と大腸手術において術中および術後2〜6時間の高F_IO_2投与はSSI発生を強く抑制した（**表6-15**）．

　消化器外科手術以外の手術においては，高F_IO_2投与のSSI発生に関して有用性を認めなかった（**表6-16**）．

表6-16 消化器外科手術以外の手術における周術期の高F_IO_2投与によるSSI発生率への影響（forest plot）

Study or Subgroup	80％酸素投与 Events	Total	30％酸素投与 Events	Total	Weight	Risk Ratio IV, Random, 95％CI
Gardella ら (2008)[10]	17	69	10	74	11.6％	1.82 [0.90–3.70]
Scifres ら (2011)[12]	35	288	26	297	24.9％	1.39 [0.86–2.25]
Thibon ら (2012)[14]	15	226	15	208	12.2％	0.92 [0.46–1.84]
Stall ら (2013)[17]	14	119	19	116	14.1％	0.72 [0.38–1.36]
Duggal ら (2013)[18]	34	425	34	416	27.7％	0.98 [0.62–1.54]
Williams ら (2013)[16]	12	83	10	77	9.6％	1.11 [0.51–2.43]
Total (95％CI)		1210		1188	100.0％	1.10 [0.87–1.41]
Total events	127		114			

Heterogeneity：Tau^2=0.00；Chi^2=5.06, df=5(P=0.41)；I^2=1％
Test for overall effect：Z=0.80(P=0.42)

引用文献

1) Wetterslev J, Meyhoff CS, Jørgensen LN, et al：The effects of high perioperative inspiratory oxygen fraction for adult surgical patients. Cochrane Database Syst Rev 2015：CD008884. PMID：26110757

2) WHO Guidelines Approved by the Guidelines Review Committee：Global Guidelines for the Prevention of Surgical Site Infection. Geneva：World Health Organization, 2016. PMID：27929621

3) Ban KA, Minei JP, Laronga C, et al：American college of Surgeons and Surgical Infection Society：Surgical site infection guidelines, 2016 Update. J Am Coll Surg 2016；224：59-74. PMID：27915053

4) Berrios-Torres SI, Umscheid CA, Bratzler DW, et al：Centers for disease control and prevention guideline for the prevention of surgical site infection, 2017. JAMA Surg 2017；152：784-791. PMID：28467526

5) Greif R, Akca O, Horn EP, et al：Supplemental perioperative oxygen to reduce the incidence of surgical-wound infection. N Engl J Med 2000；342：161-167. PMID：10639541

6) Pryor KO, Fahey TJ, 3rd, Lien CA, et al：Surgical site infection and the routine use of perioperative hyperoxia in a general surgical population：a randomized controlled trial. JAMA 2004；291：79-87. PMID：14709579

7) Belda FJ, Aguilera L, García de la Asunción J, et al：Supplemental perioperative oxygen and the risk of surgical wound infection：a randomized controlled trial. JAMA 2005；294：2035-2042. PMID：16249417

8) Mayzler O, Weksler N, Domchik S, et al：Does supplemental perioperative oxygen administration reduce the incidence of wound infection in elective colorectal surgery? Minerva Anestesiol 2005；71：21-25. PMID：15711503

9) Myles PS, Leslie K, Chan MTV, et al．Avoidance of nitrous oxide for patients undergoing major surgery：a randomized controlled trial. Anesthesiology 2007；107：221-231. PMID：17667565

10) Gardella C, Goltra LB, Laschansky E, et al：High-concentration supplemental perioperative oxygen to reduce the incidence of postcesarean surgical site infection：a randomized controlled trial. Obstet Gynecol 2008；112：545-552. PMID：18757651

11) Meyhoff CS, Wetterslev J, Jorgensen LN, et al：Effect of high perioperative oxygen fraction on surgical site infection and pulmonary complications after abdominal surgery：the PROXI randomized clinical trial. JAMA 2009；302：1543-1550. PMID：19826023

12) Scifres CM, Leighton BL, Fogertey PJ, et al：Supplemental oxygen for the prevention of postcesarean infectious morbidity：a randomized controlled trial. Am J Obstet Gynecol 2011；205：267.e1-9. PMID：22071059

13) Bickel A, Gurevits M, Vamos R, et al：Perioperative hyperoxygenation and wound site infection following surgery for acute appendicitis：a randomized, prospective, controlled trial. Arch Surg 2011；146：464-470. PMID：21502457

CQ 6-6　169

14) Thibon P, Borgey F, Boutreux S, et al : Effect of perioperative oxygen supplementation on 30-day surgical site infection rate in abdominal, gynecologic, and breast surgery : the ISO2 randomized controlled trial. Anesthesiology 2012 ; 117 : 504-511. PMID : 22790961

15) Schietroma M, Cecilia EM, Carlei F, et al : Prevention of anastomotic leakage after total gastrectomy with perioperative supplemental oxygen administration : a prospective randomized, double-blind, controlled, single-center trial. Ann Surg Oncol 2013 ; 20 : 1584-1590. PMID : 23099730

16) Williams NL, Glover MM, Crisp C, et al : Randomized controlled trial of the effect of 30% versus 80% fraction of inspired oxygen on cesarean delivery surgical site infection. Am J Perinatol 2013 ; 30 : 781-786. PMID : 23359237

17) Stall A, Paryavi E, Gupta R, et al : Perioperative supplemental oxygen to reduce surgical site infection after open fixation of high-risk fractures : a randomized controlled pilot trial. J Trauma Acute Care Surg 2013 ; 75 : 657-663. PMID : 24064879

18) Duggal N, Poddatoori V, Noroozkhani S, et al : Perioperative oxygen supplementation and surgical site infection after cesarean delivery : a randomized trial. Obstet Gynecol 2013 ; 122 : 79-84. PMID : 23743457

19) Kurz A, Fleischmann E, Sessler DI, et al : Effects of supplemental oxygen and dexamethasone on surgical site infection : a factorial randomized trial. Br J Anaesth 2015 ; 115 : 434-443. PMID : 25900659

20) Schietroma M, Pessia B, Colozzi S, et al : Effect of High Perioperative Oxygen Fraction on Surgical Site Infection Following Surgery for Acute Sigmoid Diverticulitis. A Prospective, Randomized, Double Blind, Controlled, Monocentric Trial. Chirurgia (Bucur) 2016 ; 111 : 242-250. PMID : 27452936

21) Helmerhorst HJ, Arts DL, Schultz MJ, et al : Metrics of Arterial Hyperoxia and Associated Outcomes in Critical Care. Crit Care Med 2017 ; 45 : 187-195. PMID : 27763912

22) Neumann P, Rothen HU, Berglund JE, et al : Positive end-expiratory pressure prevents atelectasis during general anaesthesia even in the presence of a high inspired oxygen concentration. Acta Anaesthesiol Scand 1999 ; 43 : 295-301. PMID : 10081535

23) Hedenstierna G : Oxygen and anesthesia : what lung do we deliver to the post-operative ward? Acta Anaesthesiol Scand 2012 ; 56 : 675-685. PMID : 22471648

24) Meyhoff CS, Jorgensen LN, Wetterslev J, et al : Increased long-term mortality after a high perioperative inspiratory oxygen fraction during abdominal surgery : follow-up of a randomized clinical trial. Anesth Analg 2012 ; 115 : 849-854. PMID : 22798533

25) Schietroma M, Cecilia EM, Sista F, et al : High-concentration supplemental perioperative oxygen and surgical site infection following elective colorectal surgery for rectal cancer : a prospective, randomized, double-blind, controlled, single-site trial. Am J Surg 2014 ; 208 : 719-726. PMID : 25060545

26) Kurz A, Kopyeva T, Suliman I, et al : Supplemental oxygen and surgical-site infections : an alternating intervention controlled trial. Br J Anaesth 2018 ; 120 : 117-126. PMID : 29397118

CQ 6-7

早期経口摂取，早期経腸栄養は SSI 予防に有用か？

推奨

早期経口摂取，早期経腸栄養は，SSI予防の観点からは有用性は示されていない **B**．ただし，入院日数短縮などの有用性は示されており，その実施を否定するものではない．

解説

わが国においても ERAS（enhanced recovery after surgery）の概念が広がり，早期経口摂取，早期経腸栄養はその1項目として広く実施されている．早期経口摂取，早期経腸栄養の手術部位感染（SSI）に対する効果を検証するために，本クリニカルクエスチョン（CQ）で取り上げた．PubMed，医中誌にハンドサーチを加えて検索を行い，早期経口摂取，早期経腸栄養に関するランダム化比較試験（RCT）7報[1-7]を抽出し，SSI発生率をアウトカムとしてメタアナリシスを行った．その結果，メタアナリシスからはリスク比（RR）0.78（95％CI 0.56-1.08）と早期経口摂取，早期経腸栄養はSSI予防効果を示さなかった．次に，入院日数の短縮をアウトカムとしてRCT 6報[1-3),5-7]のメタアナリシスを行った．その結果，mean difference（MD）−1.61日（95％CI −2.71--0.51）と早期経口摂取，早期経腸栄養は入院日数を有意に短縮したもののSSI予防効果は示されなかった．しかし，ERASプロトコールなどの項目として定着しており，入院日数短縮などの有用性も示されていることから，その実施を否定するものではない．

エビデンスのまとめ

SSI発生率の低下，入院日数短縮をアウトカムとした早期経口摂取，早期経腸栄養のエビデンス総体を**表6-17**に示す．SSI発生率に関しては，7つのRCTが抽出され，RR 0.78（95％CI 0.56-1.08）と早期経口摂取，早期経腸栄養のSSI予防効果は示されなかった（**表6-18**）．入院日数に関しては，6つのRCTが抽出され，MD −1.61日（95％CI −2.71--0.51）と早期経口摂取，早期経腸栄養を実施することで入院日数を短縮した（**表6-19**）．

第6章 周術期管理

CQ 6-7　171

表6-17 消化器外科手術における早期経口摂取，早期経腸栄養による影響

アウトカム	研究デザイン/研究数	バイアスリスク*	非一貫性*	不精確*	非直接性*	その他(出版バイアスなど)*	上昇要因(観察研究)*	対照群分母	対照群分子	(%)	介入群分母	介入群分子	(%)	効果指標(種類)	効果指標統合値	信頼区間	エビデンスの強さ***	重要性***	コメント
SSI発生率	RCT/7	-1	0	0	0	0		470	71	15.1	464	52	11.2	RR	0.78	0.56-1.08	中(B)	7	
入院日数	RCT/6	-1	0	0	0	0		423			421			MD	-1.61	-2.71--0.51	中(B)	8	

表6-18 消化器外科手術における早期経口摂取，早期経腸栄養によるSSI発生率への影響(forest plot)

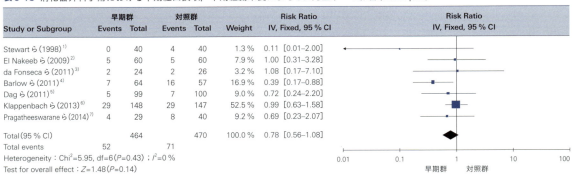

表6-19 消化器外科手術における早期経口摂取，早期経腸栄養による入院日数への影響(forest plot)

引用文献

1) Stewart BT, Woods RJ, Collopy BT, et al：Early feeding after elective open colorectal resections：a prospective randomized trial. Aust N Z J Surg 1998；68：125-128. PMID：9494004

2) El Nakeeb A, Fikry A, El Metwally T, et al：Early oral feeding in patients undergoing elective colonic anastomosis. Int J Surg 2009；7：206-209. PMID：19332156

3) da Fonseca LM, Profeta da Luz MM, Lacerda-Filho A, et al：A simplified rehabilitation program for patients undergoing elective colonic surgery--randomized controlled clinical trial. Int J Colorectal Dis 2011；26：609-616. PMID：21069355

4) Barlow R, Price P, Reid TD, et al：Prospective multicentre randomised controlled trial of early enteral nutrition for patients undergoing major upper gastrointestinal surgical resection. Clin Nutr 2011；30：560-566. PMID：21601319

5) Dag A, Colak T, Turkmenoglu O, et al：A randomized controlled trial evaluating early versus traditional oral feeding after colorectal surgery. Clinics (Sao Paulo) 2011；66：2001-2005. PMID：22189721

6) Klappenbach RF, Yazyi FJ, Alonso Quintas F, et al：Early oral feeding versus traditional postoperative care after abdominal emergency surgery：a randomized controlled trial. World J Surg 2013；37：2293-2299. PMID：23807124

7) Pragatheeswarane M, Muthukumarassamy R, Kadambari D, et al：Early oral feeding vs. traditional feeding in patients undergoing elective open bowel surgery-a randomized controlled trial. J Gastrointest Surg 2014；18：1017-1023. PMID：24627256

第 **7** 章

創傷管理

CQ 7-1

消化器外科手術後の創保護材の使用によって SSI を予防できるか？

推奨

消化器外科手術後の比較的大きな切開創では，ガーゼで被覆するよりは，何らかの保護材を使用することが望ましい B, 2b .

解説

2016年の世界保健機関（WHO）の手術部位感染（SSI）防止のためのガイドラインでは，標準的な創保護のみで十分であり，特別な創保護（ハイドロコロイド，ハイドロアクティブ，銀含有保護材など）は不要としている．英国立臨床評価機構（NICE）のガイドラインでは，特定の材料を提示されていないが，何らかの被覆材の使用を勧めている．銀含有保護材はガーゼよりも SSI 予防効果を有する可能性が指摘されている．したがって，ここでは一次切開創の創閉鎖に創保護材を用いることは SSI 予防に有用であるかというクリニカルクエスチョン（CQ）とした．

データベースの検索において，消化器外科手術後の創保護材の使用を比較したメタアナリシスは，2016年に Dumville らがコクランレビューで報告[1]している．18の研究が採用されているが，消化器外科領域で対象となりうる研究は8報[2-9]であった．これ以降の検索においてもこれ以上の報告は存在しなかった．ハイドロコロイド材とガーゼ被覆の比較については4報のランダム化比較試験（RCT）を認めた[2-5]．検討対象となった消化器外科手術の術式は多岐に及んでいた．銀含有の創保護材を検討したものは4報あり[6-9]，そのうち3報は下部消化管手術後で検討されものであった[7-9]．これら8報を統合したメタアナリシスを行った．

limitation としては，①個々の報告の対象症例数が少ないこと，②術式ごとの比較がなされていないこと，③被覆する期間が不定であること，④整容性，疼痛，コストの比較がなされていないことなどである．

エビデンスのまとめ

ハイドロコロイド材を使用したものと，銀含有の創保護材を使用したものを合わせて8報の RCT を認めたが，個々の報告の対象症例数は少ない．また，比較する素材も不定であることなどにより，**エビデンスレベル B** とした（**表7-1**）．

銀含有の創保護材ではガーゼによる創保護に比べて，創感染の発生率に有意差を認めないものの，減少する傾向にあった［リスク比（RR）0.56，95%CI 0.31-1.03，$P = 0.06$］．その他の保護材においても，有意差は認められないものの，創感染を減少させる傾向がみられた（RR 0.54，95%CI 0.24-1.20，$P = 0.13$）．これらすべてを統合解析すると，何ら

かの保護材の使用は有意に創感染を減少させた（RR 0.57，95％CI 0.37-0.86，*P* = 0.008）（**表7-2**）．検出バイアスや術式による非一貫性は認められるものの，何らかの保護材の使用によって創感染は減少するため，素材を提唱することはできないが，何らかの保護材を使用することが望ましい考えられる（**推奨度2b**）．

---

future research questions

・腹腔鏡下手術創における種々の各創保護材によるSSI予防効果に関する検討が必要である
・創部の浸出液を除去するような他の方法［陰圧閉鎖療法（NPWT）や皮下ドレーン］との併用に関する検討が必要である

表7-1 腹部外科手術後における創保護材の使用によるSSI発生率への影響

エビデンス総体

アウトカム	研究デザイン/研究数*	バイアスリスク*	非一貫性*	不精確*	非直接性*	その他（出版バイアスなど）*	上昇要因（観察研究）*	リスク人数（アウトカム率）								効果指標（種類）	効果指標統合値	信頼区間	エビデンスの強さ**	重要性***	コメント
								対照群分母	対照群分子	(%)	介入群分母	介入群分子	(%)						
銀非含有保護材によるSSI発生率	RCT/4	-1	-1	0	-1	0		168	17	10.12	171	9	5.263	RR	0.54	0.24-1.2	中(B)	6	
銀含有保護材によるSSI発生率	RCT/4	0	0	0	0	0		236	47	19.92	243	26	10.7	RR	0.56	0.31-1.03	強(A)	6	
何らかの保護材によるSSI発生率	RCT/8	-1	-1	0	0	0		404	64	15.84	414	35	8.454	RR	0.57	0.37-0.86	強(A)	6	

表7-2 腹部外科手術後における創保護材の使用によるSSI発生率への影響（forest plot）

Study or Subgroup	創保護材被覆		ガーゼ被覆		Weight	Risk Ratio IV, Random, 95％CI
	Events	Total	Events	Total		
Gardezi ら (1983)[2]	3	50	6	50	9.3％	0.50 [0.13–1.89]
Persson ら (1995)[3]	2	31	2	30	4.7％	0.97 [0.15–6.44]
Holm ら (1998)[4]	1	27	5	17	4.0％	0.13 [0.02–0.99]
Shinohara ら (2008)[5]	3	63	4	71	7.8％	0.85 [0.20–3.63]
Siah ら (2011)[7]	1	81	8	79	4.0％	0.12 [0.02–0.95]
Krieger ら (2011)[6]	7	55	18	54	23.9％	0.38 [0.17–0.84]
Biffi ら (2012)[8]	9	58	11	54	23.4％	0.76 [0.34–1.69]
Ruiz-Tovar ら (2015)[9]	9	49	10	49	22.9％	0.90 [0.40–2.02]
Total (95％CI)		414		404	100.0％	0.57 [0.37–0.86]
Total events	35		64			

Heterogeneity：Tau^2=0.03；Chi^2=7.57, df=7(P=0.37)；I^2=8％
Test for overall effect：Z=2.65(P=0.008)

（フォレストプロット横軸：0.01　0.1　1　10　100　創保護材　ガーゼ）

引用文献

1) Dumville JC, Gray TA, Walter CJ, et al：Dressings for the prevention of surgical site infection. Cochrane Database Syst Rev 2016；12：CD003091. PMID：27996083

2) Gardezi SA, Chaudhary AM, Sial GA, et al：Role of "polyurethane membrane" in post operative wound management. J Pak Med Assoc 1983；33：219-222. PMID：6417368

3) Persson M, Svenberg T, Poppen B：To dress or not to dress surgical wounds? Patients' attitudes to wound care after major abdominal operations. Eur J Surg 1995；161：791-793. PMID：8749210

4) Holm C, Petersen JS, Grønboek F, et al：Effects of occlusive and conventional gauze dressings on incisional healing after abdominal operations. Eur J Surg 1998；164：179-183. PMID：9562277

5) Shinohara T, Yamashita Y, Satoh K, et al：Prospective evaluation of occlusive hydrocolloid dressing versus conventional gauze dressing regarding the healing effect after abdominal operations：randomized controlled trial. Asian J Surg 2008；31：1-5. PMID：18334461

CQ 7-1　175

6) Krieger BR, Davis DM, Sanchez JE, et al : The use of silver nylon in preventing surgical site infections following colon and rectal surgery. Dis Colon Rectum 2011 ; 54 : 1014-1019. PMID : 21730792

7) Siah CJ, Yatim J : Efficacy of a total occlusive ionic silver-containing dressing combination in decreasing risk of surgical site infection : an RCT. J Wound Care 2011 ; 20 : 561-568. PMID : 22240882

8) Biffi R, Fattori L, Bertani E, et al : Surgical site infections following colorectal cancer surgery : a randomized prospective trial comparing common and advanced antimicrobial dressing containing ionic silver. World J Surg Oncol 2012 ; 10 : 94. PMID : 22621779

9) Ruiz-Tovar J, Llavero C, Morales V, et al : Total Occlusive Ionic Silver-Containing Dressing vs Mupirocin Ointment Application vs Conventional Dressing in Elective Colorectal Surgery : Effect on Incisional Surgical Site Infection. J Am Coll Surg 2015 ; 221 : 424-429. PMID : 26206641

CQ 7-2

消化器外科手術創における NPWT は SSI 予防に有用か？

推奨

消化器外科手術の一次創閉鎖における NPWT は，切開創 SSI を減らせる可能性があるが，適応やコストを考慮する必要がある B, 3 .

解 説　2016 年の世界保健機関（WHO）の手術部位感染（SSI）防止のためのガイドラインでは，陰圧閉鎖療法（NPWT）が従来の創被覆法と比べて，高リスク患者において SSI 発生率を低下させるとし，低いエビデンスながら条件つきの推奨としている．一方で，術式や創分類別および陰圧方法や陰圧期間別のサブグループ解析や層別解析がないことが指摘されている．また，委員の一人はエビデンスが不十分で同意できないとした．しかし，このガイドラインの後に重要な 3 つのランダム化比較試験（RCT）[3-5] と 1 つの観察研究（OBS）[10] が報告されている．

　データベースの検索によって，De Vries らが 2016 年に報告した，6 つの RCT と 15 つの OBS からの，消化器外科手術を含む一次創閉鎖における NPWT の効果を比較したメタアナリシスを見出した[1]．RCT は 5 報が整形外科の手術であり，1 報は外傷手術であった．一方，OBS のなかから，前向きの非盲検試験ではあるが，1 報を準 RCT として採用した[2]．この後の検索において，2017 年に報告された 3 報の RCT を採用した．これらの陰圧は，2 報が 125 mmHg[1,3]，1 報が 80 mmHg[2] であった．抜去日は，2 報が 4 日目[1,2]，1 報が 3 日目[3] であった．対象疾患は不均一で，消化器外科の多領域を対象としている．最終的に，本クリニカルクエスチョン（CQ）では 4 つの RCT によるメタアナリシスを行った[2-5]．

　一方，OBS 15 報のうち消化器外科領域の報告は 4 報あり，すべて採用した[6-9]．その後の検索において，Burkhart らが 2017 年に報告[10] した前向きデータベースからの OBS を見出し，最終的に OBS 5 報によるメタアナリシスを行った[6-10]．

　一次切開創の閉鎖以外では，人工肛門閉鎖術後の巾着縫合と NPWT を比較した RCT を Uchino らが報告[4] している．創閉鎖までの期間を検討し，巾着縫合（$n = 31$）で 37.6 ± 11.7 日および NPWT（$n = 28$）は 33.5 ± 10.0 日であり（$P = 0.18$），有意差を認めなかったとしている．また，SSI もそれぞれ 1 例と 3 例に生じ（$P = 0.76$），有意差を認めなかったと報告しているが，再手術創であることから本検討からは除外している．

　limitation としては，①吸引圧が −80 〜 −125 mg で検討されており，最適な吸引圧は不明であること，②吸引期間が術後 3 〜 7 日と最適な吸引期間が不明であること，③吸引すべき創分類や危険因子が不明であること，④疼痛，整容性，コスト，患者満足度，入院日数に関する検討がなされていないことなどである．

エビデンスのまとめ

RCTにおいてもNPWTとガーゼ被覆による比較であり，実行バイアスと検出バイアスは回避できない（**表7-3**）ため，**エビデンスレベルB**とした．一次切開創に対するNPWT（**表7-4**）はガーゼ被覆に比べて有意にSSI発生率が低かった［リスク比（RR）0.53，95 %CI 0.34-0.83，*P* = 0.005］．漿液腫も有意差を認めないもののNPWTで低い傾向を認めた（**表7-5**）．

一方，OBSにおけるNPWTのSSI発生率は，ガーゼによる被覆よりも有意に低かった（**表7-6**）．漿液腫形成も，有意差を認めないもののNPWTで低い傾向を認めた（**表7-7**）．

以上の解析結果から，NPWTは一次切開創のSSI発生率を低下させる可能性が示唆される．本推奨は，対象疾患や術式が不均一であること，陰圧や陰圧期間が不定であること，現時点では保険適用がないことを考慮して作成された．

対象症例数が少ない点から，**エビデンスレベルB**とした．

future research questions

・消化器外科領域におけるNPWTの適切な吸引圧・吸引期間に関する検討が必要である
・消化器外科領域におけるNPWTと皮下ドレーンのSSI予防効果に関する比較が必要である

表7-3 腹部外科手術の一次切開創におけるNPWTによる影響

エビデンス総体									リスク人数（アウトカム率）										
アウトカム	研究デザイン/研究数	バイアスリスク*	非一貫性*	不精確*	非直接性*	その他（出版バイアスなど）*	上昇要因（観察研究）*	対照群分母	対照群分子	（%）	介入群分母	介入群分子	（%）	効果指標（種類）	効果指標統合値	信頼区間	エビデンスの強さ**	重要性***	コメント
SSI（RCT）	RCT/4	-1	0	0	0	0		221	50	22.62	215	21	9.767	RR	0.53	0.34-0.83	中（B）	6	
漿液腫（RCT）	RCT/2	-1	0	0	0	0		158	16	10.13	157	9	5.732	RR	0.53	0.16-1.77	中（B）	6	
SSI（コホート研究）	OBS/5	-2	0	-1	0	-1		641	167	26.05	304	37	12.17	OR	0.4	0.26-0.60	弱（C）	6	
漿液腫（コホート研究）	OBS/2	-2	0	-1	0	-1		145	19	13.1	152	2	1.316	OR	0.25	0.08-0.81	弱（C）	6	

表7-4 腹部外科手術の一次切開創におけるNPWTと標準管理によるSSI発生率の比較（RCT）（forest plot）

Study or Subgroup	NPWT Events	NPWT Total	標準管理 Events	標準管理 Total	Weight	Risk Ratio M-H, Fixed, 95 % CI
Selvaggi ら（2014）[2]	2	25	12	25	24.3 %	0.17 [0.04-0.67]
Li ら（2017）[5]	1	33	9	38	17.0 %	0.13 [0.02-0.96]
O'Leary ら（2017）[4]	2	25	8	25	16.2 %	0.25 [0.06-1.06]
Shen ら（2017）[3]	21	132	21	133	42.4 %	1.01 [0.58-1.75]
Total（95 % CI）		215		221	100.0 %	0.53 [0.34-0.83]
Total events	26		50			

Heterogeneity：Chi^2=10.75, df=3（*P*=0.01）；I^2=72 %
Test for overall effect：*Z*=2.81（*P*=0.005）

表 7-5 腹部外科手術の一次切開創における NPWT と標準管理による漿液腫発生率の比較（RCT）（forest plot）

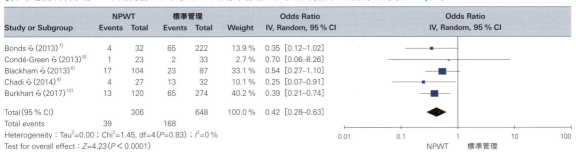

表 7-6 腹部外科手術の一次切開創における NPWT と標準管理による SSI 発生率の比較（OBS）（forest plot）

表 7-7 腹部外科手術の一次切開創における NPWT と標準管理による漿液腫発生率の比較（OBS）（forest plot）

引用文献

1) De Vries FE, Wallert ED, Solomkin JS, et al：A systematic review and meta-analysis including GRADE qualification of the risk of surgical site infections after prophylactic negative pressure wound therapy compared with conventional dressings in clean and contaminated surgery. Medicine (Baltimore) 2016；95：e4673． PMID：27603360

2) Selvaggi F, Pellino G, Sciaudone G, et al：New advances in negative pressure wound therapy (NPWT) for surgical wounds of patients affected with Crohn's disease. Surg Technol Int 2014；24：83-89． PMID：24700216

3) Shen P, Blackham AU, Lewis S, et al：Phase II Randomized Trial of Negative-Pressure Wound Therapy to Decrease Surgical Site Infection in Patients Undergoing Laparotomy for Gastrointestinal, Pancreatic, and Peritoneal Surface Malignancies. J Am Coll Surg 2017；224：726-737． PMID：28088597

4) O'Leary DP, Peirce C, Anglim B, et al：Prophylactic Negative Pressure Dressing Use in Closed Laparotomy Wounds Following Abdominal Operations：A Randomized, Controlled, Open-label Trial：The P.I.C.O. Trial. Ann Surg 2017；265：1082-1086． PMID：27926575

5) Li PY, Yang D, Liu D, et al：Reducing Surgical Site Infection with Negative-Pressure Wound Therapy After Open Abdominal Surgery：A Prospective Randomized Controlled Study. Scand J Surg 2017；106：189-195． PMID：27609528

6) Blackham AU, Farrah JP, McCoy TP, et al：Prevention of surgical site infections in high-risk patients with laparotomy incisions using negative-pressure therapy. Am J Surg 2013；205：647-654． PMID：23375758

7) Bonds AM, Novick TK, Dietert JB, et al：Incisional negative pressure wound therapy significantly reduces surgical site infection in open colorectal surgery. Dis Colon Rectum 2013；56：1403-1408． PMID：24201395

8) Condé-Green A, Chung TL, Holton LH 3rd, et al：Incisional negative-pressure wound therapy versus conventional dressings following abdominal wall reconstruction：a comparative study. Ann Plast Surg 2013；71：394-397． PMID：22868327

9) Chadi SA, Kidane B, Britto K, et al：Incisional negative pressure wound therapy decreases the frequency of post-operative perineal surgical site infections：a cohort study. Dis Colon Rectum 2014；57：999-1006. PMID：25003295

10) Burkhart RA, Javed AA, Ronnekleiv-Kelly S, et al：The use of negative pressure wound therapy to prevent post-operative surgical site infections following pancreaticoduodenectomy. HPB (Oxford) 2017；19：825-831. PMID：28602643

11) Uchino M, Hirose K, Bando T, et al：Randomized Controlled Trial of Prophylactic Negative-Pressure Wound Therapy at Ostomy Closure for the Prevention of Delayed Wound Healing and Surgical Site Infection in Patients with Ulcerative Colitis. Dig Surg 2016；33：449-454. PMID：27246708

略語一覧

略語	欧文	和文
ACS	American College of Surgeons	米国外科学会
ACS-NSQIP	American College of Surgeons - National Surgical Quality Improvement Program	-
ASA	American Society of Anesthesiologists	米国麻酔学会
ASA-PS	ASA physical status（classification）	ASA術前状態分類
BMI	body mass index	体格指数
CDC	Centers for Disease Control and Prevention	米国疾病予防管理センター
CEZ	cefazoline	セファゾリン
CFU	colony forming unit	コロニー形成単位
CMZ	cefmetazole	セフメタゾール
COI	conflict of interest	利益相反
COPD	chronic obstructive pulmonary disease	慢性閉塞性肺疾患
CPE	carbapenemase-pruducing *Enterobacteriaceae*	カルバペネマーゼ産生腸内細菌科細菌
CQ	clinical question	クリニカルクエスチョン
CRE	carbapenem-resistant enterobacteriaceae	カルバペネム耐性腸内細菌科細菌
ECDC	European Centre for Disease Prevention and Control	欧州疾病予防管理センター
ERAS	enhanced recovery after surgery	-
ESBL産生菌	extended-spectrum beta（β）lactamase 産生菌	基質特異性拡張型βラクタマーゼ産生菌
ESPEN	European Society of Clinical Nutrition and Metabolism	欧州臨床栄養代謝学会
FMOX	flomoxef	フロモキセフ
HR	hazard ratio	ハザード比
HWES	Hollander Wound Evaluation Score	-
$I（I^2）$	inconsistency	非一貫性
ICT	infection control team	感染対策チーム
IDSA	Infectious Diseases Society of America	米国感染症学会
IFX	infliximab	インフリキシマブ
ITT	intention-to-treat	-
JANIS	Japan Nosocomial Infections Surveillance	院内感染対策サーベイランス
MBP	mechanical bowel preparation	機械的腸管処置
MD	mean difference	平均差
MIC	minimum inhibitory concentration	最小発育阻止濃度
MRSA	methicillin-resistant *Staphylococcus aureus*	メチシリン耐性黄色ブドウ球菌
MSSA	methicillin-sensitive *Staphylococcus aureus*	メチシリン感受性黄色ブドウ球菌
NGT法	nominal group technique	-
NHSN	National Healthcare Safety Network	全米医療安全ネットワーク
NICE	National Institute for Health and Clinical Excellence	英国国立医療技術評価機構
NNIS	National Nosocomial Infections Surveillance	全米病院感染サーベイランス

略語	欧文	和文
NPWT	negative pressure wound therapy	陰圧閉鎖療法
OAMBP	oral antibiotics with MBP	MBPに経口抗菌薬を加える方法
OBS	observational study	観察研究
OR	odds ratio	オッズ比
PCR	polymerase chain reaction	ポリメラーゼ連鎖反応
PEEP	positive end expiratory pressure	呼気終末陽圧
PICO	P：patients, problem, population, I：interventions, C：comparisons, controls, comparators, O：outcomes	-
PK/PD	pharmacokinetics/pharmacodynamics	薬物動態学/薬力学
PNI	prognostic nutritional index	予後栄養指数
RCT	randomized controlled trial	ランダム化比較試験
RR	risk ratio	リスク比
SA	*Staphylococcus aureus*	黄色ブドウ球菌
S/A	ampicillin/sulbactam	アンピシリン/スルバクタム
SGA	subjective global assessment	主観的包括的評価
SHEA	Society for Healthcare Epidemiology of America	米国病院疫学学会
SIS	Surgical Infection Society	米国外科感染症学会
SMD	standardized mean difference	標準化平均差
SR	systematic review	システマティックレビュー
SSI	surgical site infection	手術部位感染
VAS	visual analogue scale	-
VCM	vancomycin	バンコマイシン
VRE	vancomycin-resistant *Enterococcus*	バンコマイシン耐性腸球菌
WHO	World Health Organization	世界保健機関

索　引

和　文

あ

アウトカム・・・・・・・・・・・・・・・・・・・・・・・・・・・・4
アウトブレイク・・・・・・・・・・・・・・・・・・・・・・・45
アルコール不耐症・・・・・・・・・・・・・・・・・・・・90
アンピシリン / スルバクタム（A/S）・・・83
胃癌手術後のドレーン留置・・・・・・・・・115
胃切除術・・・・・・・・・・・・・・・・・・・・・・・・・・・・83
イミペネム・・・・・・・・・・・・・・・・・・・・・・・・・・45
医療費・・・・・・・・・・・・・・・・・・・・・・・・・・・・・・19
陰圧閉鎖療法（NPWT）・・・・・・・・・・・・177
飲酒・・・・・・・・・・・・・・・・・・・・・・・・・・・・・・・・57
院内感染対策サーベイランス事業・・・・・・12
インフリキシマブ（IFX）・・・・・・・・・・・・59
栄養介入・・・・・・・・・・・・・・・・・・・・・・・・・・・・48
栄養評価・・・・・・・・・・・・・・・・・・・・・・・・・・・・46
栄養不良・・・・・・・・・・・・・・・・・・・・・・・・・・・・46
　　――のない患者・・・・・・・・・・・・・・・・・50
エビデンス総体・・・・・・・・・・・・・・・・・・4, 3
エビデンスレベル・・・・・・・・・・・・・・・4, 5
炎症性腸疾患・・・・・・・・・・・・・・・・・・・・・・・・59
欧州疾病予防管理センター（ECDC）
　・・・・・・・・・・・・・・・・・・・・・・・・・・・・13, 25
黄色ブドウ球菌保菌者・・・・・・・・・・・・・・・36
汚染手術・・・・・・・・・・・・・・・・・・・・・・・・・・101
オラネキシジン・・・・・・・・・・・・・・・・・・・・91

か

ガーゼ被覆・・・・・・・・・・・・・・・・・・・・・・・174
開腹手術・・・・・・・・・・・・・・・・・・・・・・・・・・・・95
カナマイシン（KM）・・・・・・・・・・・・・・・・83
カルバペネマーゼ産生腸内細菌科細菌
　（CPE）・・・・・・・・・・・・・・・・・・・・・・・・・・45
カルバペネム耐性腸内細菌科細菌
　（CRE）・・・・・・・・・・・・・・・・・・・・・・・・・・44
肝切除術後のドレーン留置・・・・・・・・・123
感染対策チーム（ICT）・・・・・・・・・・・・・・30
肝胆膵手術・・・・・・・・・・・・・・・・・・・・・・・・・・12
機械的腸管処置（MBP）・・・・・・・・・・・・・・63
気管挿管・・・・・・・・・・・・・・・・・・・・・・・・・・166

基質特異性拡張型 β ラクタマーゼ（ESBL）
　産生菌・・・・・・・・・・・・・・・・・・・・・・・・・・44
喫煙・・・・・・・・・・・・・・・・・・・・・・・・・・・・・・・・53
　　――歴・・・・・・・・・・・・・・・・・・・・・・・・・17
吸収糸・・・・・・・・・・・・・・・・・・・103, 142, 148
強化血糖管理・・・・・・・・・・・・・・・・・・159, 160
禁煙期間・・・・・・・・・・・・・・・・・・・・・・・・・・・・53
銀含有保護材・・・・・・・・・・・・・・・・・・・・・174
禁酒・・・・・・・・・・・・・・・・・・・・・・・・・・・・・・・・57
筋膜縫合・・・・・・・・・・・・・・・・・・・・・・・・・・145
クリッパー・・・・・・・・・・・・・・・・・・・・・・・・・・69
クリニカルクエスチョン（CQ）・・・・・・・・3
クロルヘキシジン・・・・・・40, 41, 67, 90
経口抗菌薬・・・・・・・・・・・・・・・・・・・・・・・・・・63
経口摂取・・・・・・・・・・・・・・・・・・・・・・48, 171
経静脈栄養・・・・・・・・・・・・・・・・・・・・・・・・・・48
経腸栄養・・・・・・・・・・・・・・・・・・・・・・48, 171
経年変化（分離菌）・・・・・・・・・・・・・・・・・・32
血清アルブミン・・・・・・・・・・・・・・・・・・・・46
結節縫合・・・・・・・・・・・・・・・・・・・・・・・・・・145
結腸・直腸手術後のドレーン留置・・・・・134
血糖管理・・・・・・・・・・・・・・・・・・・・・・・・・・159
研究デザイン・・・・・・・・・・・・・・・・・・・・3, 4
検出バイアス・・・・・・・・・・・・・・・・・・・・・・・・4
高圧洗浄・・・・・・・・・・・・・・・・・・・・・・・・・・106
抗菌縫合糸・・・・・・・・・・・・・・・・・・・・・・・・141
抗菌薬含有洗浄・・・・・・・・・・・・・・・・・・・・106
口腔ケア・・・・・・・・・・・・・・・・・・・・・・・・・・162
公聴会・・・・・・・・・・・・・・・・・・・・・・・・・・・・・・・5
高度肥満例・・・・・・・・・・・・・・・・・・・・・・・・・・80
高濃度酸素投与・・・・・・・・・・・・・・・・・・・・166
呼吸器合併症・・・・・・・・・・・・・・・・・・・・・・167
国立大学附属病院感染対策協議会・・・・・・25
コロニー形成単位（CFU）・・・・・・・・・・・・88
コンシールメント・・・・・・・・・・・・・・・・・・・・4

さ

サーベイランス方法・・・・・・・・・・・・・・・・・30
細菌培養検査・・・・・・・・・・・・・・・・・・・・・・・・30
サルコペニア・・・・・・・・・・・・・・・・・・・・・・・・46
酸性水・・・・・・・・・・・・・・・・・・・・・・・・・・・・106
酸素毒性・・・・・・・・・・・・・・・・・・・・・・・・・・166

システマティックレビュー（SR）········3
実行バイアス························4
周術期管理プログラム···········154
主観的包括的評価（SGA）·········46
手術器具交換·····················101
手術時間··························18
手術創分類··········16，17，101，106
手術部位感染（SSI）···············10
　　──診断基準·················24
　　──の部位別分類···········10
　　──発生率·················12
　　──サーベイランス···········28
　　──サーベイランスデータ·····12
　　──の定義·················10
　　──分離菌·················32
術後肺炎·························162
術前
　　──decolonization···········39
　　──飲酒·····················57
　　──栄養·····················46
　　──喫煙·····················53
　　──禁酒·····················57
　　──スクリーニング···········44
　　──バンコマイシン（VCM）予防投与···40
　　──免疫調整栄養···········50
術中
　　──再手洗い·················98
　　──再投与·················80
　　──大量出血時···········80
　　──保温·····················164
　　──輸血···············16，18
術直前炭水化物負荷···········157
準清潔手術·······················82
症例減少バイアス···············4
職業感染·························98
食道手術·························12
除毛クリーム·····················69
除毛なし·························69
シングルリング·················95
人工肛門造設···················135
人工膵臓療法···················159
診断基準·························24
真皮縫合··············145，148
深部切開創 SSI··········10，24
推奨の強さ（推奨度）···········5
膵頭十二指腸切除術後の腹腔内ドレーン留
　置·····························127
スクラブ法·······················88
スコープ·························3

ステープラー·····················148
ステロイド·························59
生体接着剤·······················150
セファゾリン（CEZ）···············83
セフォタキシム耐性大腸菌···········45
セフメタゾール（CMZ）·······45，83
全国調査·························32
選択バイアス·····················4
創縁保護器具·····················95
創感染分離菌···················32
臓器 / 体腔 SSI··········10，25
早期経口摂取···················171
早期経腸栄養···················171
創洗浄·························106
創分類··········16，17，101，106
創閉鎖·························142
　切開──··········148，150
　皮膚──·················146
創保護材·························174
創哆開··············145，150
鼠径ヘルニア根治術···········74

た

体温管理·························164
体重減少·························46
大腸手術··········63，64，82
大腸切除術·······················83
タイミング·························78
大網形成術·······················135
多剤耐性菌·······················44
ダブルリング·····················95
炭水化物負荷···················157
虫垂切除術·······················110
　　──後のドレーン留置···········131
直腸手術·························12
低血糖·························159
剃毛·····························69
手袋交換·························98
手袋破損·························98
糖尿病··················17，18
　　──患者·················159
トリクロサン被覆縫合糸···········141
ドレープ·························93
ドレーン抜去時期···············113
ドレーン留置··········113，138
　胃癌手術後の──·············115
　肝切除術後の──·············123
　結腸・直腸手術後の──·········134

膵頭十二指腸切除術後の腹腔内——
·····················127
虫垂切除術後の——·········131
腹腔鏡下胆嚢摘出術後の——····119

な

ニコチン·····························53
二重手袋·····························98
入院日数·····························19
入院費用·····························19
入浴································67
粘着式ドレープ····················93

は

バイアスリスク·······················4
ハイドロコロイド材··················174
パブリックコメント····················5
バリカン·····························69
バンコマイシン(VCM)················40
非吸収糸····························142
鼻腔黄色ブドウ球菌保菌·········36, 39
肥満································18
表層切開創 SSI················10, 24
費用対効果·························21
費用負担···························21
腹腔鏡下手術···················17, 18
腹腔鏡下胆嚢摘出術············60, 74
——後のドレーン留置·········119
腹腔内洗浄························110
プレドニゾロン(PSL)················60
フロモキセフ(FMOX)················83
分離菌····························32
米国外科学会の手術の質改善プログラム
(ACS-NSQIS)···················127
米国疾病予防管理センター(CDC)···13, 24
米国麻酔学会術前状態分類···········16
保温·····························164
ポビドンヨード·······················90
ポリメラーゼ連鎖反応(PCR)··········37

ま

ムピロシン··························41
——耐性化·····················39
メチシリン感受性黄色ブドウ球菌(MSSA)
保菌·····························37

メチシリン耐性黄色ブドウ球菌(MRSA)
保菌·····························37
メトロニダゾール····················83
メロペネム·························45
免疫調整栄養······················50
免疫調整薬·························59
モノフィラメント縫合糸··············103

や

有効血中濃度······················78
予後栄養指数(PNI)·················46
予防抗菌薬·························80
——の術中再投与···············80
——の投与··············74, 78, 82
——の投与期間·················82

ら

ラビング法·························88
ランダム化比較試験(RCT)···········3
利益相反(COI)······················6
連続縫合··························145

欧 文

A

A/S(アンピシリン/スルバクタム)······83
ACS-NSQIS(米国外科学会の手術の質改善
プログラム)·····················127
ASA-PS···························16

B

BMI··························17, 46

C

CDC(米国疾病予防管理センター)···13, 24
CDC/NHSN·······················25
CEZ(セファゾリン)··················83
CFU(コロニー形成単位)··············88
CMZ(セフメタゾール)···············83
COI(利益相反)······················6
CPE(カルバペネマーゼ産生腸内細菌科細
菌)·····························45
CQ(クリニカルクエスチョン)···········3

CRE（カルバペネム耐性腸内細菌科細菌）
　　　………………………………44，45
　　――の判定基準…………………45
CS（症例集積研究，症例報告）…………3

D

decolonization…………………………39
Delphi 法…………………………………5

E

ECDC（欧州疾病予防管理センター）
　　…………………………………13，27
ESBL（基質特異性拡張型βラクタマーゼ）
　　産生菌…………………………………44

F

F_IO_2…………………………………166
FMOX（フロモキセフ）……………83

G

GRADE……………………………………2

I

ICT（感染対策チーム）………………30
IFX（インフリキシマブ）……………59
IMP（imipenemase）型………………45
INLINE 解析……………………………145

J

Japan Nosocomial Infection Surveillance
　　（JHAIS）…………………………24

K

KM（カナマイシン）……………………83
KPC（*Klebsiella pneumoniae*
　　carbapenemase）型……………45

M

MBP（機械的腸管処置）……………63

MRSA（メチシリン耐性黄色ブドウ球菌）
　　保菌…………………………………37
MSSA（メチシリン感受性黄色ブドウ球菌）
　　保菌…………………………………37

N

National Healthcare Safety Network（NHSN）
　　…………………………………………13
National Nosocomial Infections Surveillance
　　（NNIS）……………………………24
NPWT（陰圧閉鎖療法）……………177

O

OBS（観察研究）…………………………3

P

PANDRA 試験…………………………128
PCR（ポリメラーゼ連鎖反応）………37
prognostic nutritional index（PNI）………46
PSL（プレドニゾロン）………………60

R

randomized controlled tial（RCT）…………3

S

SGA（主観的包括的評価）……………46
SR（システマティックレビュー）…………3
surgical site infection（SSI）……………10
　　――診断基準………………………24
　　――の部位別分類…………………10
　　――発生率…………………………12
　　――サーベイランス………………28
　　――サーベイランスデータ…………12
　　――の定義…………………………10
　　――分離菌…………………………32

U

universal decolonization………………39

V

VCM（バンコマイシン）………………40

- **JCOPY** 〈(社)出版者著作権管理機構 委託出版物〉
  本書の無断複写は著作権法上での例外を除き禁じられています.
  複写される場合は,そのつど事前に,(社)出版者著作権管理機構
  (電話 03-5244-5088,FAX03-5244-5089,E-mail:info@jcopy.or.jp)
  の許諾を得てください.
- 本書を無断で複製(複写・スキャン・デジタルデータ化を含みます)
  する行為は,著作権法上での限られた例外(「私的使用のための複
  製」など)を除き禁じられています.大学・病院・企業などにお
  いて内部的に業務上使用する目的で上記行為を行うことも,私的
  使用には該当せず違法です.また,私的使用のためであっても,
  代行業者等の第三者に依頼して上記行為を行うことは違法です.

消化器外科 SSI 予防のための

周術期管理ガイドライン 2018　　　　ISBN978-4-7878-2379-3

2018 年 12 月 1 日　初版第 1 刷発行

編　　　集	日本外科感染症学会
	消化器外科 SSI 予防のための周術期管理ガイドライン作成委員会
発 行 者	藤実彰一
発 行 所	株式会社　診断と治療社
	〒 100-0014　千代田区永田町 2-14-2　山王グランドビル 4 階
	TEL：03-3580-2750(編集)　03-3580-2770(営業)
	FAX：03-3580-2776
	E-mail：hen@shindan.co.jp(編集)
	eigyobu@shindan.co.jp(営業)
	URL：http://www.shindan.co.jp/
	振替：00170-9-30203
印刷・製本	広研印刷 株式会社

© 日本外科感染症学会,2018. Printed in Japan.　　　　　　　[検印省略]
乱丁・落丁の場合はお取り替え致します.